Universo dos Livros Editora Ltda.
Rua Haddock Lobo, 347 – 12º andar – Cerqueira César
CEP 01414-001 • São Paulo/SP
Telefone: (11) 3217-2600 • Fax: (11) 3217-2616
www.universodoslivros.com.br
e-mail: editor@universodoslivros.com.br

DR. DOUGLAS HAMILTON e DR. BABAK AZIZZADEH

OS SEGREDOS DE BELEZA de Beverly Hills

São Paulo
2009

UNIVERSO DOS LIVROS

Tradução do original *Beverly Hills Beauty Secrets*.

Publicado nos Estados Unidos por John Wiley & Sons, Inc., Hoboken, Nova Jersey.

Diretor Editorial: Luis Matos

Assistência Editorial: Gabriela Ribeiro e Noele Rossi

Tradução: Caroline Furukawa

Preparação: Claudia Cantarim

Revisão: Júlio Domingas

Adaptação do Projeto Gráfico e Diagramação: Stephanie Lin

Capa: Sérgio Bergocce

Dados Internacionais de Catalogação na Publicação (CIP)
(Câmara Brasileira do Livro, SP, Brasil)

H218b Hamilton, Douglas.

Os Segredos de Beleza de Beverly Hills / Douglas Hamilton e Babak Azizzadeh ; [tradução de Caroline Furukawa]. – São Paulo : Universo dos Livros, 2009.
288 p.
Tradução de: Beverly Hills Beauty Secrets.

ISBN 978-85-7930-009-7

1. Estética. 2. Saúde. 3. Boa forma.
I. Azizzadeh, Babak. II. Título.

CDD 617.95

Agradecimentos

Os autores gostariam de agradecer a Nathalie Foo por sua experiência e ajuda incansável na preparação do manuscrito. Nosso agradecimento a Rusty Fischer, cujo auxílio na preparação desta obra foi inestimável. Agradecemos também a nossa equipe na John Wiley & Sons, Christel Winkler e Lisa Burstiner, por acreditar em nosso trabalho. Nosso profundo agradecimento a Tracie Souve por sua contribuição editorial. Finalmente, gostaríamos de agradecer à pessoa que batalhou para que o nosso projeto se tornassem uma realidade, transformando a proposta da nossa obra em um livro nas prateleiras: Sharlene Martin, nossa querida agente.

Sumário

"Nem mesmo eu acordo parecendo a Cindy Crawford."

CINDY CRAWFORD

Introdução

Esqueça a Wall Street! Nossos conselhos secretos vêm direto da Rodeo Drive!

As pessoas envelhecem e não querem ver isso.

Mulheres tem procurado por procedimentos não cirúrgicos e estão amando.

Os homens estão usando produtos de beleza e não tem mais medo de admitir.

De acordo com a Sociedade Americana de Cirurgia Plástica Estética (ASAPS), os americanos gastaram aproximadamente U$12,4 bilhões em procedimentos cosméticos, em 2007. O que significa que, mais do que nunca, doutores estão realizando procedimentos estéticos em mais pessoas, criando uma confusão acerca de quais procedimentos são mais apropriados, e também qual é o médico mais qualificado para executá-los.

Porém, isso não ajuda a esclarecer porque, na última década, técnicas para melhorar a aparência facial cresceram exponencialmente. Novas tecnologias tornaram a cirurgia plástica simples e a recuperação mais rápida. Além disso, novos produtos trouxeram novas marcas, e novas marcas, novos jargões, que podem causar mais confusões (você pode dizer "Radiesse, Restylane e Thermage, com um toque de Artefill sob medida"?).

Muitas das últimas técnicas avançadas em cosméticos envolvem procedimentos não cirúrgicos. De fato, estatísticas recentes revelam uma grande disparidade na escolha entre os procedimentos: dos aproximadamente 11,5 milhões de procedimentos realizados nos EUA em 2007, os cirúrgicos correspondiam a apenas 19% do total enquanto os não cirúrgicos completavam os outros 81%.

Os cinco procedimentos que dispensam cirurgia, mais utilizados em 2005 foram:

1. Injeções de Botox
2. Depilação à Laser
3. Ácido Hyaluronico (Hylaform, Restylane)
4. Microdermabrasão
5. Peeling químico

Simultaneamente, a demanda pela preservação da beleza e rejuvenescimento facial têm aumentado de forma sem precedentes, devido a uma maior aceitação social dos procedimentos estéticos. Revistas populares continuam a propagar a mensagem de que "juventude é poder", por meio de fotos glamurosas de modelos jovens, cândidas e sem rugas. A televisão também contribui para este cenário com programas como: *Extreme Makeover, Dr. 90210* e seus incontáveis seriados sobre cirurgias plásticas, além dos vários reality shows, como *Queer Eye for the Straight Guy* por exemplo, que transformou os produtos de beleza para homens em uma moda que se tornou uma tendência e hoje transformou-se em um hábito.

Resultado: inúmeras dúvidas surgiram uma quantia significativa de dúvidas surgiu com relação à adoção de procedimentos, certificações médicas, custos e validade das "reconstruções rápidas". As tendências são atualmente tão surpreendentes para os médicos quanto para os pacientes. Por décadas, cirurgias eram realizadas em centros médicos e procedimentos não cirúrgicos em clínicas, mas estatísticas recentes revelam novas práticas: de todos os procedimentos cosméticos realizados em 2005, 48,3% foram em clínicas, 27,9% em ambulatórios de centros cirúrgicos e 23,8% em hospitais.

A melhor fonte de informação

Tradicionalmente, cirurgiões plásticos e dermatologistas são os especialistas que estabelecem as melhores intervenções para cada caso. Hoje, no entanto, a Internet, a mídia impressa e televisão tornaram-se importantes fontes de informação para pessoas que procuram a intervenção mais apropriada e viável.

Entretanto, alertas de médicos e produtores de cosméticos e especialistas em procedimentos também são abundantes. Atualmente, inúmeros livros a respeito de beleza e saúde são publicados, mas a maioria dos conselhos por eles oferecidos, limitam-se às experiências e especialidades dos médicos. Diante da considerável quantia de informações disponíveis, as pessoas parecem ainda mais confusas, e a maioria não pensa que essas informações podem ser provenientes de fontes infundadas.

Todavia, este cenário está prestes a mudar com a publicação desse livro. Pelo que sabemos, esse é o primeiro título escrito por um cirurgião plástico facial e por um dermatologista com especialização em rejuvenescimento facial. Assim, essa brilhante combinação de especialidades permite uma abertura na perspectiva sobre o rejuvenescimento do rosto.

Uma mistura de excitação e preocupação nos mobilizou a escrever este livro. Com a aplicação apropriada da tecnologia e dos avanços cirúrgicos que estão agora disponíveis, muitos elementos de envelhecimento facial podem ser discutidos hoje, de formas que não seriam imagináveis antigamente. No entanto, com todo esse avanço da tecnologia e da cirurgia vieram também alguns problemas.

As promessas feitas por esses avanços podem ser completamente anuladas, se aplicadas por mãos desqualificadas, que vão de doutores que estão distantes de suas especialidades, com experiências pequenas (como um certificado de um curso de final de semana), a profissionais que não são médicos que foram trabalhar em um ambiente no qual o profissionalismo da carreira foi suprimido pelo lucro.

Para aqueles que procuram melhorar e preservar sua aparência facial, nosso objetivo ao escrever esse livro é proporcionar trocas de informações, dando atenção à maioria dos cosméticos e à saúde, o que inclui procurar:

- Providenciar orientações para compreender as mudanças causadas pelo envelhecimento, que são específicas para o rosto, e então ser educado a respeito dos tratamentos alternativos;
- Esclarecer-se sobre os tratamentos cirúrgicos e não cirúrgicos disponíveis;
- Analisar todos os critérios importantes para escolher o médico especialista que possa entender os procedimentos apropriados para cada caso.

Juntos, nós temos mais de quatro décadas de experiência em cirurgia plástica facial e dermatologia, tudo esmiuçado nesse livro. Por meio de uma combinação de conselhos, de grande pesquisa, da verdade "nua" e vários estudos de caso das nossas práticas, queremos disponibilizar ao leitor a escolha de resultados que mudarão suas vidas, com dinheiro bem empregado, esperança e confiança investidas em algo que efetivamente, dê retorno. Esses são nossos sinceros desejos.

1

Beleza

Muito mais do que à flor da pele?

"O que há de melhor e mais belo no mundo não pode ser visto nem tocado... mas pode ser sentido no fundo da alma."

HELEN KELLER

O que é beleza? Ela está inteiramente "nos olhos de quem vê", como diz o ditado? É algo que possamos medir, provar, classificar e avaliar objetivamente? Você pode decifrá-la utilizando a matemática, a ciência ou a física? Ela é subjetiva, quantificável ou tem valor?

Ao longo da história (e ainda hoje) cada país, continente, ou civilização define beleza de um modo único. Abra um exemplar da *National Geographic* e ao virar as páginas você verá beleza em todas suas variadas formas: modificações faciais e corporais, tatuagens, *piercings* e outros registros de beleza não convencional (para nós, pelo menos).

Como é que nos sentimos quando vemos pessoas com ossos enfiados nas orelhas ou pescoços alongados e com dezenas de anéis de latão que são usados desde o nascimento? É por isso que se diz que "a beleza está nos olhos de quem vê". O que é belo para um, pode chocar outros e vice-versa.

Quando crianças, sabemos pouco sobre beleza. Nossos pais são bonitos, nossos irmãos são bonitos, nossa própria imagem é bonita. Somente quando entramos no chamado mundo real é que a estrutura social pode afetar nossa percepção do que é belo.

De acordo com um estudo publicado na edição de junho de 2001 do *Archives of Dermatology*, muitos fatores contribuem para a autopercepção da beleza:

> *"Ironicamente, a maior parte das pessoas parece incapaz de julgar adequadamente a própria capacidade de atração. Correlações entre autoavaliação e medidas objetivas de atração individual são incrivelmente raras (...). Autoavaliações boas de atratividade física são geradas apenas entre aqueles indivíduos com grande autoestima, estabilidade emocional e capacidade de predominância. Avaliações favoráveis a outras pessoas são mais prováveis quando o indivíduo avaliado apresenta boas habilidades sociais e não é tímido. Pessoas populares e sexualmente experientes são classificadas como atraentes tanto por elas, quanto por outros."*

Claramente, as pessoas que se sentem mais bonitas tendem a se considerar mais atraentes. De onde vem essa imagem positiva de si mesmas e como podemos conseguir fazer isso? Não raro, as sociedades em que vivemos ditam o que a maioria de nós percebe como perfeição ou beleza. O atleta bonitão, a modelo, o ator de queixo quadrado e a atriz loira são imagens com as quais somos bombardeados nos E.U.A moderno todos os dias. Depois desse bombardeio constante, torna-se quase inevitável que os consideremos bonitos e, raramente, paramos para pensar que essas celebridades são minoria, que elas são a exceção e não a regra.

Embora possamos embasar essas descobertas com pesquisas de laboratório e matérias de revistas e jornais, elas indicam que não estamos muito distantes de nossos ancestrais neandertais, como gostamos de pensar. Características de atratividade dizem respeito à fertilidade; mais reprodução significa mais filhos; mais filhos significam que uma sociedade tem mais chances de sobreviver.

A beleza pode ser tão simples e pré-histórica assim? Até mesmo agora, usando pulseiras e braceletes e ficando inchados graças a aparelhos de ginástica como o Bowflex, ainda estamos respondendo aos instintos primitivos que nos dizem que uma pessoa mais bonita é aquela mais saudável, melhor esportista, caçador ou parceiro de vida? A nossa busca pela beleza nos leva a querer estar com alguém que tem mais chances de sobreviver, caçar e colher do que todos os outros "Joões e Marias" medianos, do ponto de ônibus?

Estudos científicos indicam que desde o princípio o ideal de beleza se baseia em fertilidade e sobrevivência da espécie. As espécies consideradas mais belas, geralmente encontravam mais parceiros, resultando em mais proles e na noção de "sobrevivência do mais adaptado". O que acontece com os homens também ocorre com os animais, para os quais algumas listras e plumagens significam um parceiro mais atraente e, portanto, mais desejável.

Que "plumagem" os antigos preferiam? Como as diferentes culturas veem a beleza? Pesquisas indicam que em cada cultura, independentemente da raça, religião ou região geográfica, há uma preferência por homens e mulheres com lábios carnudos, pele clara, cabelo brilhante, bom tônus muscular, trejeitos joviais, expressões faciais animadas e alto nível de energia.

As mulheres consideram essas qualidades na busca de seus parceiros, pois a simetria facial parece tão importante quanto o tamanho do corpo. Embora para nossos antepassados femininos músculos peitorais e bíceps bem desenvolvidos fossem desejáveis como armas de guerra, também descobriu se que, nos tempos modernos, os homens com faces simétricas fazem sexo quatro anos antes que os outros e têm duas ou três vezes mais parceiras no início da vida sexual.

"O que é bonito é bom"

O poeta grego Safo escreveu: "O que é bonito é bom, e o que é bom em breve se tornará bonito". Desde então, muito tem sido escrito sobre beleza e, não surpreendentemente, a citação de Safo se mostrou bastante astuta – ao menos a primeira parte: "O que é bonito é bom". De fato, de notas mais altas a mais espaço na calçada, as pessoas que consideramos mais atraentes recebem tratamento preferencial em quase todas as áreas da vida.

Em um artigo do *American Journal of Sociology*, lançado em julho de 1983, os autores Murray Webster e James E. Driskell combinaram vários estudos prévios para determinar que "a conclusão mais geral da pesquisa é que o mundo deve ser um lugar mais agradável e mais satisfatório para as pessoas atraentes porque elas possuem quase todos os tipos de vantagens sociais nas quais podemos pensar".

No entanto, a que vantagens sociais eles se referem, exatamente? Os autores catalogaram uma série de vantagens, começando na infância: "Os professores esperam que as crianças mais bonitas consigam tirar melhores notas do que as feias, e elas geralmente fazem isso; seu comportamento é julgado com menos severidade e acredita-se que elas terão maior sucesso profissional".

Crianças bonitas tendem a se tornar adultos atraentes, e os benefícios continuam a se multiplicar: "Acredita-se que adultos atraentes tenham casamentos mais felizes do que os que não são atraentes, e a expectativa parece ser atendida. Opiniões de adultos atraentes são mais facilmente aceitas; eles são considerados possuidores de melhor saúde mental; recebem maior 'espaço pessoal' nas calçadas do que os outros".

Uma vez, a supermodelo Tyra Banks usou uma câmera escondida sob um traje com enchimentos, para parecer mais gorda, e ficou impressionada com a diferença com que foi tratada, comparando-se a quando ela estava sem ele; mas a pesquisa revela que a experiência pela qual ela passou não constitui um caso isolado. Estudos provam que pessoas magras e atraentes realmente ganham mais dinheiro e são melhor sucedidas – nos negócios e no amor – do que aquelas que são mais pesadas e que não são consideradas atraentes.

Um estudo de 2005, realizado pelo Federal Reserve Bank de St. Louis, relata que "pessoas de boa aparência, magras e altas, tendem a ganhar mais dinheiro do que as outras que não apresentam tais características".

Escrevendo na edição do *Journal of Young Investigators* de dezembro de 2002, Charles Feng, da Universidade de Stanford, afirmou: "Pesquisas psicológicas sugerem que parceiros com nível semelhante de atrativos tendem a escolher-se. A teoria evolutiva é que, ao se relacionar com alguém que possui genes semelhantes, os próprios genes são conservados. Além disso, o comportamento e a personalidade influenciam o modo como os outros percebem sua beleza".

Em um artigo de Murad Alam e Jeffrey Dover escrito em junho de 2001 no *Archives of Dermatology* há a descrição de uma pesquisa que apoia a teoria de que:

> *"as mulheres que dispunham de boa aparência no período do ensino médio, têm dez vezes mais chance de se casar do que as outras, e é bastante provável que se casem mais cedo e com pessoas mais ricas ou de melhor posição social. As pessoas mais atraentes têm maior quantidade de relações sexuais, e estas são mais variadas. Um melhor tratamento para pessoas de boa aparência também se aplica ao local de trabalho. Graduados da Academia Militar de West Point com traços faciais mais sugestivos de dominância apresentam mais chances de alcançar as patentes mais altas. No setor privado, é maior a probabilidade dos bem-apessoados arrumarem um emprego, ganharem salários maiores e serem promovidos mais rapidamente."*

Juventude e beleza

Algumas pessoas dizem que juventude é beleza. Pesquisas indicam que esse truísmo pode ser mais exato do que imaginamos. O antropólogo Doug Jones estudou o assunto juventude – ou *neotenia*, que significa a "retenção de algumas características larvais ou imaturas na fase adulta" – em cinco populações: brasileira, americana, russa, entre os índios Aché do Paraguai e entre os Hiwi da Venezuela. O estudo, que foi publicado no periódico *Current Anthropology*, encontrou "evidências interculturais de que os homens mostram uma atração pelas mulheres com faces de proporções neotênicas (uma combinação de olhos grandes, nariz pequeno e lábios grossos) mesmo depois da idade de desenvolvimento".

Juventude e beleza geralmente são transmitidas entre gerações. Nossos pacientes nascidos na era pós-guerra quase sempre mencionam as palavras "mais jovem" quando descrevem seu modelo de aparência ideal. A juventude é, de fato, passageira, e há qualidades que são próprias da pele jovem – frescor, brilho, tônus, cor e elasticidade – que perdem a "data de validade" à medida que envelhecemos.

Alam e Dover, em seu artigo de junho de 2001 publicado no *Archives of Dermatology*, parecem concluir que a idade, na verdade, é uma preocupação séria para aqueles que procuram definir ou recuperar seu próprio sentido de beleza:

> *"Os conceitos de avaliação da atratividade física diminuem com o passar da idade tanto em homens como em mulheres, com uma redução maior para as mulheres. As mais velhas são consideradas menos femininas. Aquelas que aparentam ser mais velhas reclamam com frequência de sua aparência cansada ou doente. Como Ambrose Phillips sabiamente observou: 'As flores voltam a desabrochar com o passar das estações, mas a beleza perdida não possui uma segunda primavera'."*

Também é verdade que nós vivemos em uma sociedade voltada para a juventude. O alvo da maioria dos filmes é o jovem; as revistas exibem modelos cada vez mais novas, e os produtos de beleza são especificamente desenvolvidos para o mercado jovem. Em muitos casos, a própria palavra *envelhecimento* é considerada tudo, menos atraente. Apesar disso, a definição de beleza permanece vaga.

"Eu acredito que ser bonito é uma faca de dois gumes", diz Leslie G. Christin, fundadora e força criativa da Cara Cosmetics International, "pois sou mais crítica com relação à 'beleza' do que alguém que atua em outra área. Claro, eu posso fazer alguém parecer bonito – pois na TV ou num filme você não pode ter uma aparência ruim, a menos que seja o papel representado exija". Ela observa: "Nós definimos uma atriz pela idade que ela aparenta ter".

A "beleza" de viver nos tempos modernos está em que, por meio de procedimentos bastante simples ou de produtos disponíveis e acessíveis, o brilho e a luminosidade da juventude podem ser mantidos ou restaurados – sem dificuldades. Ao usar vários cremes e loções e seguir uma rotina diária em casa, as pessoas podem alcançar uma beleza rejuvenecida em questão de semanas ou meses, sem cirurgia ou outros procedimentos caros e difíceis. O que elas ganham em troca é mais confiança; e isso é a própria beleza personificada.

A importância da face

Quando se trata da face humana, a definição de beleza é evasiva. Geralmente nós ouvimos os pacientes que mal passaram dos trinta ou quarenta anos reclamando: "Eu não me sinto mais bonito" (o que eles realmente parecem dizer é: "Faça com que eu me torne jovem novamente!").

Muitos de nós respondemos àquele chamado da melhor forma possível, usando nossas profissões para ajudar os pacientes a se sentirem melhor por dentro *e* por fora. Essa pode ser uma razão para que os americanos, atualmente, gastem mais dinheiro em produtos de beleza do que com serviços sociais ou educação. Apesar disso, a pergunta "O que é beleza?" ainda nos confunde.

Então, o que é ser belo?

Claro, há a beleza física, que vemos externamente. E, conforme as culturas e os grupos sociais mudam, o mesmo acontece com a nossa definição de beleza. As belezas rubenescas roliças dos séculos XVII e XVIII na Europa abriram caminho ao bordão atual "está na moda ser magro". Mas e o rosto? As medidas de nossas características faciais desempenham um papel na nossa beleza que é percebida pelos outros e, possivelmente, por nós?

De acordo com um estudo de Karl Grammer e Randy Thornhill sobre atratividade facial humana e seleção sexual, publicado em 1994 no *Journal of Comparative Psychology*, a resposta pode ser *sim*. Grammer e Thornhill declaram: "A face humana contém (...) características que se desenvolvem ou aumentam de tamanho na puberdade: maxilares, queixos e malares maiores nos homens são exemplos de traços faciais secundários que são influenciados pela testosterona, o aumento dessas características é considerada sexualmente atraente por causa da imunocompetência pronunciada".

Contudo, para onde nos levam todos esses estudos, citações e especialistas? Em nossa prática clínica, o foco é aprimorar áreas do rosto que destruam ou desviem a atenção dos olhos. Os olhos devem ser o foco da face, especialmente em interações sociais. As características que estão desproporcionais em relação ao restante do rosto, tendem a desviar a atenção dos olhos e criar um desequilíbrio na face.

Por exemplo, um nariz bulboso grande, um queixo retraído, marcas de expressão entre as sobrancelhas e uma pele maltratada constituem características que não causam atração. O uso de uma tecnologia mais moderna e a simulação por computador permitem mostrar mais claramente como alguém ficaria depois de uma cirurgia; fazendo comparações lado a lado de fotos do antes e depois, para então, em conjunto, decidirmos qual seria o resultado ideal e mais natural. As pessoas costumam ficar surpesas com o fato de pequenas mudanças exercerem um impacto significativo no rejuvenescimento e na beleza de uma pessoa.

Beleza é harmonia

"Beleza é harmonia". É o que diz o renomado cirurgião maxilofacial Dr. Stephen Marquardt, que criou um método científico de definir a beleza para provar a sua teoria.

Depois de anos estudando as definições de beleza em uma variedade de culturas e épocas, desde a antiguidade até o presente, o doutor Marquardt concluiu que os grupos em questão contemplam basicamente as mesmas percepções de beleza facial. Ele chegou a essa conclusão da seguinte forma:

> *"Nós analisamos as fotos em computador de milhares de rostos 'atraentes' de cada raça geográfica do planeta. Essa análise incluiu uma desconstrução dessas faces para determinar sua constituição geométrica precisa e o quanto elas diferem matematicamente da média e daquelas que não são atraentes. Então aplicamos centenas de algoritmos geométricos às faces para determinar uma semelhança matemática e geométrica entre essas imagens. Finalmente, isso levou à construção de uma série completa de formas geométricas exclusivas, que pareciam 'predizer' a alta atratividade ou a 'beleza'. Nós chamamos essas formas geométricas exclusivas de 'Modelos Faciais Arquetípicos' ou 'Máscaras'."*

Isso soa convincente, mas qualquer equação baseada em medidas definidas e em ciência empírica, realmente define algo esotérico e vago como a beleza? Ou fica a cargo de cada indivíduo determinar o que é beleza – a própria e a dos outros?

No decorrer de seus estudos, Marquardt desenvolveu e patenteou a "máscara da beleza", resultado de seus questionários culturais sobre beleza. De acordo com ele, essa máscara reflete o fato de que todos os grupos têm um padrão internacional do que é "ser bonito".

O que o doutor Marquardt chama de Proporção Dourada leva à construção da máscara: todos os ângulos e características de um rosto bonito – olhos, nariz, sobrancelhas, testa, malares e queixo – são proporcionais.

O doutor explica: "Com o uso da matemática, de computadores e extensos bancos de dados de rostos 'atraentes', nós fomos capazes de quantificar a atratividade facial em um modelo matemático consistente". Há diferentes máscaras para homens e mulheres, mas são todas construídas com base nas mesmas equações matemáticas e no banco de dados de rostos atraentes.

Incrivelmente, essa máscara alinha-se com perfeição com as faces consideradas belas através do tempo, da rainha Nefertiti até Marilyn Monroe e Elizabeth Hurley. Trata-se de uma criação matemática e geométrica perfeita, e nenhum sistema biológico, ou rosto, é perfeito. No entanto, quanto mais próxima a face for da máscara, mais bonita ela será considerada pelos outros seres humanos. O Dr. Marquardt afirma que ele nunca encontrou alguém que fosse percebido como muito atraente ou bonita que estivesse bastante correlata à forma da máscara.

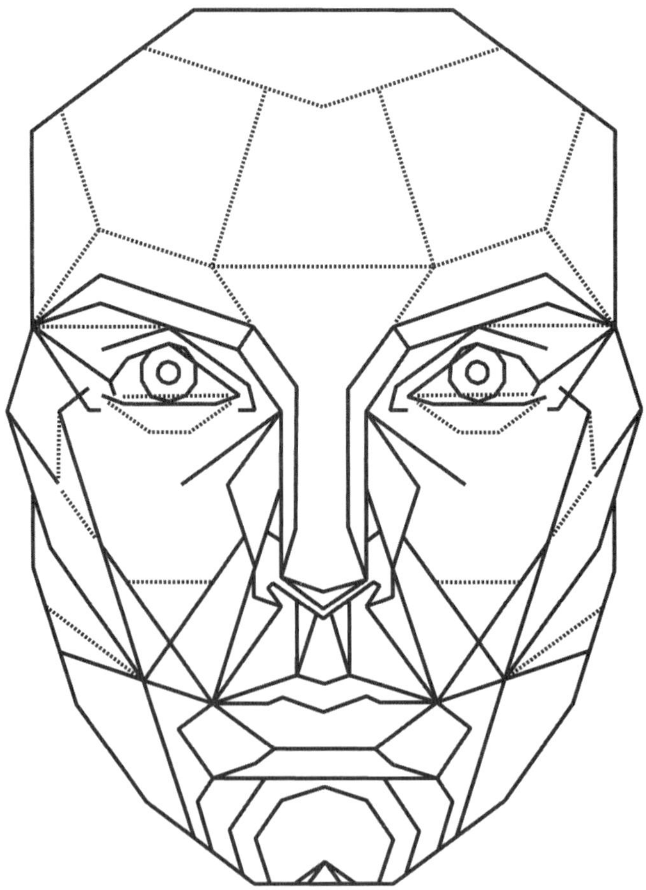

A bela máscara de uma mulher adulta de Marquardt.

Quando se trata de beleza, você é quem contempla

Para nós a beleza, como a harmonia, é uma noção prazerosa que é igualmente difícil de definir. Mas e a beleza interior? Todos sabemos que, por mais difícil que seja defini-la, a beleza interior é frequentemente tão óbvia quanto a exterior. Há pessoas que não apenas parecem ser mais bonitas por causa dos sentimentos e emoções que possuem, como também nos fazem sentir melhores em razão de sua simples presença.

Há pessoas a quem somos apresentados que não são atraentes segundo as normas sociais; entretanto, depois de passar alguns minutos com elas, enxergamos a sua beleza interior. A beleza interna pode melhorar as características externas. Em oposição, também encontramos pessoas consideradas fisicamente bonitas, como atores ou modelos, com quem passamos tempo suficiente para perceber que são tão vazios por dentro que a sua beleza exterior começa a ficar ofuscada.

UM DESAFIO PARA A BELEZA: CIRURGIA COSMÉTICA PARA HOMENS

A Sociedade Americana de Cirurgia Plástica Estética recentemente conduziu uma pesquisa e descobriu que 10% dos procedimentos cosméticos cirúrgicos e não cirúrgicos são realizados em homens. Isso representa um aumento de mais de 300% desde 1997, do número de procedimentos cosméticos na população masculina e mostra que os homens estão muito mais à vontade para fazer cirurgia plástica com o intuito de melhorar a sua aparência.

Procedimentos populares entre os homens incluem pálpebras (blefaroplastia), nariz (rinoplastia) e opções não cirúrgicas como o Botox, tratamentos de redução de pelos a laser e tratamentos de rejuvenescimento da pele.

Em nossos consultórios, vemos pessoas bonitas constantemente. Há belezas clássicas que podemos notar de imediato, como a de atores e atrizes, modelos ou apresentadores; eles se encaixam na estreita definição do que é belo no que se refere à altura, peso, pele, cabelo e simetria. Há as belezas radiantes que negam as convenções, embora ainda consigam ser atraentes por meio de uma variedade de características demonstráveis como atleticidade, entusiasmo, boa forma e, sobretudo, saúde. Por fim, há as belezas difíceis de definir, aquelas cuja beleza interior irradia e não apenas se sobrepõe às imperfeições físicas, como ainda faz com que esqueçamos as verdadeiras qualidades que elas vêm corrigir.

Nós decidimos escrever este capítulo sobre juventude e beleza por uma razão muito simples: as pessoas que vêm até nós querem sentir-se mais bonitas ou recuperar sua juventude. Você pode ter chegado até este livro com os mesmos sentimentos. Se fossemos escolher uma única palavra para equiparar com beleza, seria *confiança*. Acima e além de todos os parâmetros, medidas e definições físicas que podemos aplicar à beleza física, chegamos à seguinte conclusão: os pacientes que falam nos consultórios – ou fora deles – que se sentem mais autoconfiantes do que nunca, refletem o significado da verdadeira beleza, em nossa opinião.

Como médicos, nós ouvimos o paciente primeiro – e aconselhamos depois. Longe de nos encaixarmos no estereótipo dos dermatologistas e cirurgiões plásticos de Beverly Hills que aconselham "mais, mais, mais"; costumamos argumentar que "menos é mais".

Além disso, o que um paciente acha que é uma imperfeição, pode ser o grande responsável pelo seu charme. A melhor parte do nosso trabalho é que servimos apenas para fazer o paciente feliz. Em nossas consultas individuais, discutimos todas as opções: cirúrgica ou não cirúrgica, extrema ou casual, temporária ou permanente, assim, cada paciente recebe um diagnóstico específico porque cada qual é único.

Agora você sabe o que podemos fazer para torná-lo mais bonito, mas o que *você* pode fazer? Você pode influenciar a maneira como as pessoas veem a sua aparência? Pode influenciar como *você* encara a própria aparência? As pesquisas parecem indicar que o método mais eficiente de autoembelezamento é também o mais fácil e barato: o sorriso.

De acordo com um artigo de 1999 do *European Journal of Social Psychology*, "descobriu-se que o sorriso aumenta a atratividade quando comparado com uma expressão neutra, sem sorriso (...) Também foi demonstrado que pessoas sorridentes são consideradas mais sinceras, sociáveis e competentes".

Autoconfiança é a verdadeira beleza.

Um relatório de fevereiro de 1984, publicado no *Journal of Personality and Social Psychology*, reitera essas descobertas: "As pessoas analisadas mostraram-se menos atraentes quando manifestaram expressões tristes do que quando manifestam expressões neutras ou felizes, (...) Tanto a atração facial como física prediziam a atratividade no geral, mas a face era sutilmente mais influente".

Trata-se de uma boa notícia, porque a confiança é interna e não externa. Embora você a sinta quando a vê, geralmente é nesse ponto que atuamos. Todos têm imperfeições físicas que gostariam de melhorar. Nosso objetivo com os pacientes é ajudá-los a se sentirem melhores com eles mesmos e, no processo, mais confiantes.

Hoje, amanhã e no dia seguinte, você já é um indivíduo totalmente único e belo. O que nós podemos fazer para deixá-lo ainda mais bonito? A resposta é igualmente simples: fazemos você sentir-se mais confiante.

2

"Um rosto bonito é a melhor carta de recomendação."

ELIZABETH I

Conquista da consulta

Decidindo o que mudar

Lasers, *peelings*, *lifts* faciais, cirurgia das pálpebras, rinoplastia, Botox: tantas opções e tanta confusão.

A análise facial é a base para decidir qual tratamento é apropriado para seus problemas em particular. Apenas depois de uma análise adequada, podemos fornecer o tratamento ideal. Este capítulo dedica-se a ajudá-lo a enxergar sua face, de uma maneira muito mais analítica. Além de tudo, você está aqui para explorar, descobrir e, nós esperamos, para desvendar os segredos de dezenas de suas dúvidas mais pungentes sobre a face humana.

Podemos lhe dizer com segurança que, mesmo que jamais tenhamos nos encontrado, nós já o vimos antes. A face humana é o nosso meio de obter os resultados ideais para as pessoas de várias idades, raças e posições socioeconômicas e com todos os tipos de problema. Uma das melhores coisas que podemos oferecer aos nossos pacientes é a familiaridade com suas preocupações. Todo dia, nós vemos pessoas que querem melhorar a aparência, e agora voltaremos toda a nossa atenção para você.

Nossos leitores, assim como nossos pacientes, são pessoas com necessidades individuais. Então, algumas perguntas a se considerar são:

- O que você quer mudar na sua face?
- Por que você está lendo este livro?
- O que fez com que você o escolhesse? Alguma coisa aconteceu nos últimos anos ou é algo que tem te incomodado a vida inteira?
- O que nós podemos fazer para ajudar?
- Qual conhecimento podemos fornecer?

Neste capítulo discutiremos alguns elementos essenciais para se chegar à resposta da pergunta universal: "O que você mudaria no seu rosto?". Entre eles destacam-se os seguintes:

- O teste rápido: "Se você pudesse mudar apenas uma coisa, o que seria?";
- O diagnóstico;
- Nossa análise facial;
- O *quiz* da equação de rejuvenescimento: "Dez perguntas rápidas para ajudar a facilitar as coisas!";
- A consulta.

Essas seções vitais ajudarão, a nós e a você, a entender porque, o que, quando e como você quer mudar a sua face. Sabemos que não se tratam de perguntas simples. Todos os dias vemos pessoas lutando contra isso, mas quanto mais informação pudermos fornecer, mais fácil a batalha se torna. As seções seguintes irão ajudá-lo a entender o que uma consulta profissional, com um dermatologista ou um cirurgião plástico facial deve envolver.

O teste rápido: "Se você pudesse mudar apenas uma coisa, o que seria?"

A pessoa mais importante no processo de rejuvenescimento facial é você. Somente *você* importa, e suas preocupações são o fator principal.

Se você estiver sendo honesto, saberá imediatamente o que gostaria de mudar em seu rosto (se estiver *realmente* sendo honesto, já sabia no minuto em que viu o título desta seção). Há áreas que são negligenciadas pela maioria dos indivíduos quando analisam o rosto, como sobrancelhas caídas e queixos pequenos. Contudo, ninguém conhece o seu rosto melhor que você. Até mesmo sua mãe ou seu cônjuge, por maior que seja a frequência com que olham para a sua face, não a conhecem do mesmo jeito que você.

A estrada para o rejuvenescimento facial sempre começa com o diagnóstico. Após ele ser definido, o tratamento surge naturalmente.

Então, faça a pergunta inicial desta seção para si mesmo e tente respondê-la. Essa é toda a sua tarefa – por enquanto. Depois, neste capítulo, nós teremos um *quiz* mais conclusivo para ajudá-lo a refinar suas respostas, assim como suas razões para fazer melhorias estéticas, em primeiro lugar.

O diagnóstico: o que está acontecendo?

Este capítulo é sobre a sua face: o que gosta nela, o que não gosta, o que mudaria se pudesse, e o que não mudaria. É natural ter várias impressões particulares a respeito do próprio rosto. O cabelo pode ficar sem brilho e grisalho, os braços e as pernas podem ficar maiores ou menores, os peitos e o bumbum mudam de forma, mas o rosto é para sempre – ou deveria ser. Como o rosto é algo que vemos o tempo todo, é difícil vê-lo objetivamente. É como assistir às gotas d'água transformarem um vale em um desfiladeiro e depois em um cânion, graças a anos e anos de erosão. Infelizmente, é o mesmo que acontece com o seu rosto com o passar do tempo; ele sofre desgastes.

Quanto mais tentamos evitar – e trabalhamos duro para tal –, mais a idade avança, gostemos ou não. A idade nos modifica. De cima a baixo, afeta sua face inteira. Por exemplo, sua testa pode enrugar-se e ganhar uma série de marcas. Suas sobrancelhas podem cair. Como a pele ao redor dos olhos é sensível e fina, as mudanças, nessa área, por exemplo, vão desde rugas, flacidez e bolsas até inchaços que parecem nunca desaparecer. Da mesma forma que seu nariz pode parecer mais comprido e "arcado" à medida que "cai", com o passar dos anos.

VAMOS FALAR DE AUMENTO DOS LÁBIOS

Aperfeiçoar e aumentar o contorno dos lábios é um desejo bastante comum.

Há várias formas de chegar a esse resultado. As opções de tratamento incluem:

1. Ácidos hialurônicos: Juvéderm, Restylane.
2. Colágeno: Cosmoplast, Cosmoderm, Evolence Breeze (nos E.U.A dependendo da aprovação da FDA, Food and Drug Administration[1], a agência americana que regula a fabricação de alimentos e medicamentos).
3. Implante de lábios: Gore-Tex (SoftForm), AlloDerm, VeraFil (não aprovado pela FDA para esta área; usado *off-label*[2]).
4. Enxerto de gordura.
5. Silicone (não aprovado pela FDA para esta área; usado *off-label*).
6. Cymetra.

Ácidos hialurônicos e produtos de colágeno são, atualmente, os métodos mais empregados para o aumento de lábios.

[1] A ANVISA é o órgão responsável pela aprovação de aparelhos e de medicamentos para uso no Brasil.

[2] Uso não mencionado na bula aprovada quanto à indicação, dosagem, população ou outro parâmetro. (N. T.)

Uma pele sem cuidados pode acarretar uma papada no pescoço e os lábios podem ficar mais finos e sem cor com o decorrer dos anos. O queixo fica mais fraco, ao menos na aparência, devido ao desgaste do osso do maxilar e à perda de gordura local. Além disso, também há os efeitos danosos do sol.

Isso tudo acontece bem devagar, minusculamente, leva dias, semanas, meses e anos, até que as mudanças se tornem tão visíveis que não possam mais ser ignoradas. É por isso que tantas pessoas nos dizem: "Eu não sei o que aconteceu. Um dia eu acordei e tinha envelhecido!".

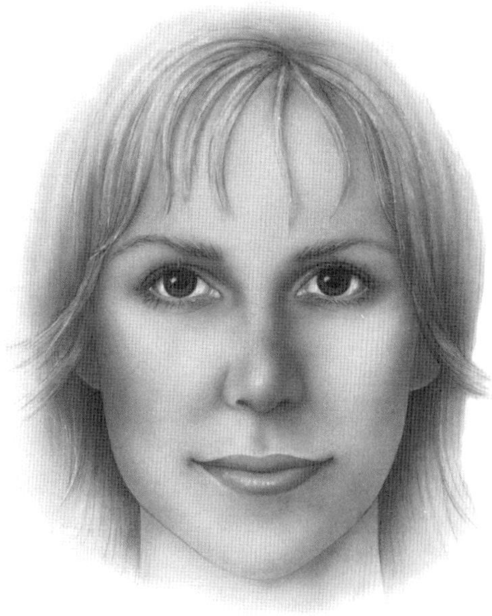

Idade: 30 anos

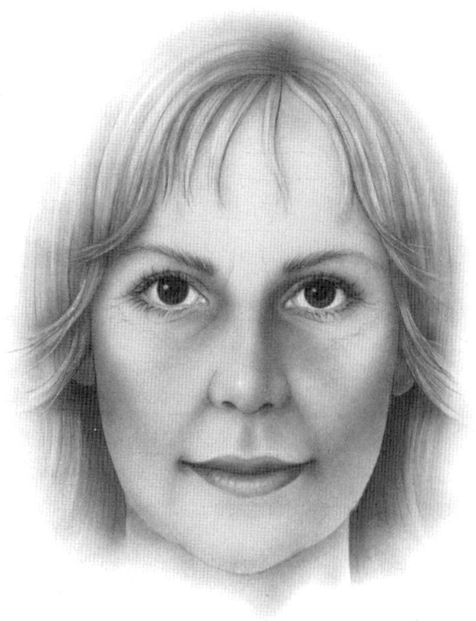

Idade: 40 anos

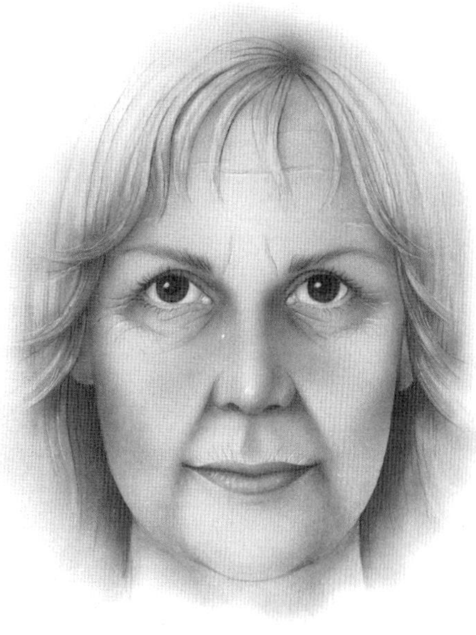

Idade: 60 anos

Quando isso acontece, elas decidem vir até o nosso consultório. Um dia você também pode ir até o consultório do seu médico, e o que descobrirá ao chegar lá? Quais são os primeiros passos e como alguém pode ajudá-lo a conseguir o rosto que está procurando se você não sabe por onde começar?

A estrada para o rejuvenescimento facial começa com o diagnóstico. Na sequência, a terapia surge naturalmente. Esse é um processo de duas etapas, como lavar o rosto e depois secar, ou secar e depois aplicar a maquiagem. Você não pode fazer um antes do outro, embora muitas pessoas tentem, ao fazer suposições de como alguns procedimentos são rápidos e fáceis, ou de como seus problemas podem ser sérios ou simples.

De muitas formas, este livro é um guia para que você aprenda tudo o que deve conhecer sobre o seu rosto. Nós estamos apenas tentando lhe fornecer material e conhecimento antes que você dê o próximo passo, que é a consulta com um médico.

Ao avaliar o envelhecimento facial, é possível ver as mudanças estéticas em quatro grandes áreas: flacidez (tipo A), sulcos (tipo B), rítides (tipo C), e atrofia facial – perda de volume facial – (tipo D). (Veja as ilustrações na página anterior.) As rítides são rugas superficiais, enquanto os sulcos são mais profundos, como linhas de expressão marcadas.

DIAGNÓSTICO PARA TRATAMENTO

Diagnóstico	Tratamento
Rítides (rugas)	Cuidado com a pele, peeling, laser
Sulcos	Injetáveis (Botox e preenchimento facial)
Flacidez	Suave: Thermage; Titan; preenchimento e enxerto de gordura
	Moderada a severa: cirurgia
Atrofia facial	Preenchimento e enxerto de gordura

Outros fatores que contribuem para uma aparência envelhecida são a coloração irregular e a perda de viscosidade da pele. A interação entre os vários processos de envelhecimento geralmente, impossibilita a obtenção de um efeito terapêutico completo, independente da técnica utilizada.

Dois exemplos são o efeito marionete que permanece nos cantos da boca depois dos procedimentos de plástica facial e a suavização dos pés de galinha ao redor dos olhos na sequência de uma aplicação de laser.

Cada face é única em seus elementos de envelhecimento, e cada área conta com várias patologias que contribuem para o problema do envelhecimento. O efeito marionete e os pés de galinha têm origens e composições complexas e, portanto, requerem que várias modalidades tratem deles adequadamente.

Em decorrência, técnicas não invasivas são de grande valor para alguns problemas de envelhecimento, mas não para outros. A flacidez da pele e dos músculos em um grau mais que moderado requer intervenção cirúrgica, embora rítides pequenas, sulcos e perda de volume sejam preferencialmente tratados por laser e injetáveis não invasivos, tanto em separado quanto em combinação.

Nossa análise facial: o diagnóstico conduz ao tratamento

Nós discutiremos os vários tratamentos atualmente disponíveis no mercado nos capítulos subsequentes, e temos muito a dizer sobre a nossa consulta inicial neste capítulo. Não importa o tipo de tratamento ou o momento em que a consulta ocorre, certifique-se de ter entendido tudo que o seu médico disse. Se algo lhe incomoda, pergunte. Se algo ainda não ficou claro, faça mais perguntas.

A relação entre médico e paciente é uma democracia, não uma ditadura; trate-a como tal. Lembre-se, este é o seu rosto – sempre. Embora muitos dos avanços em dermatologia e cirurgia plástica tenham tornado a maioria desses procedimentos seguros e eficazes, nada é infalível e nem todos os métodos são aplicáveis ao seu caso.

COMO SABER SE O SEU MÉDICO SABE (ELE ESTÁ ATUALIZADO?)

É difícil para muitos especialistas em cosmética manter-se atualizados quanto à tecnologias e técnicas.

Aqui está um procedimento passo a passo para ajudá-lo a ter certeza de que o seu médico está atualizado.

- Confirme o nível de qualificação profissional dele em qualquer um dos seguintes órgãos:

  1. Sociedade Brasileira de Dermatologia (www.sbd.org.br)
  2. Academia Brasileira de Cirurgia Plástica da Face (www.abcpf.org.br)
  3. Sociedade Brasileira de Cirurgia Plástica (www.cirurgiaplastica.org.br)
  4. Associação Brasileira de Otorrinolaringologia e Cirurgia Cérvico-facial (www.aborlccf.org.br)
  5. Conselho Brasileiro de Oftalmologia (www.cbo.com.br)

- Confirme a filiação em sociedades e academias:

  1. Academia Brasileira de Demartologia (www.acaderm.org.br)
  2. Academia Brasileira de Cirurgia Plástica da Face (www.abcpf.org.br)
  3. Sociedade Brasileira de Cirurgiões Plásticos (www.plasticsurgery.org)
  4. Sociedade Brasileira de Cirurgia Plástica (www.cirurgiaplastica.org.br)
  5. Associação Brasileira de Otorrinolaringologia e Cirurgia Cérvico-facial (www.aborlccf.org.br)

- Determine as associações especializadas certificadas nos campos acima (para cirurgia dermatológica, por exemplo, seria a Sociedade Brasileira para Cirurgia Dermatológica).
- Determine a filiação em comitês de diferentes academias e sociedades: esses comitês especializados (como Novas Tecnologias ou Lipoaspiração) são formados por especialistas reconhecidos nesses procedimentos.
- O especialista cirúrgico deve ter privilégios operatórios para os procedimentos que você procura em um hospital reconhecido.
- Pesquise sobre a formação acadêmica e o treinamento cirúrgico dele.

É para isso que servem o diagnóstico, a análise e a consulta: decidir qual procedimento é indicado para você – e porque. Se alguma parte dessa equação não foi entendida – seja ela o "qual" ou o "porquê" –, você não está pronto para realizar o procedimento. Simples assim.

É fácil se sentir intimidado pela pessoa de jaleco branco. Os consultórios médicos são locais sagrados, silenciosos e sérios, mas não deixe que as placas nas paredes e a "gentileza médica" o intimidem.

Você está pagando pelo privilégio do nosso tempo, experiência, atenção e, acima de tudo, aconselhamento. Então faça seu dinheiro valer a pena!

Você não iria pagar por uma caixa de cereal que vem pela metade ou apenas por meio filme, iria? Então, por que faria isso com uma consulta, que deve ser completa, com seu cirurgião plástico ou dermatologista?

Embora muitos dos avanços em dermatologia e cirurgia plástica tenham tornado a maioria desses procedimentos seguros e eficazes, nada é infalível e nem todos os métodos são aplicáveis ao seu caso.

O *Quiz* da Equação de Rejuvenescimento: Dez perguntas rápidas para ajudar a facilitar as coisas!

Embora trabalhemos na cidade mais antenada em cirurgia cosmética e no estado mais simpatizante ao rejuvenescimento físico do planeta, percebemos que nem todo mundo come, dorme e respira cirurgia cosmética e medicina estética. Portanto, nós compilamos o que chamamos de *Quiz* da Equação de Rejuvenescimento, um questionário rápido que o ajudará a perguntar e responder as questões mais importantes existentes, tanto na sua mente, como nas nossas.

Afinal de contas, esta é uma grande decisão, não importa se estamos falando de um produto ou de um procedimento principal ou secundário. Seja qual for a escolha – laser, Botox ou microcirurgia facial –, os conceitos das pessoas sobre esses procedimentos, em geral, são equivocados, então queremos que você entenda não apenas os fatos e a terminologia, como também nossas razões para tomar a decisão de realizar determinado trabalho.

Então sente-se, relaxe e responda às perguntas. Não se preocupe; ninguém, além de você, irá ler isso, e não há respostas prontas para assinalar ou qualquer pontuação a atingir. Trata-se tão somente de um *quiz* abrangente para guiá-lo no entendimento de questões bastante sérias e vitais acerca de seus sentimentos sobre cirurgia plástica e dermatologia – e da sua necessidade por uma delas, ou ambas, nos anos futuros. Após você ter respondido a cada pergunta, nós iremos analisar por que você pode ter respondido da forma que o fez, e o que a maioria das pessoas tem a dizer sobre o assunto.

1 – Quantos anos você quer aparentar?

A sua resposta é cinco, dez, vinte ou trinta anos? Não há resposta errada, claro, apenas a percepção de que a tecnologia tem seus limites – e nós também. Adoraríamos voltar a ter vinte ou trinta anos – muitas pessoas dariam tudo para voltar aos quarenta ou cinquenta –, mas isso não é possível.

Qualquer um que prometa que você pode aparentar ter vinte ou trinta anos a menos está, provavelmente, antecipando um procedimento tão severo que, além de *não* produzir tais resultados audaciosos, o deixará esquisito, em vez de mais jovem.

Falaremos depois sobre as várias marcas registradas do envelhecimento – um rosto repuxado e um olhar "assustado" não são duas delas. Por enquanto, saiba apenas que sempre recomendamos um programa gradual, e gradualmente perceptível, composto de procedimentos cirúrgicos e não cirúrgicos, para que você sempre pareça natural, não importando a sua idade.

Então, em vez de perguntar "Quanto mais jovem você pode me deixar?" em sua consulta inicial, uma pergunta muito melhor a se fazer seria: "Você pode me fazer parecer *renovado*?".

2 – Há alguma característica específica – nariz, malares, sobrancelhas – que está me fazendo pensar em rejuvenescimento facial?

Há algo que o incomoda desde a infância, como ser bochechudo ou ter um nariz muito grande? Muitas vezes esta é uma daquelas características "imperceptíveis" até que um parente, amigo, namorado ou colega, sem pensar, fala a respeito; o que nos impele a buscar o rejuvenescimento facial. Às vezes, você se incomoda com a característica desde a infância; ou então ela não o incomodou até uma certa idade, após a qual se tornou proeminente.

Querer fazer um procedimento nunca está certo ou errado. Nós queremos que você tenha a melhor aparência, em qualquer idade. Falando de modo geral, as características que se destacam, como um nariz grande ou aquilino, bolsas debaixo dos olhos, ou papo no pescoço, são aquelas das quais as pessoas falam o tempo todo.

3 – Quais procedimentos eu considero que seriam necessários para atingir esses resultados?

Há pessoas que chegam ao nosso consultório munidas de grande conhecimento sobre medicina estética. Elas estão bem informadas; pois podem ter lido um artigo na *Vogue* ou pesquisado em vários sites da internet para aprender sobre os procedimentos mais recentes e melhores, que prometem "resultados imediatos" e "reduzir a idade em vários anos".

Quando você faz uma consulta para verificar se esses procedimentos são apropriados para você, é nosso trabalho orientá-lo em sua pesquisa e informá-lo sobre suas escolhas. É para isso que serve a primeira consulta.

Portanto, não jogue fora o que você sabe. Simplesmente prossiga com uma mente aberta ao ouvir de nós que cada rosto é único, então não há uma resposta ou uma solução padrão para cada problema. Com a sua face, seu conhecimento, boas perguntas e respostas objetivas, nós trabalharemos juntos para fazer você parecer mais jovem e se sentir muito melhor.

4 – O que eu posso (realmente) esperar conseguir, se tenho uma pele muito danificada por causa de cigarro, bebida, má alimentação ou exposição ao sol?

Nós gostaríamos que mais pessoas se fizessem essa pergunta. Embora algumas peles danificadas sejam difíceis de tratar, em geral, é possível obter resultados impressionantes – e em grande parte bem-sucedidos – ao falar aberta e honestamente com seu médico sobre suas preocupações e as chances reais de resultados significativos.

O resultado dependerá de seus esforços ao longo do processo. Por exemplo: não basta simplesmente ir ao dentista a cada seis meses para fazer uma limpeza e esperar que não tenha cáries; você tem de escová-los todos os dias para mantê-los saudáveis e bonitos.

Da mesma forma, você precisará tomar cuidado com a sua pele, diariamente, com as loções e cremes recomendados pelo médico; também precisará agendar visitas de rotina ao médico ou esteticista para fazer "limpeza de pele" com lasers e *peelings*. Nós lhe daremos os detalhes nos capítulos seguintes.

5 – E a genética? Olhar para os meus pais me ajuda a ver o meu futuro?

A resposta a essa pergunta é *sim*! Tanto a natureza quanto a criação têm um tremendo impacto no processo de envelhecimento. A *criação* refere-se aos nossos hábitos e experiências, como fumo, exposição ao sol, doenças, dieta e exercícios. A *natureza* se refere aos nossos genes.

A genética desempenha um papel crucial na determinação não apenas da nossa aparência, mas também da maneira como envelhecemos. Consideramos útil quando as pessoas trazem fotos delas, de seus pais e irmãos tiradas em vários momentos da vida. Olhar para a sobrancelha grossa do seu pai ou as rugas da sua mãe pode nos ajudar a entender e nos preparar para como você irá envelhecer.

6 – Eu sei a diferença entre fantasia e realidade?

Esta não é uma pegadinha. Muitas pessoas vêm nos procurar com o desejo de ter o rosto de uma celebridade em particular colado em seu corpo. Sério, isso acontece o tempo todo. Porém, a ciência não avançou tanto (ainda) para tornar isso possível.

Felizmente, nós achamos que melhorar o que você já tem é um objetivo muito mais realista e sensível do que mudar tudo em você para que se pareça com alguém que você talvez não queira ser daqui cinco ou dez anos.

7 – Eu estou fazendo isso por mim ou por outra pessoa?

Seus motivos para procurar cirurgia cosmética e/ou rejuvenescimento facial devem ser puros, e não confusos ou ocultos. Você deve querer se submeter a esses procedimentos por você, ou seja, para se sentir melhor consigo mesmo.

Quando as pessoas fazem esses procedimentos para agradar aos pais, ao marido ou à esposa, aos amigos ou ao chefe, o resultado pode ser desapontador para todos.

Há questões importantes a serem discutidas durante sua consulta com o médico. Você deve procurar dentro de si para descobrir por que, exatamente, está realizando um procedimento e, mais importante, para quem. Nossa filosofia é que você deve sempre fazer isso por você mesmo, nunca por outra pessoa.

8 – É o momento certo para fazer esse, ou qualquer outro procedimento?

Quando se trata de rejuvenescimento facial, o tempo certo é tudo. Parecer naturalmente belo e jovem requer a combinação correta de produtos e procedimentos no momento adequado, a fim de que o trabalho possa ser feito antes que seja tarde demais e para que não pareça muito agressivo.

Apesar de tudo, o momento certo depende de você, que precisa estar preparado psicológica e fisicamente para realizar os procedimentos. Alguns indivíduos não estão prontos para começar a ter cuidados com a pele; enquanto outros querem se submeter a cirurgias mais sérias sem a menor sombra de dúvida.

O mais importante é discutir as preocupações com seu médico para que, juntos, decidam o momento que atenda melhor às suas necessidades.

9 – Eu tenho um forte esquema de apoio em casa?

O apoio é vital para o paciente de cirurgia cosmética ou dermatológica em potencial. Não importa o quanto você é independente – ou acha que é –, haverá um período de recuperação e a necessidade de alguém levá-lo até o consultório, esperá-lo e levá-lo de volta para casa.

Também pode haver a necessidade de alguém ficar com você durante 24 a 72 horas, para monitorar seu progresso, trocar seus curativos, ou simplesmente ajudá-lo a se alimentar ou tomar banho.

Se você possui um bom esquema de apoio em casa, a decisão de realizar um procedimento é muito mais fácil, e a recuperação também. Se não tem, informe ao seu médico.

10 – Estou realmente pronto para o que eu acho que quero fazer?

Esta não é uma pergunta simples, mas é uma boa pergunta para encerrar o nosso *quiz*.

Estar pronto é bastante diferente de ser capaz de suportar o procedimento, ou de ter tempo para a recuperação (como na pergunta 8).

Estar pronto significa estar preparado fisica *e* mentalmente; para que os melhores resultados sejam produzidos.

Francamente, algumas pessoas não estão prontas. Elas vacilam sobre o que querem, não porque não sabem, mas porque, inconscientemente, percebem que ainda não estão prontas.

OS CUSTOS TÍPICOS DE UM REJUVENESCIMENTO FACIAL[3]

- Produtos para cuidados com a pele: U$75 a U$200 por mês.
- Botox: U$250 a U$800 por tratamento (dependendo da área; geralmente de U$16 a U$20 por aplicação: 15 a 20 aplicações para os pés de galinha, 15 a 25 aplicações para as linhas entre as sobrancelhas, 10 a 20 aplicações para as rugas da testa; os homens precisam de mais aplicações que as mulheres).
- Restylane, Juvéderm, Perlane: U$550 a U$650 por seringa (geralmente são necessárias de 2 a 3 seringas para a face e de 1 a 2 para os lábios).
- Radiesse: U$800 a U$900 por seringa (geralmente são necessárias de 2 a 3 seringas).
- Sculptra (ácido poli-L-láctico): U$1.250 a U$1.500 por ampola (3 a 4 ampolas em média por pessoa).
- Rinoplastia: U$9.000 a U$20.000 (dependendo da complexidade).
- Lift na testa: U$7.500 a U$12.000.
- Blefaroplastia: U$3.500 a U$8.000.
- Enxerto de gordura: $6.500 a $9.000.
- Lift facial: U$12.000 a U$25.000.
- Laser fracional: U$1.000 por tratamento (geralmente são necessários de 3 a 4 tratamentos).
- Laser com CO_2: U$4.000.

[3] Valores referentes à realização de procedimentos nos E.U.A.

Nós podemos apontar isso bem antes, mas convencer o paciente é outra história. É por isso que questionar-se a esse respeito agora, antes de iniciar qualquer coisa, é muito importante.

A consulta: expectativas, perguntas e respostas

Nós não estamos em uma fábrica de biscoitos. Não há duas belezas iguais. Até mesmo gêmeos idênticos – que, a princípio, podem ter características iguais – desenvolverão diferenças únicas e pessoais ao longo de suas vidas. Muitas variáveis como uma barba, a maneira de aplicar a maquiagem, possuir dois ou cinco quilos a mais ou a menos, podem afetar a aparência de uma pessoa.

Da mesma forma, o processo de envelhecimento atinge cada indivíduo, de modos diferentes. As forças genéticas, ambientais e gravitacionais exercem um impacto significativo na aparência facial. Uma consulta ampla para rejuvenescimento facial deve discutir o cuidado com a pele, procedimentos não invasivos e o gerenciamento cirúrgico de forma que seja delineado para cada paciente individualmente. Uma abordagem sistemática deve ser empreendida com relação à face, olhos, nariz e pescoço a fim de se obter uma aparência equilibrada, natural e "não operada". Nós recomendamos uma consulta em quatro partes, para obter os benefícios máximos.

Parte 1 – Medidas Preventivas

Muitas pessoas desejam receber respostas absolutas e resultados definitivos, mas nem a vida nem a medicina funcionam desse jeito. Qualquer procedimento a ser realizado depende da nossa habilidade e da sua participação; então, seja um participante ativo. Você também precisa ser realista; a beleza é um processo, não um procedimento.

Consequentemente, a primeira parte da consulta deve estar concentrada em medidas preventivas para retardar o processo de envelhecimento. As seguintes considerações serão discutidas:

- Programa antienvelhecimento;
- Consultas sobre cuidados com a pele com um profissional de estética;
- Programa de proteção solar;
- Cessar o uso de tabaco;
- Consulta de imagem;
- Mudanças alimentares.

Parte 2 – Procedimentos não invasivos

A segunda fase da consulta deve ser dedicada a procedimentos não invasivos para aprimorar a aparência facial. Muitas pessoas não precisam de nenhuma intervenção cirúrgica. As opções incluem:

- *Lift* a laser;
- *Peelings* químicos;
- Aumento do tecido mole e preenchimentos: Restylane, Juvéderm, Perlane, Evolence, Radiesse, Sculptra;
- Botox cosmético;
- Enxerto de gordura;
- Thermage, Titan.

Parte 3 – Especificidade da cirurgia

O terceiro momento da consulta deve ser destinado à discussão de áreas do rosto que irão se beneficiar da cirurgia plástica facial. Todas as regiões devem ser avaliadas para que se alcance o equilíbrio e um resultado esteticamente agradável. Quando aplicáveis, os métodos cirúrgicos e não cirúrgicos são com frequência combinados para a obtenção de um resultado otimizado; nós os chamaremos de *procedimentos complementares*, e os discutiremos nos capítulos adiante. As seguintes áreas e opções cirúrgicas são tipicamente discutidas, em uma consulta completa e realista:

O complexo sobrancelha-olhos
- Blefaroplastia (cirurgia plástica das pálpebras);
- *Lift* da fronte (levantamento endoscópico da testa);
- Enxerto de gordura.

A *midface* e a região nasolabial sulcada
- *Lift* da face (ritidectomia);
- *Lift* endoscópico da *midface*.

Implantes de bochecha (malar e submalar)
- Enxerto de gordura multinível;
- Rinoplastia (remodelagem nasal).

A parte inferior da face e do pescoço
- *Lift* da face e pescoço (ritidectomia);
- Aumento do queixo;
- Enxerto de gordura.

Um *endoscópio* é um "telescópio" especialmente criado para permitir ao cirurgião realizar o trabalho cirúrgico por meio de uma pequena incisão na região capilar, com a função de evitar cicatrizes em outras áreas faciais mais sensíveis. A testa e a *midface* (bochechas) são as áreas mais comumente abordadas com o uso do endoscópio. A porção inferior do rosto (papo) e o pescoço geralmente não são tratados com esse aparelho.

Parte 4 – Cuidados Posteriores

A fase final do processo de consulta deve envolver maquiadores e cabeleireiros profissionais para melhorar e os resultados que foram alcançados através de métodos não invasivos e cirúrgicos. Afinal de contas, você quer manter e aprimorar os resultados, não quer? Esforce-se ao máximo para aprender tanto quanto puder sobre o processo de embelezamento, neste momento tão importante.

Técnicas de camuflagem para os processos curativos iniciais devem ser discutidas para permitir que o paciente retome sua rotina de atividades diárias o mais rápido possível (um programa de cuidados com a pele com um consultor profissional deve ser seguido).

Os seguintes cuidados posteriores devem ser considerados:

- Assessoria de um Consultor de imagem;
- Cabeleireiro;
- Maquiador;
- Seguir um programa antienvelhecimento;
- Consultar e seguir um programa de cuidados com a pele;
- Fazer mudanças alimentares.

Apenas o *lift* facial não proporciona um rejuvenescimento total do rosto.

Uma abordagem completa deve ser utilizada para obter resultados consistentes, naturais e duradores.

Como está a sua saúde atualmente?

É importante lembrar que mesmo os procedimentos não cirúrgicos podem introduzir um elemento químico em sua pele e, portanto, em seu corpo. Para saber como escolher o melhor tratamento e quais evitar, seu médico deve conhecer sua condição física atual e quais medicamentos você está tomando.

Você sofreu de depressão recentemente? Ficou sem fôlego só de andar do estacionamento até o consultório do seu médico? Você é fumante? Acredite ou não, essas são questões críticas que devem ser exploradas antes, durante e depois da consulta, para sermos honestos e precavidos. Sua saúde pode depender disso!

As seguintes questões médicas devem ser abordadas durante a consulta:

- Fumo;
- Tireoide;
- Síndrome do olho seco;
- Depressão;
- Doença cardíaca;

IDADE É APENAS UM NÚMERO

Somos grandes defensores da beleza, em qualquer idade, então é difícil para nós dizer *não* por causa de um fator cronológico. Costumamos atender jovens na casa dos vinte anos, adolescentes e, algumas vezes, pré-adolescentes que querem eliminar cicatrizes, remover excessos de pele, melhorar a aparência do nariz, ou corrigir deformidades das orelhas.

Em Hollywood, onde os pais estão dispostos a investir milhões de dólares para ajudar seus filhos a se transformarem na próxima estrela do cinema, os pacientes do rejuvenescimento facial são cada vez mais jovens. Não somos os únicos a presenciar esse fenômeno: de acordo com a Sociedade Americana de Cirurgiões Plásticos, "mais de 333 mil pessoas com dezoito anos ou menos fizeram cirurgia plástica em 2005, enquanto em 2000, foram apenas 306 mil.

Claro, a beleza não é a única razão para uma pessoa jovem fazer cirurgia plástica. E o que dizer de crianças que sofreram acidente, que nasceram com paralisia facial, que foram atacadas violentamente por um cachorro, ou que tiveram suas faces desfiguradas por causa de fogos de artifício ou acidente doméstico? Esses casos requerem cuidado especial, e o ideal é que a criança seja operada o quanto antes, para aproveitar as propriedades de recuperação da pele jovem e evitar ser alvo de um ambiente social impiedoso.

No extremo oposto desse aspecto, nós também atendemos pacientes com mais de oitenta anos que procuram pelo rejuvenescimento, reservado, em geral, para pessoas na faixa

- Doenças renais e hepáticas;
- Herpes;
- Peso e índice de massa corporal (IMC);
- Medicamentos;
- Doenças autoimunes, como lúpus.

dos cinquenta a sessenta anos. Um de nós (o Dr. Hamilton) tinha uma tia-avó que fez um *lift* no rosto aos 82 anos e viveu até os 99! Assim como acontece com os pacientes que são muito jovens, devemos ser igualmente cuidadosos com pacientes que podem ser demasiadamente idosos para suportar procedimentos cirúrgicos invasivos.

Seja jovem ou idoso, cada indivíduo é diferente, e ninguém vem nos procurar apenas para ficar mais bonito, mesmo em Beverly Hills!

Nós criamos um sistema chamado Arco de Envelhecimento para descrever uma idade "visual" de uma pessoa, em contraposição à sua idade cronológica real. Nosso objetivo em medicina estética é levar nossos pacientes à classificação positiva no Arco de Envelhecimento, o que significa deixá-los com aparencia radiante e estarem bastante bem para a sua idade. As pessoas com classificação negativa parecem mais velhas que a sua idade cronológica ou drasticamente mais jovens devido a uma intervenção cosmética.

Embora fatores ambientais possam ter resultados irreversíveis, as técnicas de rejuvenescimento facial são capazes de prolongar a posição de uma pessoa na classificação positiva do Arco de Envelhecimento. Métodos antienvelhecimento, e que conferem uma aparência mais jovem, não envolvem uma transformação completa da aparência. Pequenos defeitos, que podem ser imperceptíveis a olhos destreinados, podem criar um aspecto geral de juventude. As pessoas não devem se esforçar para ter uma aparência jovem artificial porque os procedimentos cirúrgicos excessivos requeridos irão alterar negativamente a sua aparência.

3

Importância da face

Respostas por áreas

"Quando os amigos de um homem começam a parabenizá-lo por sua aparência jovial, ele tem certeza de que acham que ele está envelhecendo."

WASHINGTON IRVING

O rosto, assim como as impressões digitais, é exclusivo. Alguns têm a expressão alegre e outros, a cara fechada. Enquanto uma pessoa tem "maçãs" no rosto, outra possui os ossos malares bem esculpidos. Alguns apresentam traços finos e delicados; outros têm linhas maiores e mais grosseiras. Alguns possuem pele oleosa, outros, seca. Em quais dessas descrições você se encaixa?

A resposta pode surpreendê-lo. Nossas práticas permitem descobrir que muitas pessoas não conhecem o próprio rosto. Por mais estranho que isso possa parecer, quanto mais elas olham para o próprio rosto no espelho, menos reconhecem-se. É comum ter dificuldade de avaliar seu rosto objetivamente.

O que pode parecer desagradável para alguém, como uma mancha nada atraente ou uma área protuberante graças ao envelhecimento facial, pode ter pouca ou nenhuma importância para aqueles que as possuem. Não raro, isso pode ser explicado pela longa duração (você sempre teve isso, então não consegue notar) em contrapartida a algo que surgiu recentemente (você nunca teve antes, então de fato nota a diferença). Um exemplo comum, sem explicação imediata, é o das rugas minúsculas na parte superior do lábio, que deixam algumas mulheres enlouquecidas, mas que, ao mesmo tempo, ignoram rugas mais visíveis na testa ou a flacidez nas bochechas. Em geral, a mudança mais recente assume precedência sobre a raiz do problema.

Na verdade, muitos indivíduos têm falsas ideias sobre a definição de *beleza*, e outros veem suas faces por meio de lentes de autodepreciação, formadas ao longo dos anos. Por exemplo, uma menina ouve uma ou duas frases negativas associadas ao seu nariz ou a alguma outra característica mais proeminente. Talvez seja algo inofensivo, como o fato do seu irmãozinho a chamar de "nariguda" durante uma briga; ou a opinião de um parente que está fazendo uma visita: "Minha nossa, que orelhas grandes você tem!". Com o tempo, essas afirmações podem se tornar exageradas na mente da criança, até que se transformem em coisas grandiosas. Acrescente a essas queixas o rigor típico do processo de envelhecimento – como as mudanças inerentes na expressão, no tônus da pele e nas características faciais como flacidez e rugas –, e a autodepreciação do paciente pode chegar a um nível crítico, a ponto de levá-lo a acreditar que *algo* deve ser feito.

Em outros casos, as queixas são fruto de uma opinião pessoal, sem nenhum motivo objetivo envolvido. Um paciente odeia sua "face carnuda". Outro não suporta suas "pálpebras caídas". Ela odeia seus pés de galinha e ele não quer mais ter pele sobrando no queixo. Novamente, com o tempo, tais queixas tornam-se extremamente importantes.

Consequentemente, você sabe o *que* vê (ou o que acha que vê), mas não *por que* vê. Seja qual for a sua queixa quanto ao rosto, ela é válida, ao menos, para você. Nós não estamos aqui para julgar ou pressioná-lo a se sentir bem ou mal a respeito do seu rosto; afinal de contas, é o seu rosto. Nosso trabalho consiste apenas em fornecer a objetividade necessária para que você possa fazer escolhas conscientes e seguras sobre procedimentos cirúrgicos ou não cirúrgicos na face e ao redor dela.

É importante reconhecer que nem tudo pode ser corrigido. A genética desempenha um papel importante no processo de envelhecimento e de desenvolvimento, assim como o seu comportamento. É a combinação dos dois que faz de nós o que somos: indivíduos únicos com definições próprias de beleza.

Neste capítulo, discutiremos as principais áreas da face de cima a baixo, começando com a testa e as sobrancelhas e nos estendendo até o pescoço. Ao longo do caminho, falaremos dos efeitos do envelhecimento, como aquelas características únicas que podem ser contrastantes com o seu "visual" geral, e, sobre cada área facial, apresentaremos os prós e contras dos procedimentos atuais.

À medida que sua leitura do capítulo avança, sugerimos que mantenha um espelho ao alcance da mão. Aquele que dá para carregar no bolso é a melhor opção, pois, por ser leve e portátil, você pode pegar e guardar quando quiser. Dessa forma, quando discutirmos termos específicos, como queixo duplo ou pele quebradiça, rapidamente você poderá verificar a área em questão e avaliá-la. Como mencionamos anteriormente, você deve ser um parceiro para o seu médico, seguindo com ele todos os passos indicados para conhecer seu rosto e fazer as perguntas certas.

Em nossas práticas, descobrimos que os indivíduos que obtêm mais sucesso são aqueles que vêm nos procurar bem informados, livres de emoção e abertos a discussão. Ao ler este capítulo inteiro, enquanto explora suas características no espelho ao longo do caminho, e mantendo a mente aberta, você se tornará mais familiarizado com o seu rosto do que jamais pensou que poderia.

Quando se trata de envelhecer, seu rosto está na "linha de tiro"?

Envelhecimento é um fenômeno natural, que acontece com todo mundo. Não é possível evitá-lo, nem prevenir-se completamente, a despeito do que afirmam os fabricantes de cremes e loções. Claro, nós envelhecemos de formas diferentes. Algumas mulheres ficam com o cabelo branco aos trinta anos, enquanto em outras eles só começam a aparecer aos sessenta. Alguns homens mantêm o ar juvenil, ficam em boa forma física até os setenta, enquanto outros começam a perdê-la aos quarenta.

Certamente a genética é responsável por uma parte, mas o comportamento também o é. Exercícios diários e alimentação adequada podem nos ajudar a manter o corpo mais forte e mais esbelto em qualquer idade, até chegarmos perto dos oitenta anos. Apesar do bom comportamento poder fazer muito por você se o seu cabelo (por causa dos genes) está começando a ficar branco aos trinta, é melhor você aprender a gostar disso ou encontrar algum cabeleireiro com preços acessíveis na vizinhança.

Quando se trata de genética, nós devemos usar o que temos em mãos. Se o seu DNA está programado para fazer você parar de crescer com 1,65 metro de altura, há pouquíssimo que se pode fazer a respeito. O mesmo em relação à sua pele, caso ela tenha traços genéticos que a fazem envelhecer de uma maneira particular em determinados estágios e idade. Os efeitos do envelhecimento podem começar a ser vistos aos vinte anos, quando várias manchas, rugas e até mesmo pintas induzidas pela exposição ao sol aparecem e se tornam parte da sua maquiagem facial.

À medida que envelhecemos, a nossa face perde a elasticidade, ou a flexibilidade. Além disso, nossa estrutura facial muda conforme perdemos densidade e massa corporal. Nós também perdemos colágeno, um complexo proteínico da pele, que é responsável por manter uma estrutura firme e jovem e a perde dele contribui para a aparência afundada que geralmente vemos no rosto de pessoas envelhecidas, sendo, assim, um fator crítico. A perda óssea nas mandíbulas superior e inferior e a perda de gordura facial, inevitavelmente geram um "efeito marionete" no sorriso, flacidez das bochechas e ensacamento das pálpebras.

Como dissemos, essas são forças da natureza, que agem sobre todos nós. Cada década traz consigo mudanças cada vez mais notáveis. Você pode verificar isso nas suas fotos tiradas em idades diferentes; alinhe-as cronologicamente e verá em cores vivas como a idade afetou o seu rosto.

Porém, e o seu comportamento? Como podemos realmente afetar a nossa aparência? Você ficaria surpreso com o fato de que comportamentos como expor-se excessivamente ao sol, fumar e até mesmo fazer regime podem afetar o envelhecimento da sua face. De acordo com a Academia Americana de Dermatologia, "tomar muito sol pode causar queimaduras, rugas, sardas, mudanças na textura da pele, dilatação de vasos sanguíneos e câncer de pele".

Segundo o dermatologista da Mayo Clinic, Dr. Lawrence Gibson, "fumar causa estreitamento dos vasos sanguíneos nas camadas mais superficiais da sua pele. Isso impede que o sangue flua por ela, deixando-a sem oxigênio e sem nutrientes importantes, como a vitamina A". O resultado é a diminuição da elasticidade e o aumento das rugas.

Fazer regime pode deixar a sua face muito fina. Todos precisamos de uma determinada quantidade de preenchimento nela; esse pode não ser o termo mais científico para descrevê-la, mas certamente é a maneira adequada para descrever bochechas suficientemente cheias, mas não inchadas, e a pele mais elástica, saudável e com menos chance de ter rugas. Pense em uma bexiga; quando ela está cheia, está esticada e sem rugas. Conforme o ar escapa vagarosamente, a bexiga diminui, enruga-se e fica flácida. Os efeitos sobre a face geralmente são os mesmos.

É por isso que os médicos falam em "gordura de bebê" – aquela vibrante, firme e cheia de juventude – em termos positivos, mesmo quando a maioria dos pacientes a mencionam em termos negativos. Quando eles veem suas faces como "gordas" ou "carnudas", nós sabemos os perigos do envelhecimento por vir, e reconhecemos que uma face cheia e firme pode realmente ser muito útil no futuro.

O processo de envelhecimento envolve quatro fatores críticos:

1. **Rítides – rugas (a pele envelhece e perde elasticidade).** Se você já passou uma tarde brincando de basquete com seus parentes mais novos no fim de semana, em particular se não está acostumado a fazer isso com frequência, descobrirá que seus músculos não "respondem" mais da forma com que estavam acostumados a fazer quando você era adolescente. Acontece o mesmo com a sua pele. A consistência muda com a idade, então acabamos tendo rugas finas, manchas senis e uma textura completamente diferente. Nós perdemos o fator "*flash*": a habilidade da pele voltar ao lugar se você a belisca, pressiona, aperta ou puxa. Tente agora, em frente ao espelho. Puxe uma parte da sua bochecha ou pescoço e veja quanto tempo ela levará para voltar ao lugar; quanto mais velho você for, mais vagarosamente isso se dará. Agora tente o experimento com um adolescente ou um parente mais velho (se alguém deixar). As diferenças podem ser assustadoras.
2. **Rugas – contração dinâmica do músculo.** Você contorce seus músculos faciais em uma variedade de expressões – tristeza, dúvida, medo, felicidade, raiva –, e todas causam uma ruga. Apesar da vantagem deles no que se refere a expressar emoções, esses movimentos dos músculos também causam rugas com a idade (marcas de expressão). Especificamente, elas se formam na testa, ao redor dos olhos e da boca. Quando você é jovem, as rugas vêm e vão junto com as suas expressões; à medida que envelhecemos, elas se tornam mais permanentemente gravadas na face. Ou seja, durante a juventude, as rugas do sorriso ou os pés de galinha aparecem somente quando sorrimos ou olhamos de lado; quando envelhecemos, as linhas permanecem mesmo depois de a expressão da face

já ter se desfeito. A perda de elasticidade da pele tende a aumentar a profundidade e a persistência dessas marcas de expressão. A sua mãe nunca lhe disse: "Cuidado, você faz tanta careta, que seu rosto vai congelar desse jeito"? Bem, ela não estava tão errada.

3. **Flacidez.** Você pode não saber o que a flacidez significa, embora a reconheça quando vê: trata-se de relaxamento e enrugamento. Ela está relacionada aos efeitos da gravidade e do envelhecimento da pele. Os indivíduos que têm estrutura óssea fraca (queixo e bochechas pequenos) não dispõem de muito apoio para o tecido mole, então eles tendem a apresentar mais flacidez – e em uma idade muito menos avançada.
4. **Atrofia facial – perda de volume.** Como ao longo dos anos, a face naturalmente perde sua tonicidade, ou volume, ela torna-se menos flexível e mais quebradiça. Há menos espaço para "alterações", por assim dizer, quando ela começa a lidar com expressões faciais e outros fatores ambientais como fumo ou exposição ao sol. A pele não está apenas enrugando, como muitas pessoas tendem a reclamar, mas também perdendo a tonicidade e a flexibilidade da juventude. Nós podemos comparar o rosto de uma pessoa jovem com uma uva e o rosto de uma pessoa mais velha com uma uva passa; esse é o resultado da perda de volume. Vários fatores contribuem para sua ocorrência, como, por exemplo:

   - Menos gordura na face à medida que envelhecemos;
   - Mudanças na estrutura óssea, na cartilagem e na face afetam o queixo, o nariz, a mandíbula e as sobrancelhas. Pense em indivíduos que usam dentaduras ou com higiene dental deficiente. Suas faces aparentam ser muito mais velhas. Isso acontece porque uma saúde dental ruim leva a uma significativa perda óssea nas mandíbulas superior e inferior;
   - Perda de volume muscular com o tempo.

Os efeitos do envelhecimento – uma "espécie de vizinhança"

O segredo de envelhecer de forma graciosa é olhar para o rosto como um todo – o que nos traz a noção de "vizinhança". As diferentes partes de nossa face se misturam para formar um corpo maior: um todo, o bairro. Cada vizinhança, como a face, é única; algumas casas são grandes, outras pequenas. Alguns bairros são maiores e mais complexos; outros, pequenos e compactos.

Assim como você anda pela vizinhança e consegue ver os moradores e sentir como eles interagem com o bairro todo, o mesmo acontece com o rosto, que tem determinados visuais e desperta determinados sentimentos, baseados na soma de suas partes. A soma seria muito diferente se as partes não fossem tão únicas. Em outras palavras, se você muda seu nariz, não altera apenas uma casa no quarteirão; mas consequentemente faz com que o bairro todo pareça diferente.

Como médicos, somos forçados a olhar para as partes como partes e para o todo como o todo; isso é uma premissa do nosso trabalho. E também temos de levar em consideração como essas partes estão exatamente relacionadas ao todo e como o formam. Seria irresponsável fazer uma mudança que sabemos que ocasionaria um resultado menos atraente; então tentamos explicar isso aos nossos pacientes, e a você, nosso leitor.

Comumente tentamos fornecer uma solução que se baseia em duas vertentes: cirúrgica e não cirúrgica. Alguns procedimentos não só são melhores para determinados indivíduos, idades ou partes da face, como algumas combinações de procedimentos cirúrgicos e não cirúrgicos também são melhores, por exemplo, que um procedimento cirúrgico isolado.

Em outras palavras, não há resposta fácil para o que (você acha que) o incomoda. O rosto, como a própria beleza, é um quadro complexo, cheio de pontos grandes e pequenos, pinceladas grossas e finas. Nós devemos trabalhar juntos, como médicos e pacientes, para entender a combinação de efeitos que você está procurando e como criá-la.

No restante deste capítulo, discutiremos as principais áreas (como subdivididas abaixo) para que você possa suprir as suas necessidades da melhor forma:

- Testa e sobrancelhas (parte superior da face);
- Olhos;
- Bochechas (*midface*);
- Nariz;
- Boca;
- Maxilar e queixo (porção inferior da face);
- Pescoço.

Antes de começarmos uma análise das áreas faciais particulares, pesquisaremos o rosto como um todo, com destaque para a textura da pele, a descoloração e as sardas. A pele pode ter um impacto significativo na sua face como um todo.

A pele mal cuidada é como um dia triste e nublado, enquanto uma pele bem cuidada é como um dia ensolarado, com ar fresco e luminoso. A forma da face e as posições de seus elementos também tem de ser analisadas, com relação a qualquer discrepância maior. Esta pesquisa fornece uma visão geral, que nos permite ter uma ideia muito melhor da aparência do paciente.

A testa e as sobrancelhas

Começamos o nosso *tour* no bairro facial pela parte de cima, com a testa e sobrancelhas. Como essas duas regiões atuam juntas – e separadamente – é um grande exemplo de porque tratamos a face como um todo e não como um conjunto de partes não relacionadas. A testa, com efeito, levanta as sobrancelhas para que você possa ver melhor. Algumas vezes nos referimos a isso como "peso da expressão facial" porque é literalmente a parte superior da expressão e, simbolicamente, onde ela começa.

Se você pudesse evitar todas as expressões faciais, manteria uma aparência muito mais jovem até uma idade avançada. Estudos feitos com esquizofrênicos – que não expressam as emoções da maneira como nós fazemos e, portanto, têm um número limitado de expressões faciais – revelaram que eles têm uma aparência muito mais jovem, e por mais tempo, que suas contrapartes. Nós não estamos recomendando que expressões faciais sejam evitadas, mas esse exemplo mostra como elas afetam a face na forma de marcas de expressão e rugas.

Sua testa está integrada a todo e cada movimento que você faz, mesmo piscar ou pestanejar. Olhe no espelho. Veja como a parte mais larga da sua testa tende a se enrugar ou deformar com o menor movimento. As pessoas acham que você está bravo quando você não está?

Naturalmente, com o passar do tempo, as rugas da testa se aprofundam e se tornam permanentes. O que rapidamente reassumia a forma na juventude, agora leva mais tempo para fazê-lo. Por fim, as rugas tomam conta da testa e das sobrancelhas, e essa é uma das principais razões que levam homens e mulheres de uma determinada idade a nos procurar.

Problemas comuns com as sobrancelhas e a testa incluem:

- Rugas entre as sobrancelhas ("sinal de onze");
- Rugas da testa;
- Ptose palpebral, ou caimento das sobrancelhas.

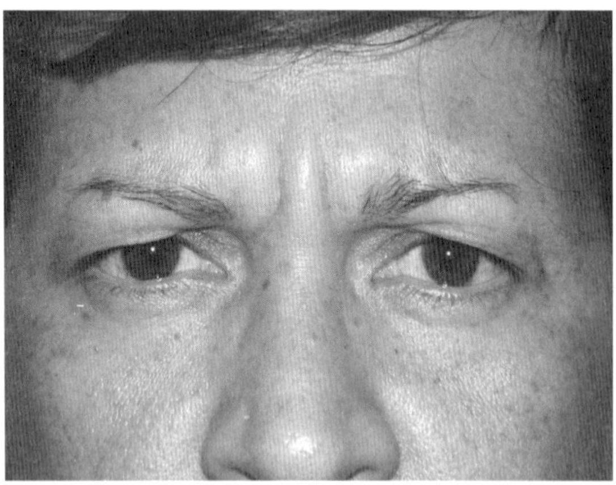

Antes do Botox

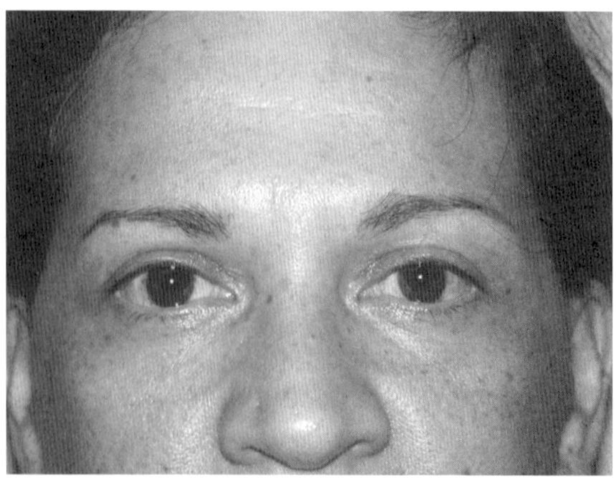

Depois do Botox e da blefaroplastia

A reclamação mais comum sobre as sobrancelhas e a região da testa são as linhas que estão entre elas. Nós nos referimos a essas últimas como "sinal de onze", pela semelhança óbvia.

Na foto do "antes" abaixo, as rugas entre as sobrancelhas se parecem com o número 11. Esta é uma expressão característica que se desenvolve com o passar do tempo a partir da contração facial dos músculos quando você demonstra preocupação, aborrecimento, dúvida ou apreensão. A perda de elasticidade na pele deixará essa ruga permanente entre as sobrancelhas, e irá requerer algum tipo de atenção médica caso isso preocupe o suficiente para pensar em consertá-la.

A figura do lado direito mostra os efeitos do Botox em uma sobrancelha enrugada (esta pessoa também fez blefaroplastia, ou um *lift* de pálpebra). Nós capítulos finais nós discutiremos

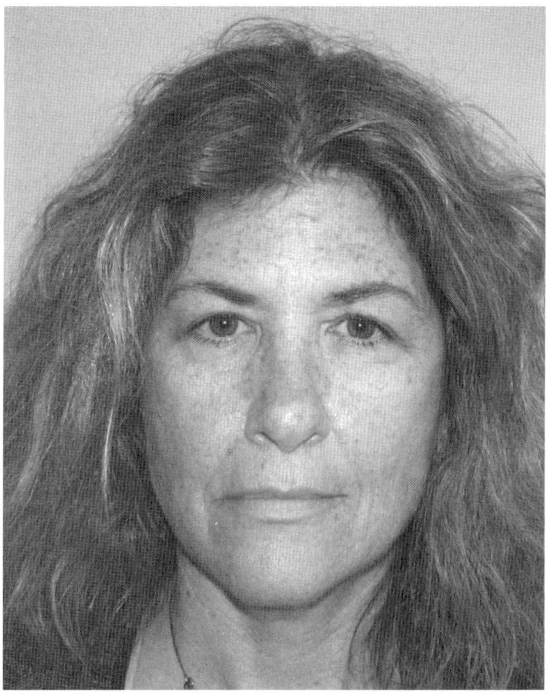

Ptose palpebral

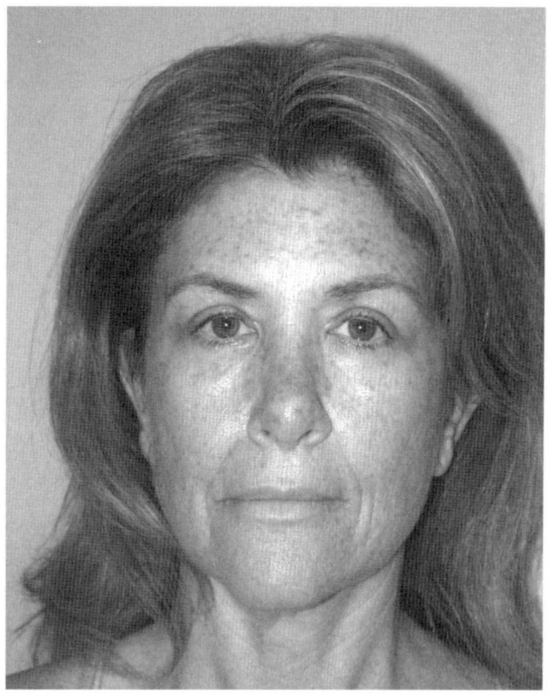

Depois do *lift* endoscópico de sobrancelha e da blefaroplastia

as várias opções cirúrgicas e não cirúrgicas envolvidas no apagamento dessas linhas.

A segunda reclamação mais comum com relação à testa é: "minhas sobrancelhas estão flácidas". Como médicos, temos de qualificar essa afirmação. Flacidez da pele, como vimos, é o resultado de uma variedade de fatores. Nós chamamos a flacidez das sobrancelhas de *ptose palpebral*.

Em alguns casos isso se deve à idade, mas geralmente é de ordem genética, com o problema começando na juventude. A ptose palpebral, tipicamente ocorre na porção externa ou no fim das sobrancelhas.

Os olhos

As mudanças causadas pelo envelhecimento ao redor dos olhos não envolvem a flacidez da pele. Há múltiplos componentes, como a perda da elasticidade da pele, o caimento e a deflação das sobrancelhas e maçãs do rosto, e a fraqueza das estruturas que suportam as pálpebras, que levam à produção de bolsas sob os olhos. A testa e as bochechas também devem ser completamente avaliadas. Eis algumas das mudanças comuns, ocasionadas pelo envelhecimento ao redor dos olhos:

- Rugas ao redor dos olhos, ou pés de galinha;
- Flacidez e bolsas sob os olhos;
- Caimento da pele em cima dos olhos, ou pálpebras caídas.

Na "vizinhança" da sua face, nós consideramos as sobrancelhas os "vizinhos do andar de cima" dos olhos. Quando falamos deles, nos referimos não apenas às pálpebras, como também à forma e à circunferência, assim como aos tecidos e às características ao redor dos olhos.

Como muitos vizinhos do andar de cima, as sobrancelhas nem sempre são benquistas pelos moradores do andar de baixo! Na verdade, como vimos na seção anterior, elas geralmente estão "batendo à porta" e causando problemas aos olhos.

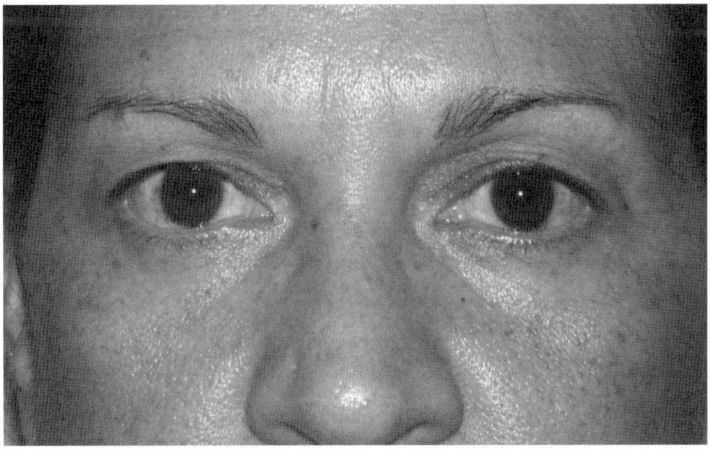

Antes da blefaroplastia superior

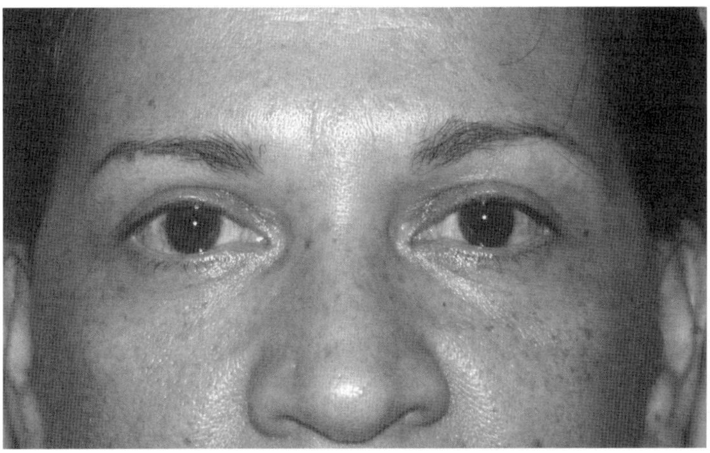

Depois da blefaroplastia superior, sem maquiagem

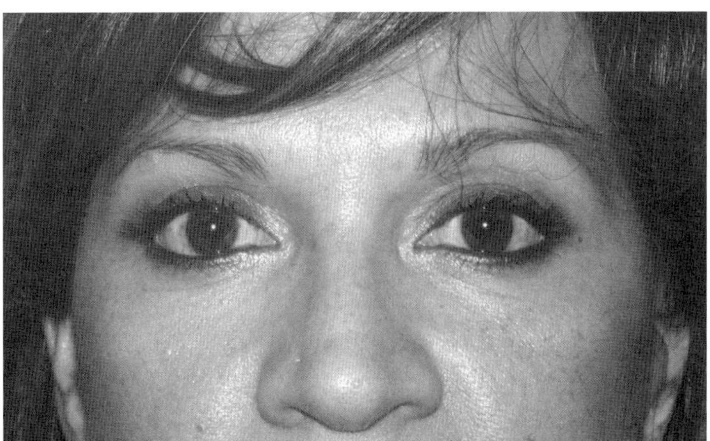

Depois da blefaroplastia superior, com maquiagem

Assim como nem sempre gostamos dos vizinhos do andar superior, seus "vizinhos de baixo" – conhecidos como bochechas – também afetam a aparência, o tamanho e a forma dos olhos. Conforme você envelhece, as bochechas sofrem perda de volume e tendem a quase desaparecer.

Naturalmente, como a pressão das sobrancelhas e a perda de volume das bochechas convergem para a região dos olhos, a vizinhança inteira da face é afetada. As queixas mais comuns incluem o caimento e a formação de rugas e bolsas embaixo e nos cantos dos olhos. As fotos das páginas 46 e 48 mostram uma variedade de formas nas quais a região em questão pode envelhecer e ser consertada.

À medida que a elasticidade da pele diminui, veem-se sombras, depressões e sulcos ao redor dos olhos; essas são as marcas registradas do processo de envelhecimento. Nosso trabalho é decidir junto aos pacientes o procedimento capaz de melhorar as características dessa área e criar traços que se mostrem harmônicos com o restante do rosto. Isso frequentemente envolve eliminar os problemas que as pessoas têm nas sobrancelhas e nas bochechas, assim como nos olhos.

As bochechas

Suas bochechas – e sua estrutura óssea subjacente – podem ser comparadas às paredes da "casa" (que é sua face). Você não ouve falar muito sobre elas quanto ouve sobre sobrancelhas, olhos e queixos, mas, em razão da perda de volume na área das bochechas, elas causam uma "reação em cadeia" por toda a face, afetando tudo o que está acima delas.

Algumas preocupações comuns relacionadas às bochechas são:

- Sulcos e depressões;
- Bochechas flácidas;
- Pregas nosolabiais proeminentes.

Como você pode ver na ilustração ao lado, as bochechas – ou a *midface*, como essa área é chamada pelos profissionais de estética – são parte integral da sua maquiagem.

Gostamos de pensar e falar sobre as bochechas de uma forma simples, lembrando que uma aparência envelhecida é achatada, enquanto a rejuvenescida é arredondada. Em outras palavras, o que nos cativa e inspira, e remete à lembrança de juventude, são os traços cheios, redondos e vibrantes, com muitas áreas iluminadas. Durante o processo de envelhecimento, a *midface* se achata, e sulcos e depressões suaves começam a aparecer, causando sombras no lugar das áreas antes iluminadas.

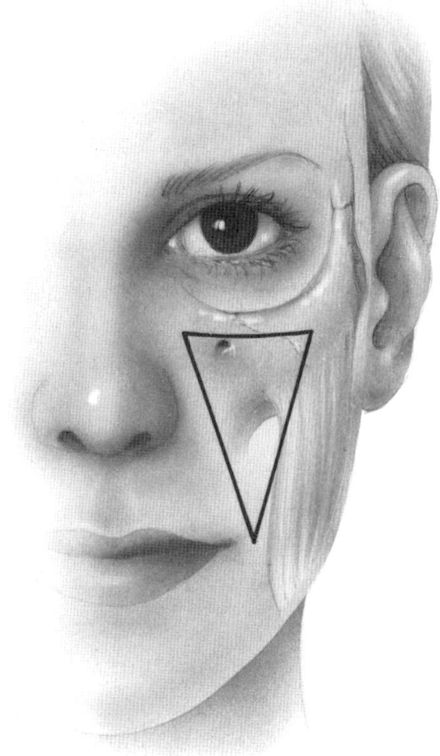

A *midface*

Como uma rápida lição de casa, deixe esse livro de lado e analise algumas fotos suas. Compare as tiradas quando você tinha vinte ou trinta anos com aquelas dos cinquenta ou sessenta anos (se você ainda não chegou a essa idade, use fotos de um membro mais velho da família). Nas fotos nas quais aparece mais jovem, você verá frequentemente várias áreas iluminadas do seu rosto: expressões de sorriso, tonicidade da face e nada de protuberâncias ou saliências refletidas.

Nas fotos tiradas aos cinquenta ou sessenta anos, é possível notar o aparecimento dos efeitos do envelhecimento; tipicamente, esse é o resultado da perda de volume e tonicidade. Você provavelmente verá várias sombras nessas fotos da sua face.

A razão mais comum pela qual as pessoas nos procuram no tocante a suas bochechas é o aprofundamento das “linhas do riso", ou as pregas nasolabiais. Muitas vêm porque, francamente, estão infelizes com as bochechas flácidas e com um olhar cansado, desolado.

Os efeitos do envelhecimento – a perda de volume e a deterioração de ossos e da forma da midface – fazem as pessoas se sentirem comuns. Nesses casos, elas querem ficar com as bochechas mais cheias e com menos proeminência nasolabial o que pode ser resolvido cirurgicamente por meio da transferência de gordura ou não cirurgicamente por meio de preenchimento (falaremos de ambos os procedimentos nos capítulos a seguir).

Uma tendência mais perturbadora que temos visto recentemente é que as pessoas jovens querem se livrar de sua gordura facial, aquela conhecida como "de bebê", mediante a remoção do *corpo adiposo bucal*. Somos cuidadosos em lhes dizer que o corpo adiposo bucal é importante não apenas para a aparência saudável da face, como para a saúde de uma face em constante envelhecimento.

Falamos sempre sobre a perda de volume do rosto e seus efeitos sobre a face à medida que envelhecemos. Retirar o corpo adiposo bucal de uma face jovem e redonda é como estimular uma reação em cadeia da perda de volume, pois, quanto maior a retirada na juventude, menor será sua presença à medida que se envelhece. Na verdade, um tratamento bastante comum para bochechas salientes e a estrutura dos malares consiste em injetar gordura na face para criar um visual mais definido e distintivo na estrutura da bochecha que sofreu perda de volume. Portanto, a retirada do corpo adiposo bucal que causa a "gordura de bebê", acarretaria uma aceleração do processo de envelhecimento.

As pessoas acreditam na existência de uma linha do tempo para a terapia de envelhecimento facial; cuja qual teria início conta com vários procedimentos não invasivos, como produtos para cuidados com a pele, microdermabrasão e preenchimento e extensão para procedimentos cirúrgicos como *lift* de *midface* e enxerto de gordura. A realidade é que não há uma linha do tempo: esses procedimentos não invasivos e cirúrgicos, em geral, tratam problemas bastante distintos. Há linhas do tempo múltiplas, cada uma com tratamentos diferentes. Dessa maneira, é preciso saber que algumas coisas precisam de ajuda mais cedo, outras mais tarde.

Vamos falar um pouco sobre como os procedimentos cirúrgicos e não cirúrgicos trabalham juntos. Por exemplo, muitas pessoas acham que um *lift* de rosto resolve todos os principais problemas relacionados com a "vizinhança" facial: testa, sobrancelhas, pálpebras, olhos, bochechas, maxilar e queixo. Contudo, isso seria o mesmo que dizer que uma aceleração deixa o seu carro 100% pronto para pegar a estrada, o que não é verdade. E se os pneus não estão calibrados? E se não estão alinhados? E se o seu carro precisa de uma troca de óleo?

Da mesma forma, um *lift* facial é o procedimento correto, no momento certo, pelas razões certas; mas não para todas as pessoas a qualquer momento por qualquer motivo. É comum vermos pessoas que já possuem rostos finos querendo fazer um *lift* no rosto para acentuar suas bochechas e dar mais definição à estrutura óssea. Um *lift* facial geral deixaria uma face já murcha ainda pior, criando um efeito achatado, envelhecedor, em vez de um efeito mais arredondado e rejuvenescedor.

Para um paciente que deseja fazer um *lift* facial, mas que precisa mesmo é de enxerto de gordura ou injetáveis não cirúrgicos, explicamos, primeiro, por que um *lift* facial não é o melhor procedimento para seus interesses. Na sequência, mostramos como as fotos do "antes" e do "depois" ilustram nossas recomendações e, por fim, sugerimos um plano alternativo que consideramos adequado para o caso.

A solução certa para o seu problema particular pode ser uma pequena cirurgia, algumas opções não cirúrgicas e algumas mudanças no estilo de vida. Por exemplo, quando as pessoas têm pouca massa corporal, tendem a perder gordura nas bochechas, então é muito difícil ficar magro e envelhecer bem.

Há várias coisas que você pode fazer para prevenir a perda de gordura que contribui para o aspecto "chupado" que surge com a idade. Como você pode ver, o aumento facial é uma parceria dupla entre médico e paciente.

O nariz

O nariz desempenha um papel central na vizinhança do rosto. Ele ocupa o centro da face; portanto, qualquer característica sobressalente será uma distração para os olhos, que deveriam sempre ser o foco do rosto. Um nariz muito largo, por exemplo, pode ser o "elefante no quarto": a coisa que todo mundo vê, mas ninguém fala a respeito. Ele também pode desempenhar um papel bastante proeminente no perfil da pessoa em conjunção com o queixo. O nariz deveria se encaixar no rosto, no corpo e na etnicidade de um indivíduo. Por exemplo, os asiáticos com narizes muito ocidentalizados perdem sua identidade racial, seu charme e poder de atração.

Essa parte do rosto é composta de osso e cartilagem cobertos por uma fina camada de gordura e pele. A porção superior do nariz é osso, enquanto os segmentos do meio e da ponta são constituídos de cartilagem tridimensional, sendo as cartilagens nasais, a base do nariz. Internamente, o septo divide a cavidade nasal em dois compartimentos distintos, como se ele fosse o centro divisor de uma movimentada estrada de duas mãos. Desvio de septo é a principal causa de dificuldade respiratória (é como se acontecesse um acidente em um dos lados da estrada).

A maioria dos nossos pacientes de rinoplastia (plástica do nariz) tem problemas antigos com a aparência de seu nariz. Entretanto, a rinoplastia tornou-se uma parte muito importante do rejuvenescimento facial durante o processo de envelhecimento porque o nariz sofre mudanças significativas nesse período. A pele sobre o osso e a cartilagem fina perdem elasticidade, enquanto a cartilagem começa a se separar da estrutura óssea, causando o alongamento e o caimento do nariz.

Nós sempre analisamos a ponte e a ponta do nariz de frente e de perfil com o propósito de entender o que está causando o incômodo ao indivíduo. A partir da visão frontal, a ponte do nariz deveria ter uma aparência mais estreita, sem ser muito curvada. Há sombras que deveriam seguir o aspecto interno das sobrancelhas até a ponta que, por sua vez, deve ter sombras suaves sem extremidades muito pontudas. A ponta do nariz não

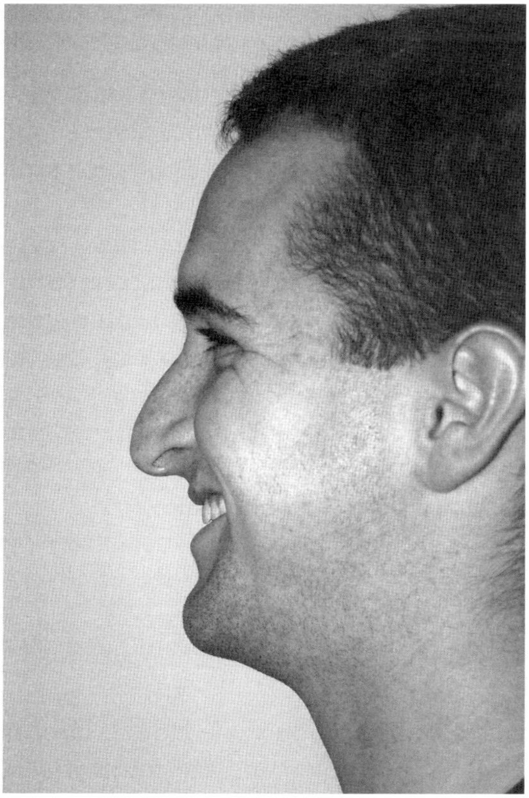

Antes da rinoplastia

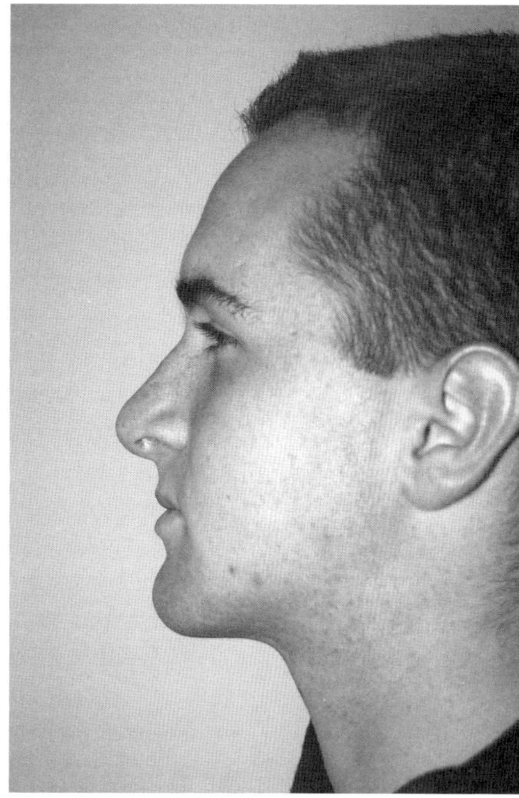

Depois da rinoplastia

pode ser nem muito fina nem muito bulbosa. De perfil, primeiramente nós verificamos a relação entre o nariz e o queixo.

Uma pessoa com nariz pequeno e queixo retraído (uma condição conhecida como *microgenia*) pode aparentar ter um nariz grande, e vice-versa. Depois do perfil ter sido completamente analisado, é necessário voltar a atenção para a ponte. Um nariz adunco grande ou, pelo contrário, uma ponte achatada (chamada de *deformação em sela*) chama atenção indesejada para essa região. Além disso, a forma como o nariz se estende da ponte até a ponta deve ser sutil e suave. A projeção da ponta para fora da face e a sua relação com o lábio superior também devem ser cuidadosamente analisadas.

A boca

Quando as pessoas dizem "boca", com relação ao rejuvenescimento facial, geralmente estão se referindo aos lábios que podem ser carnudos ou finos, ter diversas formas ou inclusive, cores e texturas diferentes.

A mudança de textura da pele conforme se envelhece, cria linhas profundas acima, abaixo e ao redor dos lábios, que resultam de anos sendo fumante ou podem meramente ser um sinal da idade e da perda da elasticidade da pele devido à exposição ao sol e/ou à expressões faciais repetidas. No último caso, é um fator que contribui muito mais no caso das mulheres, por alguma razão.

As maiores queixas sobre a região da boca são:

- Lábios finos;
- Linhas ao redor da boca ("linhas de fumantes");
- Linhas do canto da boca até o queixo ("efeito marionete").

Nos capítulos a seguir, discutiremos a variedade de opções para ajudar a definir e acentuar lábios que são muito finos. Novamente, o objetivo é dar o que você precisa, em vez daquilo que pensa querer. Nós vemos lábios que vão de finos a muito grandes, então o nosso trabalho é dar aos nosso pacientes, os "lábios" certos.

Rugas ao redor dos lábios, chamadas de "linhas de fumante", mesmo quando não associadas com o fumo, apresentam um conjunto diferente de problemas e são eliminadas pelo uso de vários preenchimentos não cirúrgicos, *peelings* e/ou aplicação de laser.

O "efeito marionete", que se estende dos cantos da boca até o queixo, são os sinais mais reveladores de envelhecimento. Essas linhas são causadas pela perda óssea na área em conjunção com a mudança de tecido. Preenchimentos, enxerto de gordura e/ou implante de queixo podem corrigi-los com muito eficácia.

A linha do maxilar e o queixo

Conforme nos aproximamos do fim do nosso *tour* pela vizinhança, que é a nossa face individual e única, chegamos à linha do maxilar e ao queixo. Esses, em essência, são a verdadeira base do rosto.

Se as sobrancelhas são o teto e as bochechas são as paredes de nossa estrutura facial, então a linha do maxilar e o queixo definem o piso térreo, ou a fundação, da face.

Os problemas mais comuns da porção inferior da face são:

- Flacidez na papada;
- Queixo furtivo;
- Perda de volume.

Semanalmente atendemos a diversas pessoas reclamando de suas papadas. A gravidade é o principal culpado pela criação das papadas, tanto em homens como em mulheres; você é quase capaz de sentir a terra puxando a pele para baixo, o que resulta na flacidez que as cria.

Embora essa situação possa ser remediada com o uso de procedimentos cirúrgicos e não cirúrgicos, é importante ser realista sobre os resultados potenciais e ser ainda, um participante ativo no entendimento das mudanças que estão envolvidas no alcance de tais resultados.

Alguns indivíduos não se incomodam tanto com as papadas, uma vez que estão mais interessados em criar uma linha da mandíbula mais marcada. De novo, mesmo que esse seja um procedimento na maioria das vezes cirúrgico, é importante ter em mente que mudar um aspecto da face, afeta todas as outras áreas.

A outra principal reclamação sobre a porção inferior do rosto é o queixo furtivo; as fotos da página 70 mostram como a combinação de um *lift* facial com um aumento de queixo pode remediar esse problema.

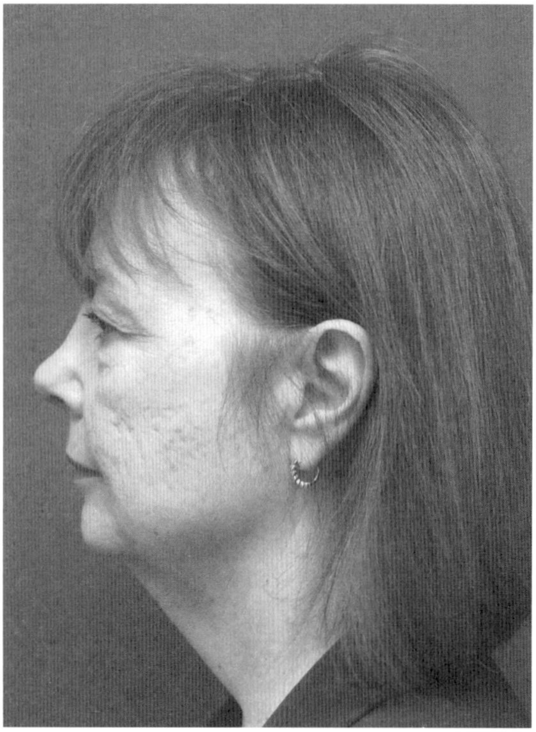

Antes do rejuvenescimento facial, do pescoço e das pálpebras

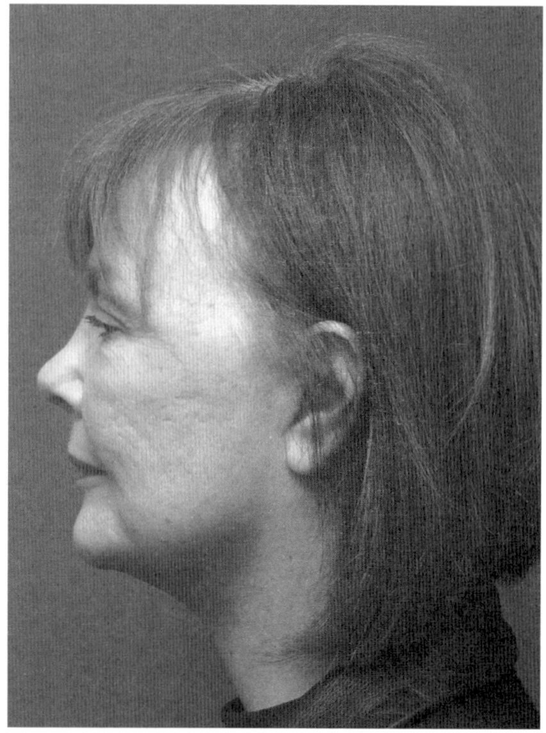

Depois do rejuvenescimento facial, do pescoço e das pálpebras

Um queixo não é apenas um queixo, é parte de uma face. Ao contrário das bochechas, que são mais carne e menos osso, ele é menos carne e mais osso e, além disso, forma e densidade também estão totalmente envolvidas. Um perfil forte requer um queixo forte. Porém, como a forma da mandíbula afeta o queixo, e vice-versa? A relação queixo-nariz é igualmente importante porque o tamanho do queixo afeta a nossa percepção do nariz: um queixo pequeno é igual a um nariz largo.

Outras perguntas que devemos fazer: quantos anos tem o paciente? Em que condições estão seus dentes? Os dentes desempenham um papel fundamental na forma do queixo, em ângulo e densidade, assim como no sorriso e no "efeito marionete". Uma dentição ruim geralmente leva à erosão do osso do maxilar, mais conhecido como mandíbula.

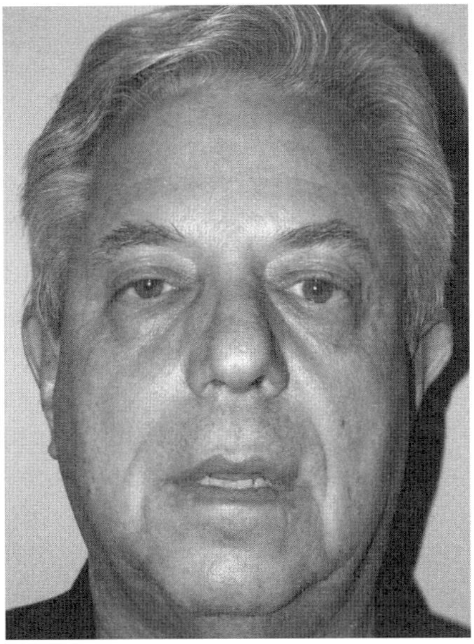

Antes da cirurgia, visão frontal

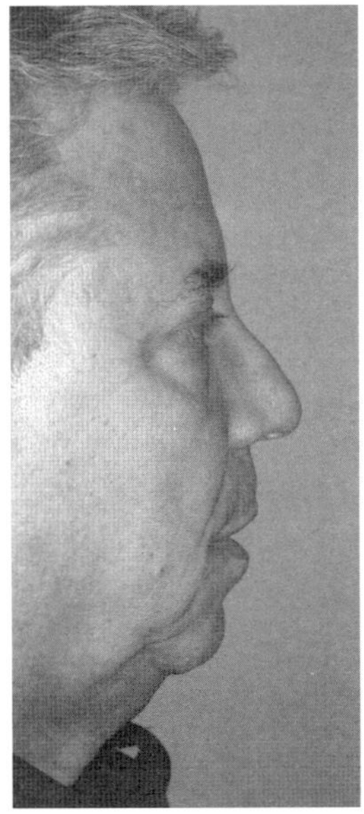

Antes da cirurgia, visão de perfil

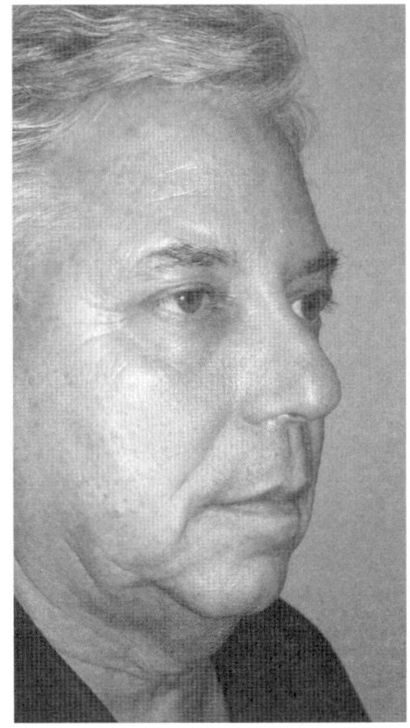

Antes da cirurgia, visão em diagonal

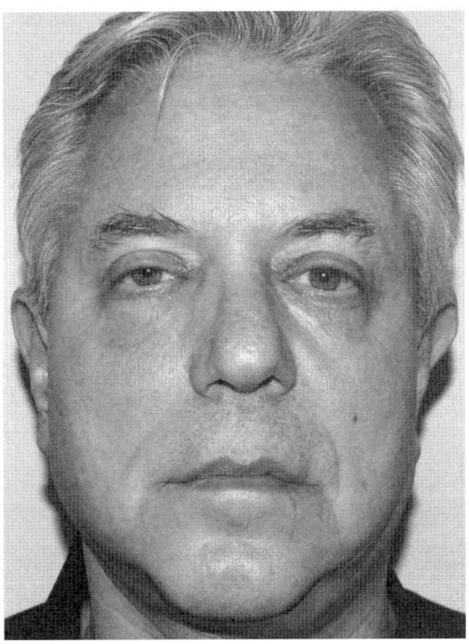

Depois do *lift* de rosto e aumento do queixo, visão frontal

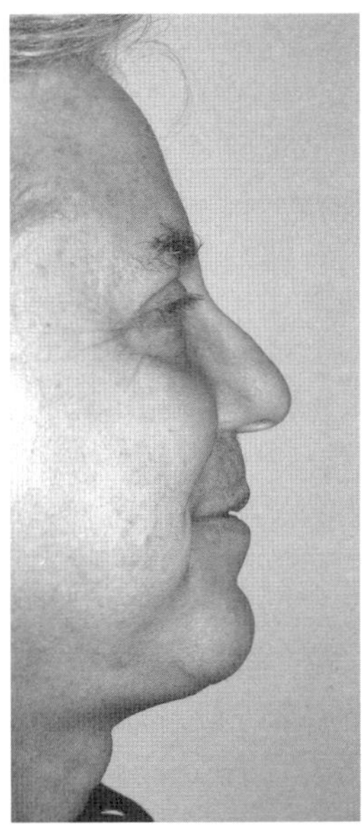

Depois do *lift* de rosto e aumento do queixo, visão de perfil

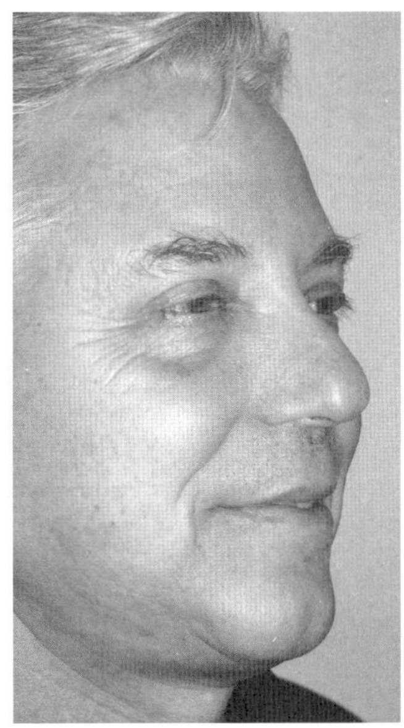

Depois do *lift* de rosto e aumento do queixo, visão em diagonal

Nós recomendamos um trabalho em parceria com o dentista do paciente para tratar os dentes que criam um belo sorriso e complementam o aspecto visual da face.

Embora as papadas possam ocasionalmente ser tratadas com procedimentos não cirúrgicos, o *lift* cirúrgico da face proporciona um resultado mais duradouro para as papadas em nível moderado e avançado. A região do queixo é também corrigida por meios cirúrgicos, como os implantes de queixo ou enxerto de gordura. Portanto, essa é uma decisão séria, que afetará o restante da face.

Todas essas questões devem ser discutidas pessoalmente com seu médico. Recomendamos que você destaque as passagens desse livro que lhe interessam, preocupam, alarmam, ou até mesmo confundem; depois leve o livro ao seu cirurgião plástico ou dermatologista e as discuta com ele. Se o seu médico puder esclarecer suas preocupações de uma maneira que faça você se sentir mais confortável, então todos nós teremos feito bem o nosso trabalho.

O pescoço

O pescoço é uma parte especialmente vulnerável na "vizinhança facial". O envelhecimento faz com que os sinos dobrem sobre ele, pois é para essa região que a pele geralmente se dirige à medida que a gravidade a puxa para baixo e até mesmo para fora do rosto, criando um "pescoço de peru" que faz com que muitos pacientes procurem nossos consultórios.

Há duas partes do corpo, ambas muito visíveis, e sensíveis, nas quais é bastante difícil esconder o processo de envelhecimento: o pescoço e as mãos.

Ao analisar o seu pescoço, você deve levar em conta a relação entre o queixo e os ossos internos acima da sua caixa vocal. A forma do pescoço depende da posição das suas estruturas. Uma das primeiras perguntas que gostamos de fazer às pessoas que estão infelizes com a aparência dessa região é "você já gostou do seu pescoço?". A razão para perguntarmos isso é que muitos pacientes têm uma anatomia desfavorável, que leva a um envelhecimento muito prematuro dessa área. Por exemplo, se você tem um queixo furtivo, o pescoço tende a parecer inexistente.

Durante o processo de envelhecimento do pescoço, a pele se torna flácida, a gordura pode acumular-se sob ele, e os músculos (platisma) podem enfraquecer e se separar, resultando nas "pregas". As ilustrações da abaixo mostram como o pescoço fica durante o processo típico de envelhecimento e quais as esperanças existentes por meio de uma variedade de procedimentos disponíveis.

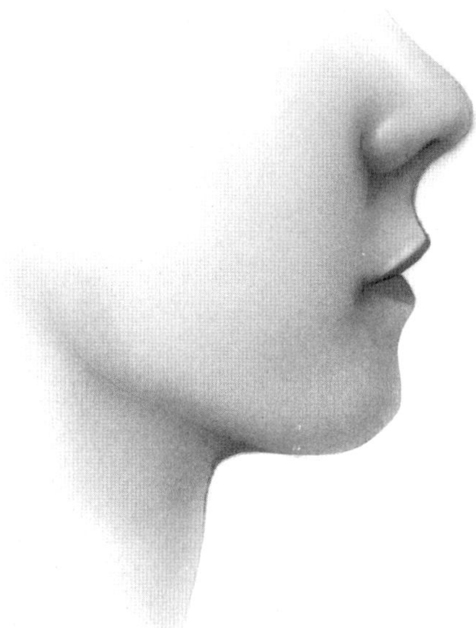

Um queixo jovem

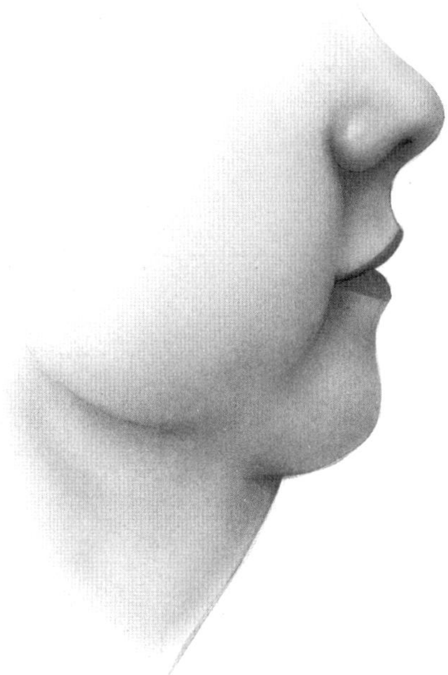

Um queixo envelhecido

COMO NÓS RESOLVEMOS OS PROBLEMAS FACIAIS

	Problema	**Solução**
Testa e sobrancelhas	Linhas da testa e entre as sobrancelhas	Botox/preenchimento
	Sobrancelhas caídas	*Lift* endoscópico de sobrancelha/enxerto de gordura
Olhos	Pálpebras flácidas	Blefaroplastia
	Bolsas embaixo dos olhos	Enxerto de gordura/blefaroplastia
	Pés de galinha	Botox
	Rugas superficiais	*Peelings* químicos/lasers
Bochechas	Pregas nasolabiais ("linhas do riso") e sulcos	Preenchimentos/enxerto de gordura/implantes da *midface*
	Bochechas flácidas	*Lift* endoscópico da *midface*
Nariz	Perfil proeminente ou protuberante	Rinoplastia
Boca	"Linhas de fumante"	Preenchimentos, Botox, lasers
	"Efeito marionete"	
	Lábios finos	
Maxilar e queixo	Papada	*Lift* facial (com ou sem preenchimento e/ou gordura)
	Queixo furtivo	Aumento de queixo (implantes ou preenchimentos)
Pescoço	Pregas do pescoço	Botox, *lift* facial/*lift* de pescoço
	Gordura do pescoço	Lipoescultura

O que você pode fazer hoje para melhorar a "vizinhança": três dicas para uma face à prova de envelhecimento

Através do nosso grande *tour* pela "vizinhança" que é o seu rosto, da testa até o pescoço, nós vimos como os efeitos do envelhecimento afetam a face, e também passamos rapidamente pelas variedades cirúrgicas e não cirúrgicas que podem ser aplicadas para remediar seus problemas faciais.

Há coisas positivas e bem pró-ativas que cada pessoa pode fazer para melhorar a forma como envelhece. Nos capítulos seguintes nós discutiremos soluções cirúrgicas e não cirúrgicas para a maioria dos problemas comuns. Para concluir esse capítulo, oferecemos as seguintes dicas infalíveis de como, começando hoje, é possível prevenir alguns dos efeitos do envelhecimento no rosto:

- **Menos sol, mais filtro solar.** Pare de idolatrar o sol e, em vez disso, comece a cuidar da sua pele. Nós não podemos dizer que só isso é suficiente. Todos nós adoramos passar um dia na praia e sentir aquela sensação agradável que temos quando a nossa pele fica bronzeada ou queimada. Contudo, passar muito tempo sob o sol é como gastar todas as suas economias na juventude e depois arrepender-se quando se aposentar: você pagará por isso mais tarde. Nós vimos como o sol danifica a pele, portanto, evite os raios ultravioleta (UV) prejudiciais quando puder e proteja-se deles quando não puder. É simples assim. Use um bloqueador solar total contra os raios UVA e UVB e veja as recomendações exatas no próximo capítulo.
- **Pare de fumar.** Se você ainda fuma, pare. Se está pensando em começar a fumar, não faça isso. Se os seus colegas de trabalho fumam, evite-os ou faça com que deixem de fumar. As substâncias químicas e o calor de um cigarro queimando causam danos visíveis na sua face, e nem sempre é fácil removê-los. Se você quer começar a ter uma aparência mais jovial imediatamente, pare de fumar

agora. Vários testes de laboratório demonstraram como a nicotina pode ser prejudicial aos vários componentes da derme (uma camada mais profunda da pele).

- **Pare de se preocupar.** O que está feito, está feito; você não pode voltar atrás no tempo. Se você foi um adorador do sol na juventude ou fumou até ontem, pare de chorar sobre o leite derramado, pois isso não ajudará em nada. Tudo o que você pode fazer é mudar a partir de hoje e olhar para a frente. Você pode parar de acrescentar rugas às que já estão gravadas na sua face ao se preocupar menos de hoje em diante. Portanto, festeje o conhecimento das técnicas modernas que podem atrasar ou reverter os efeitos do envelhecimento!

4

Loções e cremes

Como prevenir ou reverter o processo de envelhecimento

"Deus lhe deu uma face, e você fez-se outra."

William Shakespeare

Não seria ótimo se pudéssemos voltar no tempo? Você se sentiria mais confiante se pudesse agir como hoje, na meia-idade, mas tendo a pele sem rugas, firme e elástica dos vinte ou trinta anos? Que grande combinação seria essa: sabedoria *e* beleza, experiência *e* esfoliação!

O dilema da terceira idade é: "Ah! Se eu soubesse o que sei agora", mas a ciência moderna está lhe ajudando a tornar isso realidade com o passar do tempo. Cremes, ampolas, tratamentos, loções e cremes para peles de todos os tipos existem por uma boa razão: nós somos uma nação obcecada pela juventude, a sacralizamos e fugimos daquele sentimento ruim de estarmos mais sábios, porém mais velhos.

O QUE É UM COSMECÊUTICO?

Os cosmecêuticos são novas linhas de tratamento para a pele que combinam os efeitos dos produtos cosméticos tradicionais com ingredientes farmacêuticos. Esses produtos devem ser comprados sob prescrição médica.

Não é segredo que a mídia popular, apoiada pelas propagandas das principais empresas no mundo, alimenta essa loucura direcionada à juventude como um glutão em um bufê em que pode comer de tudo. As modelos ficam cada vez mais magras e jovens. Os publicitários podem estar tentando apelar para os *baby boomers* com a intenção de dizer a eles como preservar a sua juventude.

Juventude – *outdoors* gigantes gritam, páginas inteiras de propaganda vibrantes e perfumadas anunciam, a TV reforça, o rádio canta; as revistas de beleza, saúde, moda e adolescentes tratam com glamour; e o mundo da moda de alta-costura idolatra.

Juventude – sem rugas, bronzeada, sem celulite, com dentes brancos e magra. Esqueça que os *baby boomers* podem ter dinheiro, poder, privilégio e sabedoria – a juventude ainda está a frente disso tudo. Por isso, as americanas comuns estão seriamente preocupadas com a pele e aparência – a ponto de procurar ajuda profissional para mantê-las as melhores possíveis.

Parte disso é vaidade, parte é longevidade. Ambas são razões válidas. A indústria de cosméticos para cuidados com a pele tornou-se multibilionária, e os tratamentos antienvelhecimento são hoje os principais produtos no horizonte da beleza profissional.

As vendas de alta performance e os produtos rejuvenescedores estão crescendo bastante, a uma taxa de aproximadamente 30% ao ano. A demanda é dirigida aos *baby boomers* que estão envelhecendo e querem reduzir e/ou eliminar as rugas, e às pessoas jovens que esperam prevenir os sinais da idade. Os últimos e mais inovadores produtos de beleza são cosmecêuticos (que utilizam o poder da ciência) e botânicos (que são baseados em plantas), os quais custam preços elevados.

A tendência é forte e está se intensificando com as novidades que surgem no mercado todos os anos. Alguns desses produtos são falsos, enganações gritantes; mas também há outros muitos bons, excelentes; e alguns são absolutamente de primeira linha. Mas como é possível saber a diferença entre eles sem ser médico?

Este capítulo inteiro discorre sobre as loções e cremes luxuosas que você vê nas revistas de moda, experimenta nas lojas de maquiagem e sobre as quais ouve na televisão. O que funciona? O que não funciona? Quais valem a pena, e quais não valem nada?

Além de lhe dizer quais produtos recomendamos, daremos a você as ferramentas para distinguir, sozinho, fato e ficção.

Nosso objetivo aqui, vai além de fazer um *tour* por dentro da beleza e da indústria cosmética; queremos lhe fornecer informação suficiente para que você possa confiar em si mesmo para fazer as escolhas mais sábias.

Gastando dinheiro em busca da perfeição

É fácil dizer que a cirurgia cosmética e os procedimentos não cirúrgicos estão mais populares que nunca, mas o que isso realmente significa? Como isso se reflete no modo de viver das mulheres modernas e, tão importante quanto, na maneira como gastam seu tão suado dinheiro?

As mulheres de classe média e alta nos Estados Unidos gastam milhares de dólares em busca da "perfeição" que é retratada pelas modelos das embalagens de cosméticos e em suas propagandas.

Isso não é coincidência. Na verdade, na área de publicidade, é de conhecimento geral que as mulheres estão mais propensas a comprar um produto "de" alguém cuja aparência é mais atraente do que a de uma mulher comum, que provavelmente se parece mais com a consumidora.

Assim como aprendemos no primeiro capítulo, às vezes a beleza pode ser uma maldição, mas as pesquisas atuais mostram que as pessoas atraentes, de fato, ganham mais dinheiro, tornam-se mais bem-sucedidas e são mais felizes na vida amorosa. Então é natural que queiramos fazer parte dessa multidão de mulheres felizes, ricas e bem-sucedidas.

O efeito é subliminar; nós acreditamos que a "magia aparente" está no pote de creme e não nas estrelas ou nos genes. Quando se trata de marketing, a indústria americana de cuidados com a pele é uma rainha indomável, reinando em uma terra de súditos adoradores que idolatram cada decreto seu, devorando cada produto novo.

Se o marketing pode ser tão eficiente com as vendas, há alguma necessidade de verdade? A resposta está no valor do marketing da verdade: se a ciência pode provar, então os publicitários certamente farão você saber disso.

SABONETE: QUANTO É MUITO?

Em geral não prestamos muita atenção em nossos cuidados básicos diários. Qual marca você usa? Você é fiel a alguma delas? Se for este o caso, por quê? Se não, por que não? Essas e outras perguntas devem merecer alguma atenção conforme formos trilhando o caminho dos cuidados com a face.

Por que você deveria se preocupar tanto? Se os sabonetes são muito alcalinos, como muitos atualmente, eles podem romper a epiderme (a camada mais externa da pele) e causar erupções. Janice Markley, uma das principais consultoras de produtos para cuidados com a pele da Noevir explica: "O sabonete é feito de gordura e soluções alcalinas. Esses ingredientes agressivos podem retirar o óleo da pele, deixando-a seca e irritada. Ele também pode deixar um resíduo que reage com o cálcio, magnésio e outros minerais às vezes presentes na água, e essa película pode irritar a pele ainda mais. O sabonete possui uma incompatibilidade interna com a pele. Seu pH geralmente é muito alcalino (isto é, o nível do pH é maior que 7). Nossa pele é levemente ácida, com um pH de 5 a 6. O pH da maioria as barras de sabonete é de cerca de 10. Embora a sensação possa ser de limpeza, a mudança no pH da pele pode deixar você com uma sensação de repuxamento".

Se você está procurando por respostas rápidas, e uma recomendação mais rápida ainda, para ajudar a curar as mazelas causadas pelo sabonete, opte por Dove, que ainda é a melhor marca e serve de modelo para todas as outras, em estudos de sabonete.

Nós somos a cultura mais ligada em tecnologia e, como resultado, a ciência vende. Na última década, as empresas de produtos de beleza e cosmecêuticas embarcaram sua credibilidade em estudos científicos de uma forma nunca previamente realizada. Os estudos científicos (os bons e os maus) agora ocupam um lugar comum.

Este é o problema da ciência; com todo o alarde do marketing, está cada vez mais dicífil separar uma ciência séria do engodo. Em nossa cultura consumidora, quando a informação é fornecida em grandes porções, como *fast-food* pré-embalado, é fácil não perceber os pontos mais salientes de uma declaração científica em favor da ideia geral: os resultados.

Por exemplo, a afirmação seguinte pode soar impressionante à primeira vista: “Um estudo recente indica que o uso diário do creme para o rosto Petal Fresh, resultou em uma pele 45% mais jovem e com uma aparência duas vezes mais radiante!”.

Graças à embalagem sagaz e cheia de malabarismos linguísticos, o pseudoestudo soa muito bem. Se olharmos um pouco mais profundamente, contudo, mais perguntas do que respostas começarão a surgir:

- Quem fez o estudo? Uma equipe respeitada de pesquisa em uma universidade reconhecida ou uma agência governamental idônea? Ou foi algum “grupo de consumo” secretamente fundado pelos fabricantes do Petal Fresh?
- Quantas pessoas participaram do estudo? Mil? Cem? Dez?
- Os indivíduos tinham a mesma idade que as pessoas que, provavelmente, comprarão o produto?
- Por quanto tempo os indivíduos utilizaram o produto?
- Quais foram os efeitos colaterais?
- 45% mais jovens em relação a quê?
- Quem ficou “mais jovem”?
- Qual a definição operacional de “radiante”?
- Quanta diferença significa realmente “duas vezes” mais? Esse jogo de palavras em geral mascara os resultados, na verdade mínimos. Afinal de contas, 2 é “duas vezes mais” que 1. Essa é uma das estratégias enganadoras mais comum nas estatísticas (por exemplo, “café descafeinado

possui apenas metade da cafeína do café regular". Na verdade, isso significa apenas 2% de 4%!).

Em outras palavras, todos os estudos não são criados da mesma forma. Neste caso, o estudo deve ser avaliado com relação aos possíveis conflitos de interesse. Apesar disso, avanços científicos reais estão sendo obtidos.

Identificando os produtos bons e ruins

Como você separa fato de ficção e sabe quais produtos realmente fazem algo pelo seu rosto? Não é fácil, já que não há uma fórmula exata para descobrir a verdade. Uma coisa é certa, contudo: a resposta consagrada dos dermatologistas – "Use apenas sabonete normal, um bom protetor solar, e os cremes e loções mais baratos, porque os produtos mais caros não são melhores do que aqueles encontrados na perfumaria perto da sua casa" – não é mais verdade.

De fato, muitos avanços têm sido feitos. Vá aos laboratórios de pesquisa e desenvolvimento de qualquer empresa de cosméticos líder de mercado e você terá a impressão de que entrou no lugar errado, que está andando pelos corredores da Nasa!

Todos nós sabemos que devemos cuidar melhor da nossa pele. O mercado respondeu com uma enorme variadade de novos produtos para suprir essas necessidades, tanto para embelezamento, como para proteção.

Confiar no protetor solar da sua avó ou no sabonete do seu avô provavelmente lhe proporcionará o mesmo tipo de pele que eles apresentam. Porém, os produtos mais novos e melhores são caros devido não só ao custo da pesquisa de laboratório, aos testes clínicos e às patentes (em alguns casos), mas, inclusive, pelo alto investimento em marketing para divulgação.

O PAPEL DOS COSMÉTICOS

Os cosméticos podem ajudar a melhorar a aparência, mas primeiro você deve entender o que eles não podem fazer. Há uma ideia equivocada comum, de que o ressecamento da pele causa envelhecimento. Isso leva as pessoas a pensar que hidratar a pele é essencial para prevenir o envelhecimento. Reverter o ressecamento faz com que a pele aparente e se sinta melhor, porém isso não retarda o processo de envelhecimento. Hidratantes, independentemente do que contenham e de quanto custem, não irão deter ou reverter o envelhecimento.

O que a ciência representa para a sua pele

Há dois problemas que um produto deve impedir antes de o recomendarmos aos nossos pacientes e a você:

- **Atravessando a camada protetora.** Sua pele foi feita não apenas para torná-lo bonito ou revelar a sua idade; ela serve para protegê-lo contra vários fatores externos que o corpo não quer que você sinta, tais quais: raios UV danosos, clima, poeira, poluição e até mesmo produtos químicos prejudiciais e maléficos. Considere sua pele o campo de força vivo do seu corpo. Não é fácil atravessar a camada protetora (o *stratum corneum*) da pele humana, embora isso seja o que qualquer produto de beleza cientificamente desenvolvido e profissionalmente produzido deva fazer, se pretender alcançar os efeitos prometidos.
- **O veículo que você está usando.** Não, nós não estamos falando de carros aqui. Quando cientistas, cosmetologistas ou dermatologistas falam sobre "o veículo" no cuidado com a pele, estão se referindo ao material com o qual o ingrediente ativo é misturado, que o carrega pela epiderme (a camada externa da pele) e o libera nos momentos certos para o alvo apropriado. Séruns, loções, cremes, géis e cápsulas são os veículos que um produto pode usar para chegar ao seu sistema e cumprir a sua função. Porém, nem todos eles são adequados para todos os produtos. Pior ainda quando um produto é testado em um tubo de ensaio e alcança resultados incríveis, nem sempre significa que os resultados se traduzirão em cuidados eficazes com a pele; isso acontece por causa de problemas de penetração na barreira da pele e da eficácia do veículo.

Outra coisa são os produtos naturais. Quando a etiqueta fala de "ervas", usando frases como "totalmente natural", "suplemento herbal", "energia das plantas", e assim por diante, isso significa que há a necessidade de considerável qualidade na fabricação para resultar em um produto eficaz. Além do mais, a maioria das plantas contêm, naturalmente, de cinquenta a sessenta diferentes produtos químicos, então perguntas como "Que parte delas é usada?", "Como isso é fabricado?" e "Como elas são cultivadas?" são necessárias para verificar a procedência do produto. Por exemplo, um ingrediente amplamente usado nos últimos cinco anos, nos produtos para cuidados com a pele é o chá verde. Os polifenóis nele contidos são antioxidantes muito eficientes.

Então, como saber se um novo produto é eficiente? Como você pode dizer se aqueles testemunhos reluzentes e profissionalmente fotografados "antes" e "depois", de fato, ilustram os resultados que um consumidor normal deseja obter? A resposta é simples: tente a comparação meia-face.

Se você usar um produto em um lado do seu rosto por três meses e não usar do outro lado durante o mesmo período, poderá ver os resultados no espelho. Então saberá o que é fato e o que é ficção. A maioria das pessoas não se submete a esse exercício rigoroso, por isso, neste livro, tentaremos esclarecer quais produtos realmente causam impacto.

Uma mudança irá ocorrer (talvez)

Até então, neste capítulo, nós falamos bastante sobre produtos para cuidados com a pele: os bons, os ruins, os feios. No entanto, pode ser que você ainda esteja confuso. Isso acontece porque há tantas tecnologias novas por aí, com tantos produtos inovações, e até mesmo substâncias condutoras – séruns, cremes, loções, cápsulas, óleos –, que é difícil manter-se atualizado. Nós não podemos prometer categorizar – ou até mesmo listar – cada um deles neste capítulo, mas podemos ao menos simplificar a busca, ao classificá-los em duas categorias:

1. **Mudança rejuvenescedora.** Essa categoria lista os produtos reparadores no cuidado com a pele, que atacam os sintomas: linhas suaves, descoloração, manchas, rugas e assim por diante. Essas loções e cremes são o que você

precisa se está ativamente procurando mudar algo em particular na sua pele.

2. **Adiamento do envelhecimento.** Essa categoria consiste de produtos preventivos, que atuam no trabalho de manutenção que você já faz: o brilho da juventude. Eles impedem as rugas de se tornarem mais proeminentes e fornecem o suporte adequado para uma pele limpa e saudável. Alguns foram desenvolvidos com maior foco no impedimento de mudanças para pior do que propriamente em mudanças no rosto para melhor.

Um programa de reparação da pele

O brilho da juventude é perdido ao longo dos anos, conforme a camada superior da epiderme se torna grossa e opaca. Alguns produtos de cuidado com a pele realmente criam uma mudança, por exemplo, ao ajudar a restaurar o brilho da pele por fora e criar uma estrutura melhor por dentro. Esta categoria inclui os seguintes produtos:

- **NeoStrata.** Hidróxiácidos são um exemplo de produtos de cuidados com a pele que, com efeito, produzem uma mudança direta e mensurável: pele mais jovem e brilhante. O efeito do hidróxiácido é duplo: produz textura e cores mais suaves e ajuda no combate à acne. Embora muitas empresas fabriquem hidróxiácidos, nós usamos os da NeoStrata, cujos produtos são à base de ácido glicólico (veja as fotos na página 86), que foi aplicado e administrado pelos doutores Eugene Van Scott e Ruey Yu, os especialistas mais reconhecidos em pesquisa com esses ácidos.
- **Creme RevaléSkin.** Lançado no mercado apenas em 2007, o creme RevaléSkin utiliza os benefícios da cafeína para, como o slogan da companhia diz, "despertar a sua pele". Esse creme, um antioxidante derivado do CoffeeBerry (extrato concentrado da semente de café), reduz as linhas resultantes de dano moderado, causado por exposição solar. RevaléSkin é a primeira linha profissional de cuidados com

a pele antienvelhecimento da qual temos conhecimento, que contém CoffeeBerry. Estudos recentes demonstraram que até mesmo os consumidores de café – que ingerem o grão, não a semente – parecem ter menos doenças internas.

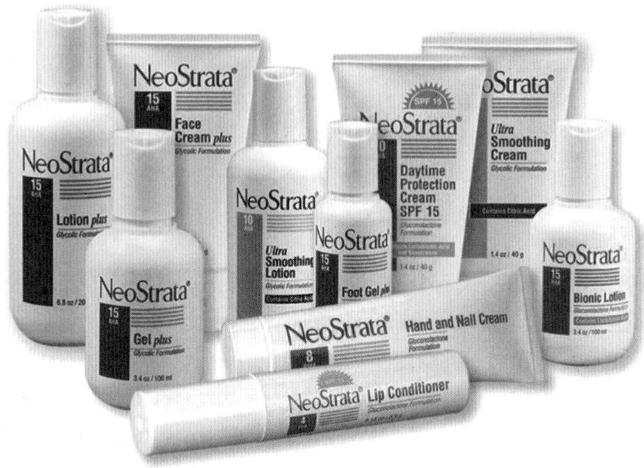

Uma linha de produtos NeoStrata

- **Tri-Luma.** Tri-Luma (veja a foto abaixo) é o agente clareador mais usado nos Estados Unidos. Ele contém três ingredientes: 4% de hidroquinona, tretinoína e um esteroide tópico. É excelente para irregularidades de cor na pele fotodanificada, especialmente para peles mais escuras.

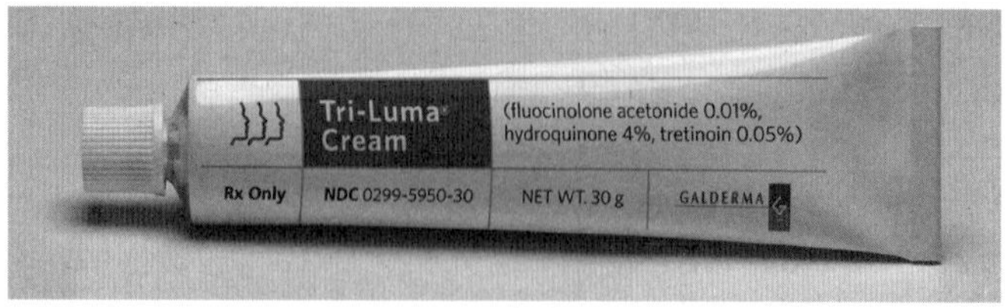

Creme Tri-Luma

- **302 protein drops.** Uma tecnologia tópica começou nos laboratórios da gigante farmacêutica Eli Lilly no início de 1990. A pesquisa de mais de uma década deu origem a outra empresa formada pelos cientistas que trabalhavam para a Lilly em 2004. Eles criaram um produto chamado 302 Drops, que é derivado do abacate e possui a habilidade única de engrossar a pele – tanto a derme quanto a epiderme. Nós o prescrevemos para ajudar na reversão dos efeitos do envelhecimento que deixam a pele muito fina.

Um programa de cuidados preventivos para a pele

Um dos propósitos do cuidado com a pele é deixá-la com uma aparência melhor. Contudo, tão importante quanto isso é retardar o processo de envelhecimento para que possamos manter a aparência jovem durante o maior tempo possível. A prevenção de rugas está tipicamente focada nas anormalidades que ocorrem no colágeno que compõe a derme. Outros elementos da derme incluem as fibras elásticas, os ácidos hialurônicos e os vasos sanguíneos, os quais também são alvos de alguns produtos, embora os fatores estimulantes de colágenos dos cremes e loções cosméticas tenham recebido a atenção dos profissionais e do público.

Alguns produtos são desenvolvidos nem tanto para mudar o seu rosto para melhor, mas simplesmente para impedir mudanças para pior.

Retin-A, um produto antiacne desenvolvido no final dos anos 1960, estimulou de tal maneira o colágeno que os estudos de biópsia mostraram um colágeno jovem sendo generosamente depositado ao longo dos meses. A tretinoína, o ingrediente ativo do Retin-A (e também encontrado no Renova), rapidamente se tornou o padrão de ouro para os cremes de colágeno. Ele ocupou o trono até o início da década de 1990, quando os vários concorrentes surgiram. Atualmente, nós recomendamos as seguintes linhas para cuidados preventivos que foram comprovadas por pesquisa clínica:

- **Neova (peptídeo de cobre).** Desde 1999, os cremes com peptídeo de cobre são considerados, indubitavelmente, os mais eficazes na prevenção de rugas. Vários estudos médicos independentes comprovaram que ele estimula o colágeno quase duas vezes mais que o Retin-A e o Renova. A Neova oferece uma ampla gama de produtos (veja a foto a seguir).

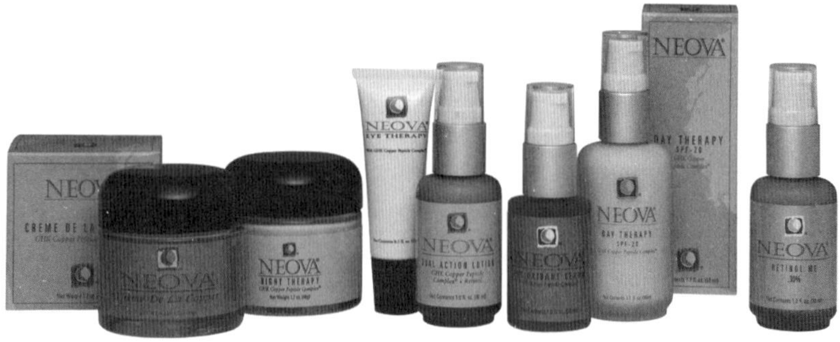

Uma linha de produtos Neova

- **NIA 24**, feito à base de niacinamida (veja a ilustração abaixo) e testado no Instituto Nacional do Câncer nos Estados Unidos, pode ser capaz de reverter o dano no DNA. Este produto é muito importante para pessoas cuja pele fina foi danificada pelo sol – mesmo quando os danos são mais sérios. Nós notamos, em vários indivíduos, uma suavização da irregularidade da cor e uma redução de formações pré-cancerígenas. Portanto, o NIA 24 serve para um propósito único, talvez por reduzir a incidência de câncer de pele nas pessoas que o usam, ao mesmo tempo que reduz outros efeitos maiores causados pelo sol, como as rugas, por exemplo.

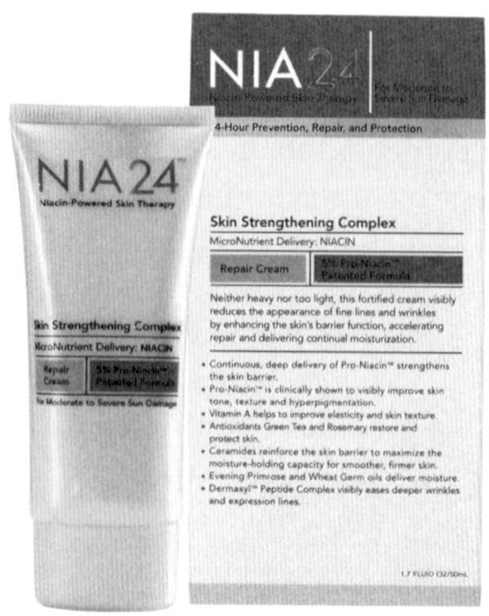

Uma propaganda do NIA 24

- **Antioxidantes.** As células são atacadas por elementos prejudiciais chamados *radicais livres*. Uma das teorias dominantes no que diz respeito ao envelhecimento da pele é aquela que diz que ele pode ser prevenido ao impedir a formação de radicais livres com antioxidantes (que são considerados "removedores de radicais livres"). Assim, os produtos antioxidantes, gradativamente tomaram conta da cena. Há vários deles usados nos produtos de beleza, incluindo vitaminas (C e E) e extratos herbais e de chá verde (polifenóis). Esta lista é capaz de expandir-se rapidamente e pode ser útil também para prevenir o câncer de pele. Eis alguns produtos antioxidantes:
  - **Replenix.** Replenix é o nosso produto antioxidante de cuidado preventivo com a pele, mais recomendado. Ele contém chá verde, fonte de polifenóis, conhecidos por serem antioxidantes fortes.
  - **Citrix–Vitamina C.** A vitamina C é o antioxidante mais completo da pele humana e um potente agente anti-inflamatório. Nosso sistema antioxidante de cuidados com a pele à base de vitamina C, Citrix, é usado sobre a pele acnêica e oleosa, porque funciona como um adstringente.
  - **Folha de caqui.** A folha do caqui contém tanino (também presente no vinho) e possui capacidades clareadoras da pele e estimulantes de colágeno. Nós estamos atentos ao desenvolvimento de novos cuidados com a pele nessa área.
- **Protetor solar de longa duração.** A aplicação de protetor solar talvez seja a medida preventiva mais importante para os danos causados por exposição ao sol e pelo envelhecimento. Veja uma discussão detalhada na seção seguinte:

Outros produtos de cuidados com a pele, que estão na moda

Neste capítulo destacamos muitos sistemas diferentes de cuidados com a pele. Você provavelmente está se perguntando sobre todos os outros cremes ou loções que usou no passado com bons resultados ou viu em revistas ou na televisão. Há tratamentos para a pele muito bons no mercado e, obviamente, não tentamos abordar todos eles. Selecionamos alguns que, acreditamos, produzem resultados em nossas práticas clínicas. Não temos interesses financeiros em nenhuma dessas empresas. Elas são tão modernas quanto os produtos testados e realizam pesquisa científica séria. Nesta seção nós abordaremos outros produtos dos quais você possa ter ouvido falar que são bons, mas que em nossas opinião clínica, não são os melhores:

- **Retin-A e Renova.** O ingrediente ativo aqui é a tretinoína. Durante anos esses produtos foram os padrões de ouro para os cosmecêuticos estimulantes de colágeno (antirrugas). Contudo, os produtos recentemente fabricados parecem ser superiores.
- **Fator de Crescimento SkinMedica.** De acordo com um artigo da Sociedade Americana de Cirurgia Dermatológica, "fatores de crescimento referem-se a uma variedade de substâncias proteicas naturais que facilitam a comunicação entre as células danificadas e saudáveis e, portanto, aumentam a taxa de crescimento de células novas. Esse é um tratamento comprovado para ferimentos cutâneos crônicos, como queimaduras e úlceras causadas pela diabetes". Nós nos preocupamos, contudo, com a possibilidade teórica de que esses fatores de crescimento estimulem cânceres de pele.

Não obstante os produtos acima possuam algum mérito, nós acreditamos que os produtos que recomendamos são ainda melhores.

A mãe natureza sabe mais? Produtos de beleza orgânicos.

Outra tendência que atualmente domina o país é a "mania verde", em que o meio ambiente vai ao encontro do comércio, e nós estamos bem no meio de uma revolução de produtos que são ecologicamente corretos. Desde plásticos reciclados, lâmpadas mais duradouras, até leite de soja, a vida está ficando melhor e mais amiga do planeta, com um produto de cada vez.

A indústria cosmética não é diferente e, cada vez mais novos produtos denominados *orgânicos* estão chegando ao mercado. Como proponentes ativos do cuidado da saúde em casa, damos as boas-vindas e abraçamos essa tendência crescente.

As loções e cremes orgânicas exibem uma variedade de ingredientes naturais e ambientalmente amigáveis, desde esfoliantes como argila mineral, lama negra e cereais de castanha de caju e damasco, até limpadores naturais, como argila verde francesa e pó de flor de camomila. Nós acreditamos que, quanto menos química, melhor.

Muito do que promovemos é prevenção, e todos os produtos naturais que funcionam estão originalmente relacionados com a prevenção aos danos causados pelos raios do sol, vento e poluição, enquanto também criam uma pele mais forte, fresca e jovem ao aumentar a hidratação, a limpeza e as imunidades.

Embora haja muitos produtos novos e ainda não testados para examinarmos aqui, recomendamos que você peça ajuda ao funcionário da loja de produtos naturais ou do estande de cosméticos orgânicos na hora de começar a sua busca.

Entre os muitos benefícios oferecidos pelos produtos orgânicos estão o fato de nunca serem testados em animais, serem menos ofensivos ao meio ambiente porque não contêm pesticidas ou produtos químicos, e não acrescentarem toxinas artificiais ao seu corpo. O melhor funcionamento desse tipo de produto em relação aos não orgânicos, depende dos ingredientes ativos, da concentração e de muitas complexidades.

Apesar disso, os orgânicos não possuem eficácia garantida. A mãe natureza não é tão benigna quanto se possa pensar e até mesmo os ingredientes naturais, quando não combinados adequadamente ou em doses não devidamente medidas, podem criar fortes reações tóxicas a peles sensíveis da face, orelhas e pescoço.

Como profissionais que já viram muitos clientes serem enganados ao usar marcas ruins ou tendências não seguras, nós o encorajamos a prosseguir com cautela. Do mesmo modo como aconselhamos as pessoas quando elas trocam de produto, tomamos o cuidado de aplicar este simples plano de ação composto de três fases:

1. **Tenha certeza de que o produto é realmente orgânico.** Alguns refrigerantes dietéticos ou sucos com sabor artificial afirmam ser totalmente naturais, embora não passem de artimanhas de empresas inescrupulosas e publicitários espertos que notaram a tendência verde e rapidamente colaram etiquetas que dizem ser totalmente naturais o que não são. Leia o rótulo com atenção, compre em lojas de produtos naturais, pesquise sobre eles, faça comparações e procure obter informações mais apuradas na própria loja. Verifique na Secretaria de Agricultura, os selos orgânicos para o produto; sem isso, um produto não é *certificado* como tal, não importa o que o fabricante declare na etiqueta.
2. **Teste os resultados antes de trocar de produto.** Os americanos têm a tendência do tudo ou nada. Antes de começar uma dieta, jogam fora toda a comida ruim. Quando limpam a garagem, provavelmente se livram das heranças de família, assim como das torradeiras quebradas e das vassouras velhas. Sua face merece um tratamento diferente. Os produtos orgânicos mais recentes ou os remédios caseiros da loja de produtos naturais ou farmácia de manipulação mais próxima podem funcionar melhor que qualquer produto sintético ou comercial que você já experimentou! Nós seremos os primeiros a recomendar e usá-los. Se não, você ficará se martirizando por ter se livrado de todos os cremes e loções caros antes de fazer o teste. Nossa recomendação é de que você teste o produto em uma pequena área da

pele, como nas costas da mão ou no lado de dentro do braço, por um dia ou dois antes de testá-lo sobre áreas sensíveis da sua face ou pescoço.

3. **Ele é o certo para você?** Mesmo que os produtos de beleza orgânicos sejam eficazes, existe a possibilidade de eles não serem os certos para você. Alguns produtos são ásperos e ressecam a pele, e alguns não são adstringentes o suficiente. Há ainda os que não são acessíveis, são de difícil armazenamento e custam duas vezes mais que o alternativo. Confie em nós, se alguma coisa é orgânica *e* eficiente, ela não vai a lugar nenhum; as chances são de que com o tempo o produto seja aperfeiçoado e, então, posteriormente, ele possa ser o melhor para você. Até lá, continue usando o que funciona e que está à frente nas pesquisas. Não custa nada insistir em opções diferentes até que você encontre a receita mágica, orgânica ou não, para uma pele jovem e a beleza eterna.

Um experimento em nós mesmos

Para ajudar na causa da descoberta científica, o Dr. Hamilton usou um dos produtos que recomendamos na região do olho esquerdo, onde há maior grau de dano e rugas na maioria das pessoas, devido a exposição ao sol ao dirigir. Ele o usou sobre o lado "pior" em uma tentativa de obter os resultados mais óbvios e positivos possíveis.

Ao aplicar o produto diariamente no período da manhã durante três meses, ele objetivou comprovar a existência de menos linhas sobre o lado cuidado da face, em comparação ao lado que não recebeu tais cuidados.

O procedimento adequado é aplicar um protetor solar na manhã seguinte ao tratamento de pele e então um creme depois de usá-lo à noite. O autor admite que, por causa de sua vida corrida, aplicou o creme da manhã sem usar protetor solar.

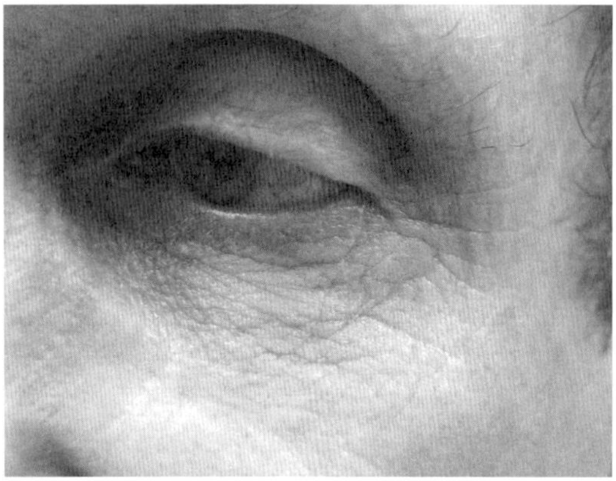

Olho esquerdo, com creme

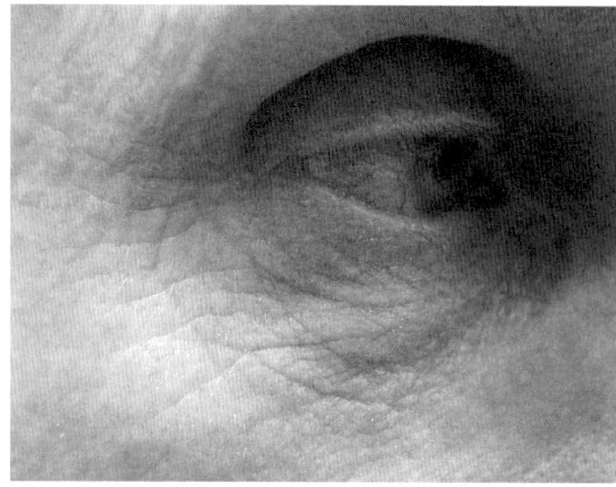

Olho direito, sem creme

Protetor solar: o que você não sabe que pode ser prejudicial (e o que você acha que sabe também pode!)

O fator de proteção solar, ou FPS, indica o grau de proteção ou de bloqueio dos raios UVB, mas eles são apenas uma parte dos raios potencialmente prejudiciais que vêm do sol. Ter um número alto de FPS com proteção UVA mínima é como colocar seis cadeados na porta da frente e deixar a porta do fundo aberta.

De todos os conceitos equivocados que há sobre produtos destinados ao cuidado com a pele, poucos são tão preocupantes para nós como a confusão que é feita acerca dos protetores solares. O que você deve saber? Quanto deve saber?

O que realmente significa UV e o que vem a ser UVA? Radiação ultravioleta (UV), segundo o Instituto Nacional do Câncer dos Estados Unidos, são os "raios invisíveis que fazem parte da energia que provém do sol. A radiação UV também vem das lâmpadas e câmaras de bronzeamento podendo danificar a pele e causar melanoma e outros tipos de câncer de pele".

A radiação UV que chega à superfície da Terra, é criada por dois tipos de raios, chamados UVA e UVB. Os raios UVB tendem a causar mais queimaduras que os UVA, mas os raios UVA atravessam profundamente a pele. Há muito tempo, os cientistas acreditavam que a radiação UVB pudesse causar melanoma e outros tipos de câncer de pele. Atualmente, acredita-se que a radiação UVA é capaz de levar a pele danificada ao câncer de pele, e causar o envelhecimento precoce. Por essa razão, os especialistas dermatológicos recomendam o uso de protetores solares que reflitam, absorvam ou dispersem ambos os tipos de radiação UV.

A CONTROVÉRSIA DO PROTETOR SOLAR E DA VITAMINA D

Você pode não saber muito sobre a vitamina D, mas seu corpo certamente sabe. Os muitos benefícios dela incluem a saúde dos dentes e ossos, um sistema imunológico forte e até mesmo a redução da pressão arterial.

A vitamina D é eficientemente produzida pelo corpo quando nossa pele está exposta à luz direta do sol. Para a maioria de nós, produzir a vitamina D necessária não é um problema. Aproximadamente quinze minutos de exposição ao sol várias vezes na semana é tudo de que a maioria das pessoas precisa para produzi-la.

Aqui está o engano. O sol pode ser danoso para a sua pele, mas a falta de vitamina D pode prejudicar ao seu corpo. Muitos médicos dizem que evitar o sol a todo custo, é a melhor forma de evitar os raios UV prejudiciais. Outros refutam essa afirmação e recomendam que tomemos de dez a quinze minutos de sol por dia – ou ao menos algumas vezes por semana – para ter certeza de que produziremos vitamina D em quantidade suficiente para desfrutar de boa saúde.

Aqui está a solução: você pode produzir vitamina D e ter um corpo forte e saudável simplesmente ao acrescentar alimentos à sua dieta diária: queijo, creme de leite, manteiga e leite fortificado – além de peixe fresco e cereais enriquecidos. Obter vitamina D para que seu corpo seja saudável pode ser extremamente divertido!

O fator de proteção solar, ou FPS, indica o grau de proteção ou de bloqueio dos raios UVB, mas eles são apenas uma parte dos raios potencialmente prejudiciais que vêm do sol. Ter um número alto de FPS com proteção UVA mínima é como colocar seis cadeados na porta da frente e deixar a porta do fundo aberta.

Os raios UVA pigmentam (provocam manchas) mais que os raios UVB e juntos causam danos ainda maiores. Um fator adicional para medir a proteção UVA logo deverá surgir, depois de muitos anos de discussão dentro da FDA (Food and Drug Administration).

Segundo o Environmental Working Group, uma organização sem fins lucrativos; em 2007, "nossa abrangente análise científica indica que 84% de 838 produtos de proteção solar oferecem proteção inadequada ao sol, ou contêm ingredientes com problemas de segurança significativos".

ENTENDENDO A PELE NORMAL

A melhor forma de abordar esta questão é entender o que está errado e onde. A camada mais externa da pele, a epiderme, está dividida em quatro subcamadas, mas, para nossos propósitos, a epiderme é a camada fina mais exterior que as pessoas veem quando olham para o rosto. Ela faz parte do enrugamento, em algum grau, porém a maior contribuição para a aparência do envelhecimento é sua aspereza, irregularidade de cor e perda de brilho.

O que você pode fazer? Em quem pode confiar? Apresentamos a seguir uma lista de vários produtos mais recentes e modernos que podem ajudá-lo a se proteger dos raios UVA e UVB:

- **Óxido de zinco:** Fornece o máximo de proteção que há no mercado hoje; nós sugerimos bloqueadores solares com total proteção compostos de zinco. Até 2007, o zinco era o único protetor de raios UVA e UVB de verdade. Z-Silc é o protetor à base de zinco que recomendamos.

- **Produtos neutrogena:** Um novo produto no mercado, o Neutrogena Ultra Sheer Dry-Touch Sunblock, que possui fator de proteção FPS 55 e FPS 70, é uma fórmula dermatologicamente testada que contém tecnologia Helioplex, a última descoberta em proteção UV. Helioplex contém avobenzona e oxibenzona. Esses ingredientes efetivamente bloqueiam os raios UVA e os tradicionais raios UVB. Fique atento quando adquirir produtos de proteção solar Neutrogena porque há linhas que não contêm Helioplex.
- **LaRoche-Posay:** No início de 2007, essa empresa introduziu no mercado um produto semelhante aos da Neutrogena. Ele contém Mexoryl, que parece ser igualmente eficiente para bloquear os raios UVA e UVB.

Programa de cuidados com a pele

Além dos produtos que aplicamos e dos procedimentos que usamos em nosso consultório, sugerimos um sistema comprovado de cuidados caseiros para combater os efeitos do envelhecimento da pele. Trata-se de um programa individualizado, tendo em vista cada tipo de pele. Você e seu médico especialista em cuidados com a pele devem trabalhar juntos para chegar ao que é mais adequado para você. Na tabela da página 99, nós criamos alguns exemplos do programa de cuidados com a pele, baseado nos principais tipos existentes.

Um programa diário de cuidado com a pele deve incluir produtos reparadores e preventivos, aplicados de manhã e à noite (note que as aplicações podem ser invertidas, com exceção do protetor solar, que deve ser aplicado pela manhã). Um sabonete suave de pH neutro (como Dove ou Neova Herbal Wash) também deve ser usado de manhã e à noite antes da primeira aplicação dos produtos. Faça um intervalo de quinze minutos entre a aplicação de um produto e outro. Use essa tabela como um guia para discutir este assunto com o seu médico.

QUATRO FATORES-CHAVE AO EVITAR OS DANOS DOS RAIOS UVA E UVB

Nossa pele poderia ter uma aparência muito melhor por muito mais tempo se ficássemos longe dos raios do sol. Contudo, a maioria de nós não tem sorte com relação a isso. O sol está brilhando lá fora, reluzindo em cada canto à nossa espera, mandando para baixo raios UVA e UV prejudiciais toda vez que saímos de casa, entramos ou saímos do carro, paramos para almoçar, ou simplesmente damos uma volta no quarteirão. Se não podemos (ou não queremos) evitá-lo, podemos ao menos nos proteger dele? Instituímos uma regra de quatro partes que encorajamos todos os nossos pacientes a seguir:

1. **Vista-se.** As roupas podem ser uma grande ferramenta para proteger a sua pele do sol. Chapéus sempre estão na moda, sobretudo se você é um amante do sol; mas não deixe de usar seu protetor solar mais forte. Camisas de manga longa são igualmente úteis. Há várias linhas de roupas com um fator de proteção solar maior que o normal.
2. **Evite-o.** A melhor coisa a fazer, em nossa opinião, é evitar o sol tanto quanto possível. Se você está querendo ficar bronzeado, há outras maneiras. Autobronzeadores que contêm dihidroxiacetona como ingrediente ativo são bastante seguros. Um dos autores deste livro tem se bronzeado em uma sofisticada clínica de bronzeamento artificial próxima ao seu consultório em Beverly Hills.
3. **Tempo.** Os raios UVA e UVB são mais danosos quando estão no auge, isto é, das onze da manhã até as três da tarde. Nós acrescentamos uma hora a cada horário e alertamos os pacientes para que fiquem fora da exposição solar das dez da manhã às quatro da tarde. Se você não pode (ou não irá) evitar o sol, deve tentar sair quando ele está menos intenso.
4. **Use.** Não deixe de aplicar os produtos de proteção solar – confiando na proteção à base de zinco dos raios UVA – mencionados amplamente neste capítulo: a cada duas ou quatro horas e a cada vez que você ficar exposto ao sol por um período prolongado. Como costumamos dizer aos nossos pacientes: "Até mesmo o melhor protetor solar não funciona se você não o usa!".

Seguir essas quatro regras não significa que você está completamente protegido e fora do alcance dos danos dos raios UVA e UVB, mas com certeza estará se protegendo de quatro formas que realmente funcionam e fazendo o melhor possível para seus interesses.

PROGRAMA DE CUIDADOS COM A PELE BASEADO NO TIPO DE PELE

Raça/ Tipo de pele	Preventivo[1]	Reparador[1]
Caucasiana (pigmentação clara a média)	Manhã: Replenix serum NIA 24/7; protetor solar Z-Silc[2] Noite: Neova Night Therapy; Neova Eye Therapy	Manhã: RevaléSkin Noite: NeoStrata Bionic Lotion (uma noite sim e outra não); 302 Drops (para mãos e pescoço)
Caucasiana (pigmentação escura)	Manhã: Replenix serum NIA 24/7; protetor solar Z-Silc[2] Noite: Beauty rest	Manhã: NeoStrata 10% Smoothing Crème Noite: Tri-Luma (4% de hidroquinona, tretinoína, e esteroide) ou 4% de hidroquinona (para manchas escuras) 302 Drops (para mãos e pescoço)
Afro-americana	Manhã: Citrix (Vitamin C); protetor solar Z-Silc[2] Noite: Cremes contendo extrato de folha de caqui ou arbutina	Manhã: NeoStrata 10% Smoothing Crème Noite: Tri-Luma (4% de hidroquinona, tretinoína, e esteroide) ou 4% a 8% de hidroquinona (para manchas escuras)
Hispânica	Manhã: Citrix (Vitamin C); protetor solar Z-Silc[2] Noite: Neova Night Therapy	Manhã: RevaléSkin (às terças, quintas, sábados e domingos); NeoStrata 10% Smoothing Crème Noite: Tri- Luma (4% de hidroquinona, tretinoína, e esteroide) ou 4% de hidroquinona (para manchas escuras)
Asiática	Manhã: Citrix (Vitamin C); protetor solar Z-Silc[2] Noite: Beauty rest	Manhã: NeoStrata 10% Smoothing Crème Noite: Tri-Luma (4% de hidroquinona, tretinoína, e esteroide) ou 4% de hidroquinona (para manchas escuras)

[1] Lave com um sabonete de pH quase neutro (Dove ou Neova Herbal Wash são boas sugestões), pela manhã e à noite antes da primeira aplicação dos produtos; espere quinze minutos entre uma aplicação e outra.

[2] Pode substituir o Neutrogena (com Helioplex) por La Roche-Posay (com Mexoryl).

Medidas auxiliares para uma pele melhor

Finalmente, devemos registrar que entramos na era da manipulação hormonal em indivíduos saudáveis, com o propósito de interferir no processo normal de envelhecimento. O exemplo clássico é o hormônio do crescimento humano (HGH), com o suplemento de testosterona nos homens. Esses hormônios podem ter um efeito benéfico sobre a elasticidade da pele e massa corporal magra, mas há preocupações sobre a possível estimulação de cânceres internos.

> **RADICAIS LIVRES**
>
> Os radicais livres são moléculas que se deterioram por meio da sua combinação com o oxigênio. Evidências sugerem que esse é o processo que induz a maioria das mudanças celulares associadas ao envelhecimento.

Nós não recomendamos o uso de HGH porque o assunto ainda necessita de mais pesquisas. A afirmação de seus efeitos benéficos baseia-se em um estudo, feito em 1990, pelo Dr. Daniel Rudman e outros, no qual 21 homens foram tratados durante seis meses sem nenhum acompanhamento de longo prazo. O Dr. Rudman, antes de falecer em 1993, revelou que as doses por ele usadas eram muito altas para serem consideradas seguras e que mais estudos eram necessários antes que o HGH fosse recomendado para uso indiscriminado.

Uma abordagem do envelhecimento sistemático que parece mais segura e possui mais evidências de eficácia é a administração oral de vitaminas antioxidantes e outros suplementos, como vitaminas C e E, ácidos alfalipóicos, coenzima Q10, e L-arginina. Nós encorajamos nossos leitores a procurar informação científica sobre as dosagens.

"O rosto de algumas mulheres é, em seu brilho, uma profecia; o de outras, em sua tristeza, uma história."

CHARLES DICKENS

5

A santíssima trindade

Rugas, manchas e pele áspera

Você já olhou no espelho e se perguntou de onde vieram aquelas manchas marrons? Você já se perguntou quando, por que e como a sua pele ficou tão áspera de repente? Além disso, o que são aquelas linhas finas?

Neste capítulo nós vamos direto à "santíssima trindade", como nós, e a maioria das pessoas, chamamos: rugas (linhas finas), manchas (marrons e vermelhas) e pele áspera. Nas páginas seguintes, introduziremos os tratamentos mais populares e eficazes para esses problemas; esses procedimentos são bem conhecidos na área da estética facial.

Nossa análise detalhada dos melhores produtos atualmente existentes no mercado serve como um "relatório para o consumidor" sobre últimos avanços nos procedimentos dermatológicos e cosméticos, incluindo:

- Lasers;
- *Peelings* químicos;
- Pulso intenso de luz (IPL);
- Máscara despigmentadora;
- Microdermabrasão.

O QUE VOCÊ PODE FAZER HOJE PARA PRESERVAR A SUA PELE

Embora possamos realizar tratamentos nos nossos consultórios de Beverly Hills para ajudar a sua pele a parecer mais jovem e saudável, há muitas coisas que você pode fazer diariamente para mantê-la em boas condições:

- Use filtro solar todos os dias, toda vez que for sair, mesmo que esteja de carro.
- Não fume e consuma o mínimo possível de bebidas alcoólicas.
- Use óculos escuros para proteger seus olhos e a pele delicada ao redor deles.
- Durma bastante.
- Escolha produtos de beleza com sabedoria.
- Remova toda maquiagem da pele antes de dormir.

Danos causados pela exposição ao sol são, definitivamente, a causa mais comum dos problemas com a pele. Fotodanos (como são chamados aqueles causados pelo sol) podem ser graves, como uma queimadura, ou, mais comumente, crônicos, que são caracterizados por mudanças graduais na aparência geral.

Algumas mudanças na pele devem-se à problemas de saúde, como lesões pré-cancerígenas e câncer de pele. Todos os pontos evidenciam o fato de que a luz ultravioleta é a causa da maioria das mudanças associadas com o envelhecimento visível da pele.

Rugas (linhas finas)

Tradicionalmente, há duas formas mais comuns de tratar as rugas: *peelings* químicos profundos (há séculos) e lasers (há algumas décadas). Nós invertemos a cronologia na discussão seguinte, pois o desenvolvimento da tecnologia à laser está se movendo mais rapidamente do que os *peelings* e suplantando, em certo grau, o uso desse procedimento para a remoção de rugas. Embora os *peelings* superficiais (glicólicos e outros) e de profundidade média ainda sejam bastante empregados para eliminar a vermelhidão e a aspereza da pele, a profundidade com que eles penetram não é suficiente para eliminar as rugas.

Lasers

As pessoas geralmente falam que querem (ou não) usar "o laser" para este ou aquele problema. Na verdade, não há apenas um laser; há dezenas de categorias ou tipos e, para cada um deles, há dezenas de marcas (fabricantes), ou seja: há centenas de nomes para procurar. Isso pode ser claramente entendido, contudo, se mergulharmos nessas centenas de nomes e verificarmos quais problemas eles tratam e o tipo do laser (categoria) aplicado para o tratamento.

O caminho mais fácil para entender os lasers é ver o que você, como paciente, precisa. Na seção seguinte daremos destaque ao seu problema e falaremos sobre as cerca de duzentas respostas relacionadas ao uso dos lasers.

Em 1990, uma revolução foi iniciada pelo advento de um novo tipo de tecnologia. O laser de dióxido de carbono (CO_2), hoje fabricado por mais de dez empresas, foi modificado para permitir o tratamento de rugas faciais (e apenas para este fim). Os resultados obtidos foram impressionantes: a pele foi literalmente transformada pela sua tecnologia *ablativa* (que significa "queimadora"). Mais modificações em abordagens ablativas foram instituídas com os lasers de *erbium* (também há várias empresas com nomes atraentes que os fabricam).

Já foi dito que o laser de *erbium* se trata de um laser "frio", todavia ele é frio apenas em comparação com os lasers bastante quentes de CO_2. Os tratamentos com erbium evitam os principais efeitos colaterais dos lasers de CO_2, como a perda de cor (em geral permanente) que ocorre em uma pequena porcentagem de casos. Contudo, o uso de CO_2 tem a vantagem de firmar a pele, particularmente ao redor dos olhos, o que os lasers de erbium não conseguem fazer.

Apesar de muitas pessoas terem optado por esses dois tipos de procedimento com lasers em meados dos anos 1990 com resultados excelentes, houve uma diminuição na frequência do uso por volta de 2000 devido ao prolongado tempo de repouso associado ao seu uso. Procedimentos na face toda requeriam que o paciente fosse tratado sob sedação consciente (anestesia crepuscular), usasse curativos, e seguisse instruções para cuidar dos ferimentos e ficasse de repouso por no mínimo dez dias. Teve início, então, uma busca por algum produto que não requeresse um período prolongado de repouso. A esperança era desviar a lesão para a epiderme e estimular a produção de colágeno na derme, pela lesão seletiva. Logo, vários lasers *não ablativos*, como o NLite e o CoolTouch, surgiram e, embora não exigissem período de repouso, produziam resultados mais vagarosamente, razão pela qual era necessário repetir o tratamento várias vezes.

Os lasers ainda são usados com frequência, com ressurgência, atualmente, na aplicação do de CO_2. Nós descobrimos que ele possui uma qualidade especial por ser capaz de melhorar as rugas e recuperar a firmeza da pele flácida na área embaixo dos olhos, o que é muito difícil de fazer tanto com esta técnica quanto com cirurgia.

Uma resposta para a necessidade de se realizar *resurfacing* (remoção de rugas) sem que o paciente tenha de fazer repouso, chegou no final de 2004 com o lançamento do laser SR750 Fraxel, pela Reliant Technologies, desenvolvido por R. Rox Anderson, professor de dermatologia no Wellman Center para Fotomedicina da Escola de Medicina de Harvard e revolucionário nessa abordagem.

Ao dividir cada descarga do feixe de laser em milhões de nanofeixes, zonas térmicas microscópicas foram tratadas sobre a superfície da pele com uma penetração ainda mais profunda que aquela produzida pelo CO_2 ou pelos lasers de *erbium*. Cerca de 20% da superfície era atingida em cada sessão de tratamento e notou-se que a distância entre o alcance era tão pouca que as áreas não tratadas eram indetectáveis. A recuperação começa pela superfície, com as células da epiderme regenerando-se até recuperá-la quase imediatamente.

Dessa forma, a técnica possibilita duas coisas:

- O nível de penetração do laser poderia ser mais profundo com Fraxel do que com CO_2;
- Áreas diferentes da face poderiam ser tratadas, pois a recuperação não requer ajuda das células do folículo capilar, que eram necessárias com CO_2.

O Fraxel, além da remoção de rugas faciais, obtém benefícios de rejuvenscimento: eliminação de aspereza, melhora da textura e suavização das irregularidades de cor, incluindo cloasma. Com o laser Fraxel, diferentemente do CO_2, não há casos relatados de perda de cor. Cinco tratamentos, com intervalo de duas a quatro semanas, são em geral recomendados (100% de eficácia é alcançada com cinco sessões, embora os tratamentos produzam algum benefício isoladamente) e não há necessidade de repouso, embora o local possa apresentar vermelhidão e ressecamento durante alguns dias.

Além do Fraxel, a FDA aprovou em janeiro de 2007 o SR1500, que permite maior penetração por causa dos níveis mais elevados de energia e no qual, manchas azuladas também são evitadas. Um terceiro aparelho de Fraxel oferece tecnologia CO_2 fracionada.

No entanto, tome consciência dos seguintes fatos quando considerar esses tratamentos:

1. Na verdade, nem a literatura médica nem a empresa ofereceram grandes provas de que o SR1500 é mais eficaz que o SR750, pois nenhum estudo comparativo foi feito.
2. O desenvolvimento de aparelhos de CO_2 fracionado é um passo atrás no tempo. Os lasers de CO_2 ablativos, de

meados de 1990, são certamente mais eficientes contra as rugas do que os lasers fracionados, mas os de CO_2 ablativos requerem maior tempo de repouso também. Os aparelhos de CO_2 fracionado, por sua vez, produzem melhores resultados do que os lasers não ablativos fraxelados, os quais, praticamente, não requerem período de repouso em níveis mais baixos de energia, enquanto os de CO_2 exigem de três a cinco dias de recuperação.

Desde então, outras empresas "fraxelaram" seus lasers (muito semelhantes aos pixels em uma câmera digital). Nós acreditamos que os resultados produzidos são comparáveis àqueles do laser Fraxel da Reliant. Além disso, há projetos de algumas empresas para adicionar um componente de CO_2 à sua tecnologia. Os lasers concorrentes ao produto da Reliant são o Lux 1540/2940 da Palomar, o ActiveFX da Lumenis, o CO_2 da Affirm e o Pearl da Cutera.

TIPOS DE CIRURGIA À LASER

- **Resurfacing à laser da pele.** Reduz as rugas ao redor dos lábios, dos olhos, ou até mesmo da face toda. Suaviza rugas finas e remove determinadas manchas do rosto.
- **Remoção à laser de marcas de nascença e lesões da pele.** Os vasos sanguíneos anormais que causam marcas de nascença como manchas do parto têm o tamanho reduzido, e as áreas tratadas clareiam. Saliência da pele, veias de aranha, verrugas faciais e algumas tatuagens respondem bem ao uso de laser. O paciente pode notar os resultados depois da primeira sessão, mas geralmente é necessária mais de uma. A intensidade mínima do laser preserva o tecido saudável o máximo possível, daí a necessidade de tantas sessões. Muitos desses procedimentos são realizados em ambulatório.

Por fim, a escolha do laser para tratar rugas deve considerar o seguinte: o tempo que você quer esperar pelos resultados, o tempo de repouso que você pode tolerar e quanto você pode pagar, pelo menos no princípio.

Resurfacing fracionado da pele

Como acabamos de mencionar, outras empresas além da Reliant (a fabricante do Fraxel) fizeram versões fracionadas de seus lasers. Esses lasers avançaram no campo de *resurfacing* de pele ao produzir resultados excelentes com um período mínimo de repouso.

Os lasers fracionados possuem feixes de luz que penetram na derme sem causar dano aos tecidos circundantes. Os feixes penetram mais profundamente do que os lasers de CO_2 ou erbium e, além disso, o dano causado ao tecido pelos feixes estimula a formação de colágeno novo.

Lasers fracionados estimulam o rápido restabelecimento dentro do tecido profundo ao redor, possibilitando correções profundas e remodelamento dérmico em longo prazo. Lasers fracionados não ablativos como o Lux 1540 requerem várias sessões para que se obtenham os resultados desejados. Já os fracionados de CO_2, geralmente requerem apenas uma sessão.

O que a cirurgia à laser pode fazer por você?

Em nossas práticas, sempre nos perguntamos a respeito dos lasers. Eles podem ser usados para realização de *lifts* na face, das pálpebras, das sobrancelhas ou da pele? O que esse tipo de cirurgia pode fazer por você? A resposta para a última pergunta depende do problema que se apresenta e do seu médico.

Os lasers e os aparelhos que funcionam à base de luz podem ser usados com sucesso para uma variedade de problemas relacionados à pele que são descritos neste capítulo, especialmente as linhas finas e as rugas.

A chave para o seu resultado depende da extensão das rugas de envelhecimento e da experiência – ou não – de quem está aplicando essa técnica. Os cirurgiões de plástica facial e dermatologistas reconhecidos são treinados para o uso de lasers e sabem exatamente quando e como usá-los. O cirurgião decidirá se quer usar um laser e qual é a melhor escolha para a situação. Esse método sofisticado em mãos inexperientes ou empregado para o combate ao problema errado de envelhecimento não produzirá bons resultados.

Esteja atento às centenas de tipos de lasers (e eles cairão em vinte diferentes categorias principais), cada um com uma função diferente; não considere todos iguais nem permita que seu médico fale em termos simplificados, como se eles fossem a mesma coisa; faça a sua lição de casa e discuta com seu médico qual, dentre essas centenas de tipos de lasers, é o certo para você e para suas preocupações atuais sobre envelhecimento e cuidados com a pele.

São muitos os benefícios propiciados pelo *resurfacing* cosmético da pele. Os lasers são capazes de mudar o tecido sem fazer uma incisão e em virtude dessa tecnologia do laser, por exemplo, cirurgias maiores não têm sido realizadas para tratar marcas de nascença ou vasos sanguíneos danificados, remover manchas do parto, ou eliminar veias de aranha faciais. As fotos abaixo mostram o resultado da aplicação de laser de CO_2 em pacientes do Dr. Hamilton.

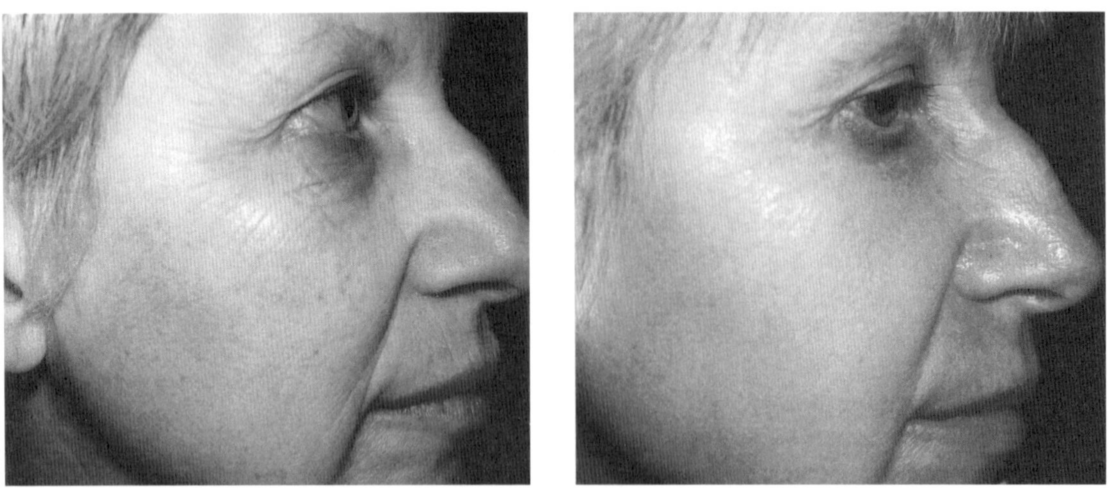

Antes e depois do CO2, duas semanas

LASER PARA RUGAS: FATORES A CONSIDERAR

Tempo

- Mais repouso (7 a 10 dias): CO_2 e erbium
- Menos repouso (2 a 5 dias): Fraxel, Lux 1540/2940 da Palomar, ActiveFX da Lumenis, CO_2 da Affirm e Pearl da Cutera
- Sem período de repouso: NLite e CoolTouch

Resultados

- Rápidos: CO_2 e erbium
- Lentos: lasers fracionados
- Muito lentos: NLite e CoolTouch

Custo nos 3 primeiros meses

- Mais caros: CO_2 e erbium
- Menos caro: lasers fracionados
- Baratos: NLite e CoolTouch

Peelings químicos

O *peeling* químico padrão é um tratamento que usa uma solução química para melhorar e suavizar a textura da pele facial ao remover camadas danificadas. Ele é bastante útil para indivíduos com manchas, rugas e pigmentação desigual da pele. A fórmula utilizada pode ser ajustada para atender às necessidades de cada paciente.

Além disso, pode remover o crescimento de pele pré-cancerígena, suavizar cicatrizes causadas pela acne, e até mesmo controlá-la. Contudo, não se trata de um tratamento que fecha poros aumentados. Os tipos de *peelings* químicos incluem:

- *Alfa-hidróxiácidos* (*AHAs*), como os ácidos glicólico e lático, que são derivados de frutas e, portanto, possuem fórmulas mais suaves, produzindo *peelings* mais leves.

Esses *peelings* superficiais podem resultar em pele mais macia e brilhante para as pessoas que não perdem tempo em se recuperar dos *peelings* mais profundos com ácidos de fenol ou tricloroacético (TCA). Os *peelings* de AHA podem ser utilizados em áreas de ressecamento, pigmentação desigual e acne. Várias concentrações de um AHA podem ser aplicadas semanalmente ou em intervalos maiores para obter o melhor resultado. Um alfa-hidróxiácido, como o ácido glicólico, também pode ser adicionado a um sabonete ou creme facial em concentrações menores para uso na higiene diária, melhorando a textura da pele.

- *Ácido tricloroacético* (*TCA*), que pode ser usado em muitas concentrações, mas cujo uso mais comum é na realização de *peelings* de profundidade média (concentração de 25% e 30%). Rugas finas, manchas superficiais e problemas de pigmentação geralmente são tratados com TCA. Os resultados de *peelings* com TCA são mais evidentes do que aqueles feitos com AHA, porém menos dramáticos e duradouros do que os que empregam fenol. De fato, mais de um *peeling* de TCA pode ser necessário para alcançar o resultado desejado. A recuperação de um *peeling* de 30% de TCA varia de cinco a sete dias.
- *Fenol* é a mais forte das soluções químicas e produz um *peeling* profundo. É usado principalmente para tratar pessoas com rugas faciais profundas, áreas de despigmentação ou pele danificada pela exposição ao sol ou crescimentos pré-cancerígenos. Como o fenol, em geral, clareia as áreas tratadas, sua pigmentação da pele será um fator determinante para saber se esse tratamento é apropriado para você. É usado basicamente na face, pois pode deixar cicatrizes se aplicado no pescoço ou em outras áreas do corpo. Pode ser um bom tratamento para espessamentos da pele e grandes danos decorrentes de exposição ao sol em indivíduos mais velhos, desde que realizado por um médico experiente e se o paciente aceitar o clareamento facial da

pele. O período de recuperação é de sete a dez dias, e o custo é relativamente alto.

Embora os *peelings* químicos sejam considerados seguros, a palavra *químico* deve alertá-lo para o fato de que há algum risco envolvido. Todos os procedimentos de rejuvenescimento facial devem ser realizados por um dermatologista ou cirurgião plástico qualificado e experiente, sobretudo quando se trata de *peelings* químicos. Os riscos envolvidos no uso de *peelings* químicos variam desde descoloração suave e desconforto até cicatrizes e infecções.

Assim, à medida que envelhecemos, os efeitos cumulativos da exposição ao sol, poluentes, acne e cicatrizes podem danificar a pele e acarretar uma aparência mais velha do que realmente deveríamos ter. Esse dano pode ser tratado com um *peeling* químico para promover o crescimento das células e produzir uma pele mais suave e mais clara. Contudo, os lasers, por causa de seus resultados mais previsíveis, com frequência substituem os *peelings* nos casos em que eles eram utilizados.

Manchas

Manchas marrons e cloasmas (conhecidas como a "máscara da gravidez", no caso de gestantes) podem ser removidas efetivamente por meio de tratamentos derivados do laser, como a luz intensa pulsada (LIP), quase sempre sem precisar fazer repouso. A pigmentação desaparece de maneira gradual, mas pode reaparecer se um filtro solar de longa duração não for usado. Além disso, se você é caucasiano mais escuro, asiático, hispânico ou afro-americano, o risco de escurecimento futuro é um pouco maior, embora o efeito desapareça depois de alguns meses. Uma máscara química, *peeling* ou creme de clareamento podem, em alguns casos, ser uma abordagem melhor. *Fotorrejuvenescimento* e *foto facial* são nomes usados para descrever a LPI. Uma série de duas a cinco sessões geralmente é requerida. Um laser do tipo Nd:YAG Q-switched também pode ser empregado em casos mais difíceis.

Luz intensa pulsada: fotorrejuvenescimento

Luz intensa pulsada, ou LIP, é um popular tratamento de pele oferecido por muitos dermatologistas e cirurgiões plásticos por meio do qual um grande espectro de luz é aplicado à pele. A LIP é usada para reverter os sinais de envelhecimento que são causados pela exposição ao sol, além de melhorar o tom de pele irregular ou desigual, incluindo manchas vermelhas e marrons.

A LIP permite ao seu médico ajustar os esforços dele ao seu tipo de pele ou à irregularidades específicas, e o procedimento, em mãos adequadas, costuma ser seguro e eficaz. Se você tem um problema severo, os resultados podem ser eficientes e dramáticos. Antes do procedimento, seu médico aplicará um gel tópico na área da pele a ser tratada e lhe oferecerá óculos escuros para protegê-lo da luz emitida pela LIP. O aparelho por meio do qual a LIP é aplicada ao redor da área a ser tratada é manual, então os pulsos curtos de luz emitem a quantidade correta de exposição para proporcionar melhorias na pele.

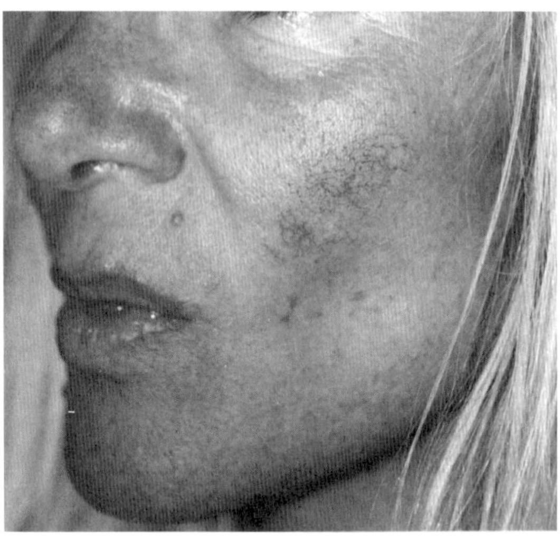

Antes da LIP

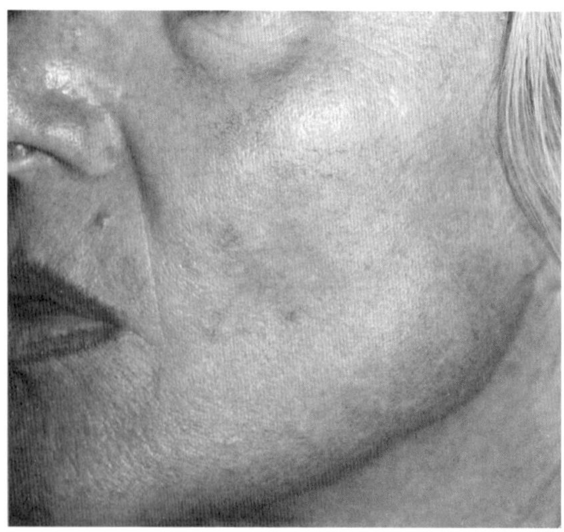

Depois da LIP

Cada sessão leva de vinte a trinta minutos, e a maioria dos médicos recomenda a realização de cinco a seis sessões para obter resultados satisfatórios mais duradouros. Os tratamentos são programados uma vez por mês com duração de sua escolha.

A vantagem da LIP é as sessões serem curtas, seguras e praticamente não ser necessário fazer repouso. A maioria das pessoas retorna ao trabalho ou à sua rotina no dia do tratamento, e, como não leva muito tempo, você pode agendar as consultas mesmo quando não dispuser de muito tempo livre.

Se você apresenta qualquer uma das condições abaixo, deve considerar o tratamento com LIP:

- Sintomas de rosácea;
- Veias e capilares rompidos;
- Imperfeições causadas por exposição ao sol e fotoenvelhecimento.

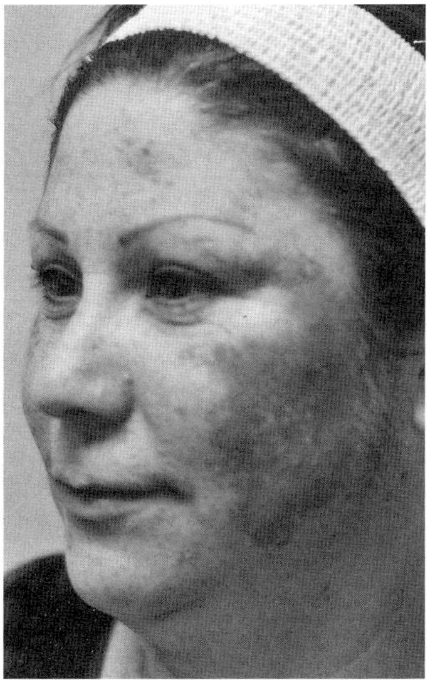

Antes da máscara de Caracas

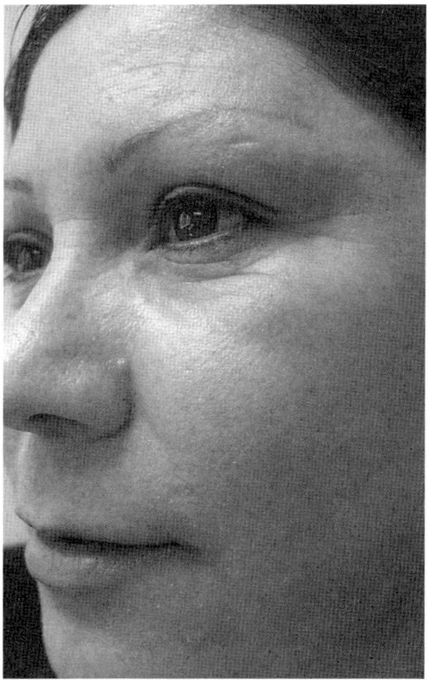

Depois da máscara de Caracas

QUATRO TIPOS DE ENVELHECIMENTO, QUATRO TIPOS DE TRATAMENTO

Conforme a face envelhece, podem ocorrer quatro tipos diferentes de mudanças:

Tipo 1: Rugas (linhas finas).
Tipo 2: Sulcos (marcas profundas de expressão).
Tipo 3: Flacidez (perda de tônus).
Tipo 4: Atrofia (perda de pele, gordura e tecido ósseo).

Tratamentos para o tipo 1 foram discutidos neste capítulo. Tratamentos para o tipo 2 serão abordados no capítulo 6, para o tipo 3 nos capítulos 7 e 8, e para o tipo 4 nos capítulos 7 e 8. Resumidamente, os tratamentos adequados para cada tipo de envelhecimento são:

Tipo 1: Lasers ou *peelings* químicos profundos.
Tipo 2: Botox e/ou preenchimentos.
Tipo 3: *Lift* da face para flacidez moderada a avançada: Thermage, Titan, ReFirme e Accent para flacidez suave.
Tipo 4: Preenchimento, enxerto de gordura multinível e implantes cirúrgicos.

A máscara de Caracas

Cosmelan é uma excelente alternativa à LIP e aos lasers para a remoção de pigmentação em determinados tipos de pele escura (latino-americanos, americanos, asiáticos e iranianos), na qual a tecnologia laser pode fazer as coisas piorarem, ao escurecer as manchas que os indivíduos estão tentando clarear.

Nesse sistema usa-se uma máscara química desenvolvida especialmente para esses tipos de pele, num processo que permite remover manchas faciais e corporais em poucos dias.

Há mais de vinte anos, um cirurgião plástico de Caracas, o Dr. Eduardo Grulig, trata com eficácia, latino-americanos com melasma, cloasma e outras irregularidades de pigmentação. Uma máscara de lama é aplicada no consultório e pode ser removida em casa, oito horas mais tarde.

Um *peeling* bem superficial é realizado durante um a dois dias; a região tratada fica levemente avermelhada depois do procedimento o que pode ser disfarçado com maquiagem. Em geral, não é preciso perder um dia de trabalho. Os resultados são praticamente imediatos, com 75% a 80 % de melhora dentro de uma semana. Os riscos são mínimos, e um programa de clareamento pós-tratamento pode impedir recorrências e incrementar os resultados. A única restrição consiste em uma possível mudança recente na formulação, levada a cabo pelo fabricante, que teria influência em sua eficácia. As fotos da página 113 mostram o antes e o depois de uma paciente do Dr. Hamilton.

Cosmelan é um sistema verdadeiramente revolucionário que usa uma máscara química desenvolvida especialmente para determinados tipos de pele escura. Este processo permite a remoção de manchas marrons do rosto e do corpo em poucos dias.

Pele áspera

Microdermabrasão (o processo de remoção da camada mais externa de pele morta ou danificada) é uma solução excelente para pele manchada, enrugada, áspera ou envelhecida.

O procedimento envolve a remoção mecânica da epiderme com cristais de óxido de alumínio. Visto que a epiderme não contém vasos sanguíneos, geralmente não há sangramento durante a microdermabrasão. As sessões devem ser repetidas uma vez ao mês para que os benefícios perdurem.

6

Injetáveis e sua duração

"Mais do que qualquer outra coisa, eu gostaria de ser um velho com um rosto bonito, como Hitchcock ou Picasso."

SEAN CONNERY

Vamos encarar isso: nós vivemos em um mundo agitado, corrido, de comida do tipo *fast-food*, 24 horas por dia, sete dias na semana. Os jornais estão perdendo leitores porque ninguém quer esperar até a manhã seguinte para saber as notícias de ontem. Até mesmo os jornais noturnos perdem público porque as pessoas querem saber das coisas o dia todo, todos os dias. Assim como queremos que as nossas perguntas sejam respondidas imediatamente, nós também queremos resultados ainda mais rápidos!

Como escrevemos e aparecemos constantemente em artigos médicos, além de sermos assinantes das mais atualizadas revistas em nossa área de especialidade e de "devorá-las", sabemos o que foi aprovado, o que funciona, o que não funciona, o que não foi aprovado e o porquê. Temos consciência de que as pessoas estão sempre em busca do próximo procedimento, do próximo produto, ou da próxima consulta disponível para discutir como prevenir ou reverter o envelhecimento. Nós queremos saber como um tratamento funciona e como um produto foi testado, falando com os pesquisadores que publicaram os resultados e testemunhando em primeira mão, a eficiência de tais tratamentos e produtos. Nós dois frequentemente somos convidados por empresas prospectivas para realizar estudos clínicos iniciais sobre os produtos estéticos mais modernos.

Por outro lado, a segurança, a qualidade e os resultados são mais importantes do que a rapidez. Há muito risco envolvido no uso ou na recomendação de um produto que apresenta resultados questionáveis ou efeitos colaterais adversos que podem deixar os nossos pacientes piores do que estavam antes.

Os médicos geralmente se mantêm atualizados mediante a compra de aparelhos vendidos com forte campanha de marketing, mas pouca ciência, para aproveitar o impulso do paciente que acredita nos resultados da propaganda. A mídia, afinal de contas, está na "especulação" dos negócios; ela não possui a especialidade, nem perde tempo avaliando a tecnologia.

E o seu dermatologista? E o seu cirurgião plástico? Se ele está sempre vendendo os "últimos e melhores" tratamentos, questione-o sobre o conflito de interesses entre seus objetivos e o tratamento em particular, questione sobre os índices de segurança do produto e os efeitos colaterais, e até mesmo peça indicações de literatura pertinente. Mesmo assim, alguns artigos médicos poderiam, potencialmente, enfrentar um conflito de interesses, por causa do apoio farmacêutico. A maioria dos artigos de primeira linha são revisados e apresentam excelentes padrões éticos. Resumindo: tenha certeza de que você pode contar com um médico confiável.

Um médico qualificado e confiável sempre lhe oferecerá respostas, resultados e a literatura; nossos consultórios dividem-se igualmente em sala de espera e biblioteca. Não é possível destacar com precisão o valor de um bom relacionamento com seu médico. É trabalho seu pesquisar, entrevistar, questionar e experimentar até que encontre um em quem possa confiar. Isso é mais importante do que tentar descobrir na sua publicação favorita qual o aparelho "mais moderno e melhor" que irá mantê-lo jovem para sempre. Se você escolhe o médico certo, ele irá escolher a tecnologia certa para você. Lembre-se: mesmo com os grandes avanços, não há uma única resposta para todos os problemas. Avaliar é o segredo do sucesso.

Ninguém pode oferecer resultados instantâneos, imediatos, da noite para o dia – confira as propagandas grandes e mais chamativas na internet ou na seção de classificados ou de saúde do seu jornal. Antes de você decidir fazer algum procedimento novo, não importa qual a duração, faça as seguintes perguntas a si e ao seu médico:

- O produto é seguro?
- Qual é o tempo de recuperação?
- Quanto tempo leva o tratamento?
- Quanto tempo dura?
- Ele ainda será efetivo depois de seis meses, um ano ou até mesmo dois anos?
- Quantas pessoas foram tratadas por você, ou por outros médicos, com este produto? Eu poderia falar com algumas delas?
- Pergunte ao seu médico se ele está recebendo algum benefício financeiro da empresa por usar os tais produtos.

Todos os novos procedimentos levam tempo para alcançar o mercado comercial. Qualquer médico que se preze, fica a par das informações por meio de conferências, artigos médicos, seminários e cursos de atualização. Muitos dos procedimentos mais rápidos também são os menos expressivos quando se trata de resultados. Ao fazer essas perguntas e obrigar seu médico a responder, você estará se preparando para qualquer produto ou procedimento novo; ou para aqueles que estão sendo usados há anos.

Você deve tomar conhecimento das dinâmicas que aparecem quando surge uma nova tecnologia. A Administração de Alimentos e Drogas (FDA)[1] aprova o uso de um aparelho baseada em dados suficientes para provar a sua eficácia e segurança; contudo, a efetividade do produto e a ausência de efeitos colaterais visivelmente melhoram após sua liberação para uso frequente no mercado (ou seja, nos consultórios). Uma boa regra básica é esperar um ano depois do lançamento do produto para mergulhar de cabeça na onda. Deixe que os médicos testem os produtos antes de se aventurar. Confie em nós, o seu rosto não é algo com que se possa brincar. Um trabalho rápido, barato ou malfeito tem consequências, tanto físicas como mentais, cuja duração se estende mesmo depois do fim do procedimento desastroso. Como diz o ditado: "A primeira impressão é a que fica"; e isso sempre começa com o seu rosto.

Em geral, nós podemos classificar esses tratamentos como curtos (de três meses a um ano) ou longos (de um ano ou mais). Qual é qual? Neste capítulo veremos duas formas de abordar os procedimentos faciais.

1. **Rápido e agradável – ou de curto prazo (de três meses a um ano).** Muitos dos tratamentos que nós oferecemos se encaixam na categoria "rápido e agradável", o que significa que eles duram cerca de três meses a um ano e requerem manutenção mínima para prolongar sua efetividade.
2. **Uma história (um pouco) mais longa – ou longo prazo (mais de um ano).** Outros procedimentos duram mais tempo e não requerem tantas visitas ao consultório para mantê-los.

Há poucas razões para que haja duas opções. Pode ser uma questão de custo (quanto menor a duração, menor o custo) ou

---

[1] No Brasil a aprovação é feita pela ANVISA.

de inadequação de determinados preenchimentos para certas áreas da face. Além disso, alguns problemas de envelhecimento podem ser tratados apenas por alguns tipos de tecnologias, que têm uma duração específica de efeito (por exemplo, pele flácida tratada com ThermaCool). Outro fato que influencia a escolha é o período de repouso (por exemplo, *resurfacing* com laser de CO_2 *versus resurfacing* com laser fracionado).

A DURAÇÃO DOS PRODUTOS INJETÁVEIS

Este quadro prático irá ajudá-lo a determinar a duração de um injetável.

Curto prazo (de 3 meses a 1 ano):

- Botox cosmético (3 meses)
- Produtos com colágenos
  - Colágeno bovino: Zyderm, Zyplast (3 meses)
  - Colágeno humano: Cosmoderm, Cosmoplast (3 meses)
  - Colágeno suíno: Evolence, Evolence Breeze (de 6 meses a 1 ano)
- Juvéderm (de 6 meses a 1 ano)
- Restylane (de 6 meses a 1 ano)
- Perlane (de 6 meses a 1 ano)
- Fascian (extremamente variável; a duração aumenta com tratamentos repetidos)

Longo prazo (mais de 1 ano):

- Radiesse (de 1 a 2 anos)
- Sculptra (de 2 a 3 anos)
- ArteFill (permanente)
- Silikon 1000 (permanente)

Rápido e agradável: de três meses a um ano

Nesta seção nós discutiremos os tratamentos faciais a que nos referimos como "rápidos e agradáveis": você tem de ir ao consultório apenas a cada três meses ou um ano para manter os efeitos desses tratamentos; na maioria das vezes temporários, mas bastante eficazes.

Os tratamentos de curto prazo incluem:

- Botox;
- Colágeno;
- Ácidos hialurônicos (Restylane, Perlane, Juvéderm);
- Fascian.

Embora você possa reconhecer alguns dos produtos ou tratamentos que discutimos aqui, leia cuidadosamente, porque novos avanços surgem todos os dias e nós queremos lhe mostrar como as coisas funcionam nos bastidores, se é que você entende o que queremos dizer.

Botox

O Botox cosmético é uma versão purificada de uma proteína natural, *Clostridium botulinum*, que é derivada dessa bactéria. Administrado em doses bem pequenas, pode relaxar e suavizar sulcos profundos e linhas do rosto. Como não é necessário fazer repouso, você pode voltar a trabalhar ou participar de outras atividades imediatamente após sua aplicação.

Seu funcionamento se dá mediante a redução das contrações dos músculos e elevações na área tratada, fazendo com que as linhas mais profundas e os sulcos na testa se suavizem e se tornem menos proeminentes. Geralmente, há alguma redução na habilidade de levantar as sobrancelhas ou franzi-las. Marcas de expressão profundas como as existentes no meio do rosto (as "linhas do sorriso", por exemplo) *não podem* ser tratadas com Botox, pois poderia resultar em imobilidade da boca. Uma exceção são os sulcos labiais, conhecidos como "linhas de fumante".

Muitas pessoas desejam um congelamento na expressão para reduzir a progressão das linhas causadas pelas expressões faciais; contudo, nossos pacientes que são atores preferem que a habilidade de demonstrar emoção permaneça. Assim, esse limiar estreito de terapia pode ser difícil de atingir.

O Botox é um dos tratamentos não cirúrgicos mais populares realizados atualmente, mas é importante que seja feito por dermatologistas ou por um cirurgião plástico experiente e não por qualquer pessoa.

Como o Botox cosmético é administrado

O Botox cosmético é administrado como uma série de pequenas injeções subcutâneas e intramusculares na área desejada. Na maioria dos casos, não há necessidade de anestésico, embora a área possa ser entorpecida com uma bolsa de gelo ou um anestésico tópico, se o paciente for muito sensível.

O procedimento em si leva apenas alguns minutos e as atividades podem ser retomadas normalmente. Em alguns casos, pode haver um leve formigamento ou incômodo na área da aplicação por um breve espaço de tempo, mas não dor forte ou outros efeitos colaterais. A massagem de qualquer inchaço temporário não é uma boa ideia, pois poderia dispersar as toxinas e produzir efeitos colaterais negativos.

Os efeitos do Botox começam a ser notados cerca de 48 horas mais tarde e podem durar até três meses e, à medida que os efeitos passam, o tratamento pode ser repetido com a frequência que se julgar necessária. Allergan, o fabricante do Botox cosmético, estima que entre 4% e 14% dos indivíduos não respondem favoravelmente a esse tipo de procedimento.

As famosas festas do Botox têm recebido destaque na mídia. Nós achamos que elas são uma ideia ruim, pois qualquer festa que ocorra ao redor de uma toxina mais forte que o álcool deve ser evitada! Embora o Botox seja bastante seguro, o risco de erros aumenta com a "animação da festa".

Uma causa comum de dúvida é o fator de diluição. Muitas pessoas estão preocupadas com o fato de seus médicos diluírem o Botox.

Na verdade, uma vez que ele chega até o médico em pó, tem de ser diluído. A questão é a medida com que isso acontece. Observa-se que índices de diluição de mais de dez volumes para um reduzem a duração dos efeitos dessa técnica. Qualquer diluição menor é escolhida pelos médicos com base na medida que eles acreditam ser a melhor para administrar o procedimento. Pergunte ao seu médico sobre as "unidades" em uso. Isso permitirá um melhor entendimento da estrutura do custo e do poder do produto.

Os tratamentos de Botox se tornaram incrivelmente populares nos últimos dez anos. Diz-se que dois tratamentos de Botox são realizados no mundo inteiro para cada injeção de preenchimento com produtos como colágeno e Restylane. A grande ironia é a seguinte: o tratamento da *midface* com preenchimentos é realmente mais importante para a estética do envelhecimento do que a testa; a última não é o foco do olhar do outro e pode ser coberta por franjas. Nós predizemos que a ênfase será mudada da toxina botulínica para o uso de preenchimentos. Além disso, o Reloxin, uma nova forma de toxina botulínica, será lançado em 2009.

Por outro lado, nos últimos anos, o Botox está sendo aplicado em outros lugares além da testa. Isso inclui a redução de sulcos ao redor dos lábios e sobre o queixo; a correção temporária dos cantos caídos da boca (aparência de "palhaço triste"); e o tratamento das faixas do pescoço. Nós também utilizamos o Botox em pacientes acometidos de paralisia facial e para estreitar a distância da região da mandíbula nos pacientes asiáticos que têm "hipertrofia do masseter".

Esses usos requerem cuidado e conhecimento, pois o funcionamento da boca pode ser prejudicado ou, como consequência, pode haver dificuldade para engolir ou manter a cabeça ereta. Um procedimento realizado "especialmente" com Botox *off-label* é um *lift* químico aplicado na testa, que é produzido ao injetá-lo na parte mais externa das sobrancelhas, anulando a ação dos nervos e músculos que abaixam as sobrancelhas.

O Botox é mais utilizado para tratar as seguintes condições:

- **Sulcos.** Quando usamos nossos músculos para formar as expressões faciais – particularmente quando sorrimos, fechamos um pouco os olhos para enxergar melhor, franzimos as sobrancelhas ou a testa –, contribuímos para a formação das rugas dinâmicas ao redor dos lábios, das pálpebras, nos cantos dos olhos e nas sobrancelhas. Como rimos, choramos, fechamos os olhos para enxergar melhor e nos expressarmos de outras maneiras ao longo do dia, há pouco a fazer para evitá-las à medida que envelhecemos. Elas podem surgir como características menores durante a juventude, mas geralmente aumentam e ficam mais severas com a idade, tornando-se, por fim, mais dramáticas, até que sejam consideradas "sulcos". O uso de Botox pode reduzir significativamente essas rugas dinâmicas, ou sulcos.

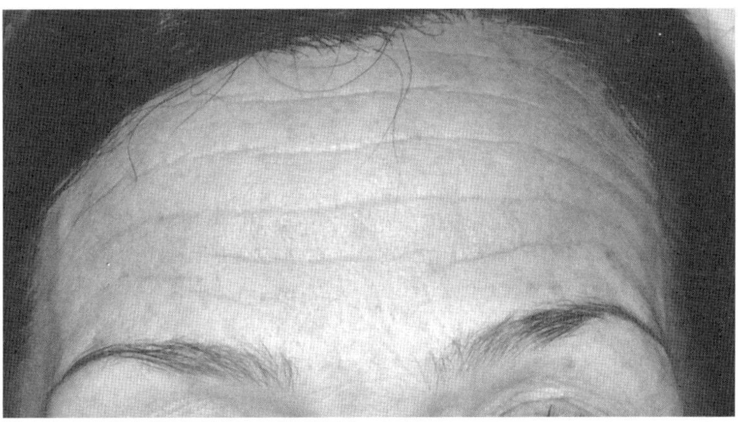

Antes da aplicação de Botox na testa

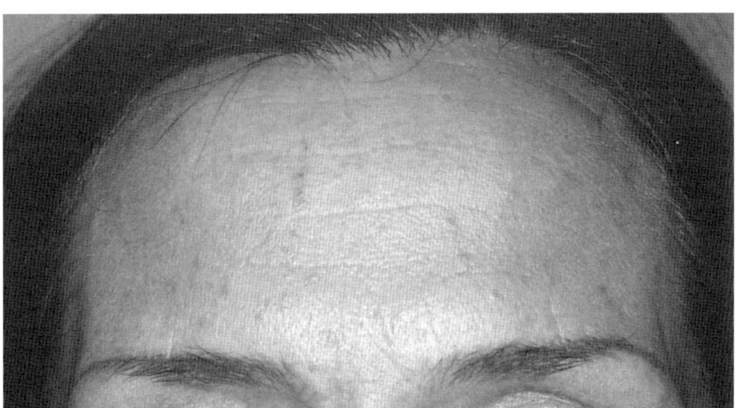

Depois da aplicação de Botox na testa

- **Testa.** Sua testa é extremamente vulnerável aos sinais de envelhecimento, e ela toda, conforme envelhecemos, torna-se alvo de pele áspera e rugas que acumulam com o tempo. A testa também pode contribuir para o efeito caído ao literalmente, pesar sobre as pálpebras. O Botox mostra-se altamente eficiente para melhorar os sulcos e levantar a testa caída. A testa pode ser levantada o bastante, de forma não invasiva, pelo Thermage, se a queda for moderada; no caso de flacidez avançada, uma intervenção cirúrgica faz mais sentido.

O Botox causa efeitos colaterais?

O Botox cosmético é extremamente seguro nas mãos de um profissional experiente. Contudo, a aplicação não é recomendada para gestantes, lactantes ou indivíduos portadores de infecção ativa.

Os efeitos colaterais mais comuns incluem a despigmentação e o caimento da testa e das pálpebras das áreas tratadas. Se o produto se difundir para os músculos das pálpebras superiores, elas podem cair, resultando em *ptose*. Outro efeito colateral menos comum consiste em fadiga e fraqueza facial. Além de tudo, a taxa de complicação é bem menor que 1%, e os problemas são em geral resolvidos dentro de algumas semanas, à medida que o produto vai perdendo o efeito.

Colágeno

O colágeno bovino, Zyderm e Zyplast, foi disponibilizado pela primeira vez em 1981, e durante mais de vinte anos se manteve praticamente como a única substância de preenchimento usada nos Estados Unidos. Ele, verdadeiramente, iniciou o rejuvenescimento facial não invasivo, e sua curta duração de três meses foi tolerada com facilidade enquanto não havia concorrência. O tratamento com colágeno bovino requer testes na pele (como a maioria dos preenchimentos que surgiram depois), então não é possível obter um resultado imediato no dia da consulta, se o produto não tiver sido utilizado anteriormente. O colágeno humano (Cosmoderm e Cosmoplast), entretanto, que também dura três meses, não requer teste na pele. Ele é cultivado a partir de pele humana, sob condições estéreis.

O produto à base de colágeno mais recentemente aprovado pela FDA é o Evolence. O Evolence e Evolence Breeze (a ser comercializado em breve) são produtos da Johnson & Johnson compostos de colágeno suíno. Esses produtos, que não requerem pré-teste, utilizam uma tecnologia denominada **Glymatrix**, que faz com que ele dure mais (seis meses ou mais) do que os derivados de bovinos ou humanos. Evolence Breeze, que provavelmente já terá sido aprovado quando este livro for publicado, desempenhará um papel importante no aumento dos lábios.

O uso de colágeno em áreas típicas contempla:

- A suavização e o preenchimento de rugas;
- O disfarce e a suavização de orifícios, cicatrizes e outras depressões da pele;
- O aumento e a criação de preenchimento de áreas como os lábios.

O colágeno é considerado o padrão de ouro para os testes clínicos da FDA para todas as novas substâncias de preenchimento. Consequentemente, é a substância de preenchimento com a qual todos os outros, inclusive os novíssimos, são comparados.

Como o colágeno funciona?

O colágeno é uma proteína fibrosa naturalmente encontrada em nossos ossos, pele e cartilagem. À medida que envelhecemos, os níveis dessa proteína em nossa pele começam a diminuir, levando à perda de elasticidade e tonicidade, sobretudo na face. As injeções de colágeno, em geral aplicadas junto à superfície da pele, preenchem rugas, dobras e buracos. E os resultados dependerão de onde ele realmente é injetado. Historicamente, o colágeno era mais usado no tratamento das "linhas do riso."

Quantas aplicações são necessárias?

O tratamento com o colágeno bovino (Zyplast ou Zyderm) requer um teste para determinar se você é alérgico (3% a 5% das pessoas são). Uma espera de um mês é necessária; na sequência, muitos médicos realizam um segundo teste e esperam duas semanas, pois, embora isso seja muito raro, o primeiro teste pode ser falsamente negativo. Produtos de colágeno mais novos (Cosmoplast, Cosmoderm e a linha Evolence) não exigem a realização de testes alergênicos. O número de injeções de colágenos individuais varia de acordo com o que está sendo tratado. A maioria dos indivíduos terá de repetir as aplicações a cada três meses com colágeno derivado de bovinos ou humanos. O Evolence precisa ser reinjetado a cada seis meses ou um ano.

O colágeno possui efeitos colaterais?

O colágeno é um produto extremamente seguro com excelente histórico, quando usado sobre a *midface*, as "linhas do riso" e os lábios. Como todos os preenchimentos, pode apresentar efeitos adversos, como manchas, irregularidade, supercorreção, subcorreção e formação de nódulos. Contudo, comparados aos ácidos hialurônicos, que serão discutidos na próxima seção, os produtos de colágeno causam menos inchaço imediato. A injeção não é recomendada em áreas embaixo ou ao redor dos olhos.

Qual a duração dos efeitos do colágeno?

Os tratamentos de colágeno injetável preenchem depressões ou linhas e aumentam características do tecido mole para lhe dar um visual renovado, reluzente e jovial. Os colágenos derivados de bovinos ou humanos são os preenchedores de menor duração, cerca de três meses. O Evolence dura seis meses ou mais.

Ácidos hialurônicos

Os ácidos hialurônicos são produzidos no corpo e ajudam a manter não apenas o crescimento da pele, como também o volume. À medida que ela envelhece e é exposta aos poluentes ambientais, as células perdem a habilidade de produzir ácido hialurônico. Consequentemente, ocorre perda de volume, o que resulta na formação de rugas faciais. Os preenchimentos dérmicos são usados pelos médicos para ajudar, temporariamente, a substituir a perda de ácido hialurônico e restaurar o volume da pele.

Como os ácidos hialurônicos funcionam?

Atualmente, esses ácidos estão aprovados para uso como preenchimentos dérmicos. Muito semelhantes ao tipo produzido no próprio corpo, eles ajudam a produzir volume e tonicidade na face envelhecida. Quando são injetados na pele que está enrugada ou que perdeu sua elasticidade, agem no sentido de restaurar o tônus e o volume da pele, não eliminam por completo os sulcos, mas reduzem sua proeminência na pele inteiramente renovada.

Os ácidos hialurônicos são usados principalmente para tratar:

- "Linhas do riso";
- "Efeito marionete";
- Perda de volume das bochechas e do queixo;
- As sobrancelhas;
- A glabela (o espaço entre as sobrancelhas e acima do nariz);
- Lábios finos;
- Pálpebras superiores encovadas.

Quantas aplicações são necessárias?

Cada produto que utiliza ácido hialurônico é diferente; veja a descrição dos vários produtos abaixo para opções específicas de tratamento.

Os ácidos hialurônicos possuem efeitos colaterais?

Como os produtos à base de colágeno, os ácidos hialurônicos são extremamente seguros. Os problemas mais comumente encontrados são manchas, supercorreção, subcorreção, assimetria e formação de nódulos. Se o produto é injetado superficialmente sob a pele fina da pálpebra superior, uma mancha azulada (conhecida como *efeito* Tyndall) pode ser visível. Deve-se ter cuidado especial com o uso nas pálpebras inferiores (ou seja, em uma blefaroplastia não cirúrgica). Certifique-se de que seu médico possui experiência suficiente no uso de ácido hialurônico na região dos olhos.

Difererentemente de outros preenchedores, os ácidos hialurônicos têm um antídoto específico se os resultados desejados não forem obtidos. *Hialuronidase* é um produto que pode eliminar os ácidos hialurônicos de maneira segura e rápida.

Qual a duração dos efeitos dos ácidos hialurônicos?

Os efeitos duram de seis meses a um ano, dependendo da área de aplicação.

Restylane e Perlane

Restylane e Perlane são prenchedores injetáveis compostos de ácido hialurônico em forma de gel claro. O ácido hialurônico é uma substância natural que foi sintetizada para ser segura, hipoalergênica e completamente degradável, portanto não há necessidade de pré-teste. As reações alérgicas são extremamente raras. Restylane e Perlane são empregados para eliminar os seguintes sinais de envelhecimento:

- Rugas, sulcos e marcas de expressão;
- Orifícios, cicatrizes e outros danos à superfície da pele;
- Perda de tonicidade, particularmente nos lábios.

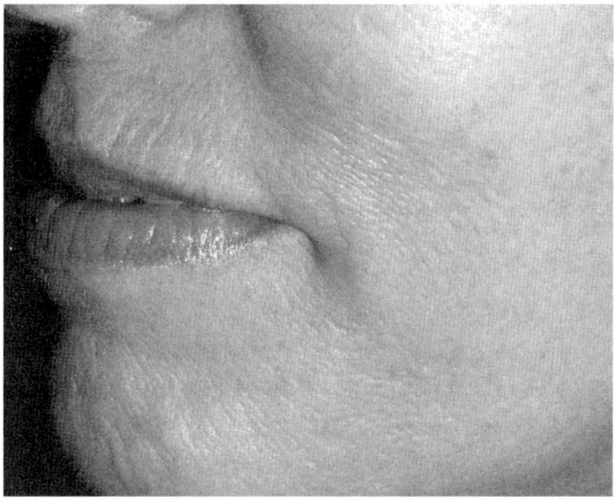

Lábios antes do Restylane

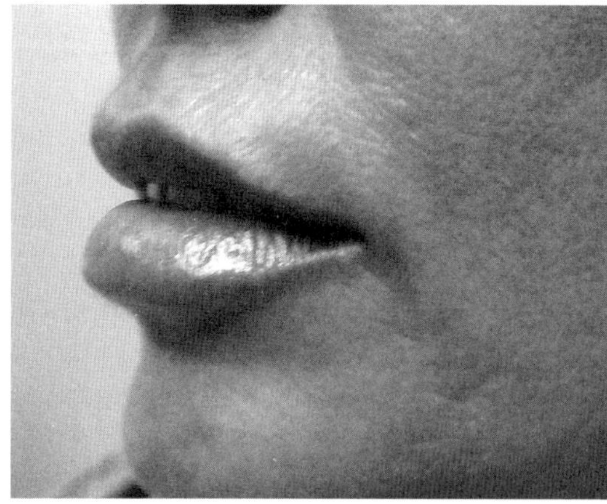

Lábios depois do Restylane

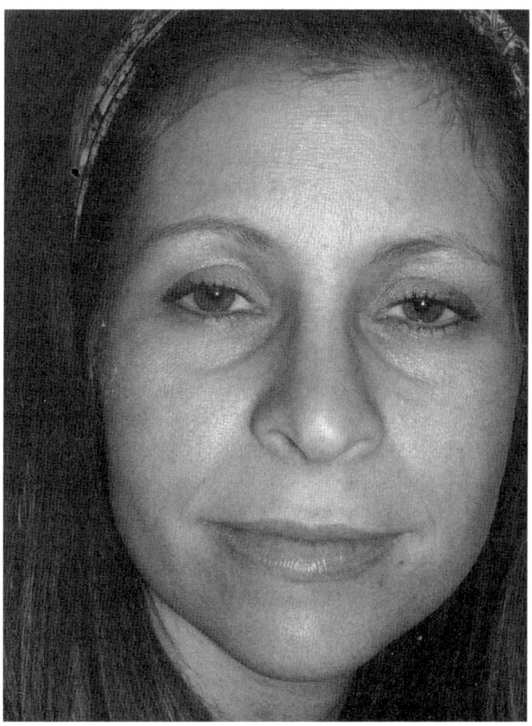

Pálpebras inferiores antes do Restylane

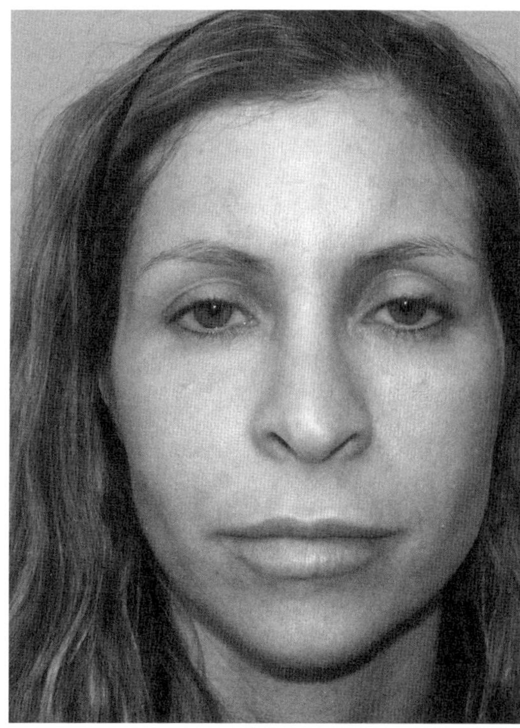

Prega nasolabial depois do Restylane

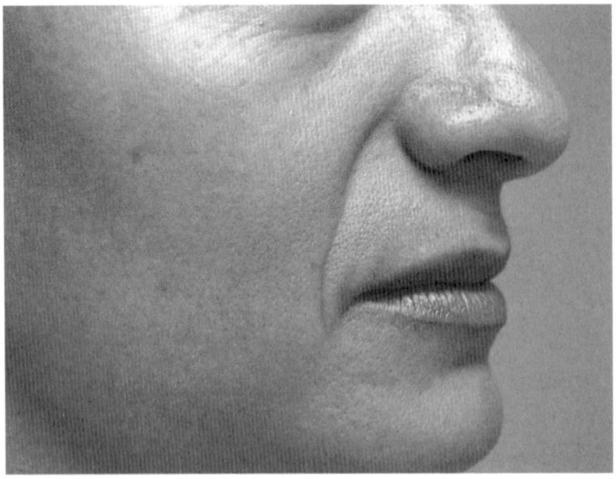

Nasolabial antes do Restylane

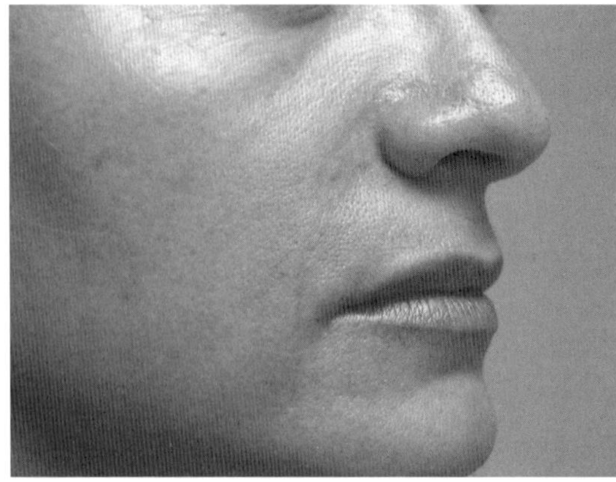

Nasolabial depois do Restylane

Como o Restylane e o Perlane funcionam?

O ácido hialurônico tanto no Restylane como no Perlane é não animal, estabilizado em forma de gel injetável. Embora nosso corpo produza ácido hialurônico de maneira natural, este tipo é sintetizado para ficar inteiramente livre de proteínas animais, que reduzem a possibilidade de reações alérgicas.

O procedimento para as injeções de Restylane e Perlane é semelhante àquele do colágeno. Antes do tratamento, um anestésico pode ser aplicado, seguido de uma série de injeções superficiais com uma agulha muito pequena, suavizando e preenchendo as áreas com problema. Os tratamentos injetáveis de Restylane e Perlane nutrem a pele naturalmente, preenchendo depressões e aumentando o tecido mole para lhe conferir um visual renovado, reluzente e jovial.

Qual a duração dos efeitos de Restylane e Perlane?

Os tratamentos com Restylane ou Perlane duram em média seis meses. Porém, nas pálpebras inferiores e na região do nariz, ambos os produtos podem durar até um ano. Assim como outros preenchimentos, o efeito é natural e imediato. A única diferença entre os preenchimentos é a duração e o custo; todos produzem efeitos ótimos assim que você sai do consultório. Se você precisa de um resultado rápido, e quer deixar todo mundo de queixo caído, há um único procedimento no avanço cosmético: os preenchimentos.

Juvéderm

Juvéderm é outro produto que, como o Restylane e o Perlane, é composto de ácido hialurônico; ele vem na forma de um gel que é injetável na pele. Juvéderm ultra, que é uma mistura de Juvéderm e lidocaína, ainda está aguardando a aprovação da FDA.

Como o Juvéderm funciona?

Juvéderm é um gel alisador que penetra na pele; os efeitos devem ser suaves e naturais em vez de agressivos e abrasivos. Na verdade, o efeito e a duração de Juvéderm provavelmente não são muito diferentes dos de Restylane ou Perlane. A maioria dos médicos acaba alternando entre o Juvéderm e a linha Restylane/Perlane.

Quantas aplicações são necessárias?

Você deve submeter-se a esse tratamento duas vezes ao ano. Consulte seu médico depois do primeiro tratamento para saber quando é muito cedo (ou muito tarde) para voltar aos tratamentos.

O Juvéderm possui efeitos colaterais?

Como todos os preenchimentos, você pode ficar temporariamente com manchas, inchaço e irregularidades. Também pode apresentar alguma formação de nódulos e um efeito Tyndall com Juvéderm, assim como com Restylane.

Qual a duração dos efeitos do Juvéderm?

Embora o fabricante seja autorizado pela FDA a declarar um ano de duração, a maioria das pessoas faz uma segunda aplicação seis meses depois. Assim como o Restylane e o Perlane, o produto dura mais em áreas que têm mobilidade limitada, como pápebras inferiores e nariz.

Fascian

Fascian é um material injetável de implante humano feito de fáscia, ou o tecido conector do corpo. Os tratamentos com Fascian ainda estão sendo testados, motivo pelo qual a disponibilidade do produto para uso futuro será bastante limitada.

Como o Fascian funciona?

O ingrediente ativo do Fascian é a fáscia lata da cobertura do músculo abdominal. Os implantes de fáscia foram os usados com menor frequência desde que outros preenchedores apareceram. Ele é mais eficaz no aumento das bochechas.

Quantas aplicações são necessárias?

A maioria dos indivíduos se submete a um programa de três sessões em seis meses. Tratamentos adicionais podem ser administrados como retoques uma ou duas vezes, durante os seis meses restantes do ano.

O Fascian possui efeitos colaterais?

Ainda há preocupações de que doenças poderiam ser transmitidas através do tecido humano, embora não existam provas de que isso aconteça. Assim como ocorre com outros preenchimentos, você pode ficar temporariamente com manchas, inchaço e irregularidades por causa do Fascian.

Qual a duração dos efeitos do Fascian?

É variável, mas dura pelo menos três meses.

Uma história (um pouco) mais longa: mais de um ano

A beleza leva tempo. Alguns procedimentos oferecem maior duração que outros e, consequentemente, requerem um comprometimento com um programa de longo prazo. Nesta seção nós discutiremos os cinco procedimentos seguintes:

- Sculptra;
- Gordura (sim, gordura!);
- Radiesse;
- ArteFill;
- Silicone.

Sculptra

Sculptra (comercializado fora dos Estados Unidos como New-Fill) é um injetável composto de gel poli (L-ácido láctico) (PLLA). Um polímero sintético, Sculptra é designado para restaurar o volume facial em áreas afundadas.

Aprovado para uso em pessoas com lipoatropia como um aspecto secundário do tratamento relacionado ao HIV, aguarda a aprovação da FDA como cosmético. Desde a sua aprovação em 2004, foi usado principalmente *off-label* para melhorias estéticas. O produto funciona extremamente bem para indivíduos com perda de volume que varia de moderada a severa. É extremamente útil para áreas como as têmporas, bochechas, a linha do maxilar e ao redor da boca.

Como o Sculptra funciona?

O Sculptra funciona ao estimular a produção de colágeno novo e a formação de tecido fibroso que faz com que a expressão pareça suavizada, flexível e jovem depois que o efeito de preenchimento inicial passa. Confere uma estrutura natural ao crescimento do próprio tecido mole e à produção de colágeno, criando volume natural e contorno exatamente onde você deseja. É injetado embaixo da pele em um procedimento simples no consultório. O produto restaura principalmente o volume facial de maneira bastante natural e duradoura. A região das pálpebras inferiores deve ser evitada, exceto por profissionais experientes. Os lábios nunca devem ser tratados com Sculptra.

Quantas aplicações são necessárias?

De forma geral, a maioria das pessoas requer três a quatro sessões com intervalo de um a dois meses. Até cinco aplicações podem ser necessárias para indivíduos com perda de volume facial severa. O Sculptra vem em pó e é misturado com água e lidocaína. Como resultado, os pacientes têm uma experiência favorável devido à solução anestésica.

O Sculptra possui efeitos colaterais?

A segurança do Sculptra melhorou significativamente nos últimos anos, devido ao refinamento nas técnicas de injeção e nos protocolos de tratamento. Os principais riscos do Sculptra incluem manchas no local da injeção, formação de nódulos e assimetria. O risco geral de complicações sérias fica bem abaixo de 1% nas mãos de médicos experientes. Na verdade, a empresa conta com um protocolo de treinamento bastante abrangente para os aplicadores e só permite que especialistas certificados utilizem o produto. Por isso, um cuidado especial deve ser tomado se o aplicador recomenda Sculptra para uso abaixo dos olhos. Certifique-se de que ele possui bastante experiência com o uso do produto nessa região.

Qual a duração dos efeitos do Sculptra?

Os resultados do Sculptra podem durar dois anos ou mais. De acordo com a nossa experiência, a maioria dos pacientes requer um procedimento de retoque entre o segundo e o terceiro ano. Esta é a principal vantagem do produto sobre os preenchimentos de curto prazo como os ácidos hialurônicos.

Radiesse

Composto de hidroxilapatita de cálcio, um componente natural encontrado nos ossos e nos dentes que praticamente não oferece risco de reação alérgica quando usado como implante, Radiesse vem sendo usado há muitos anos para o tratamento de distúrbios da voz.

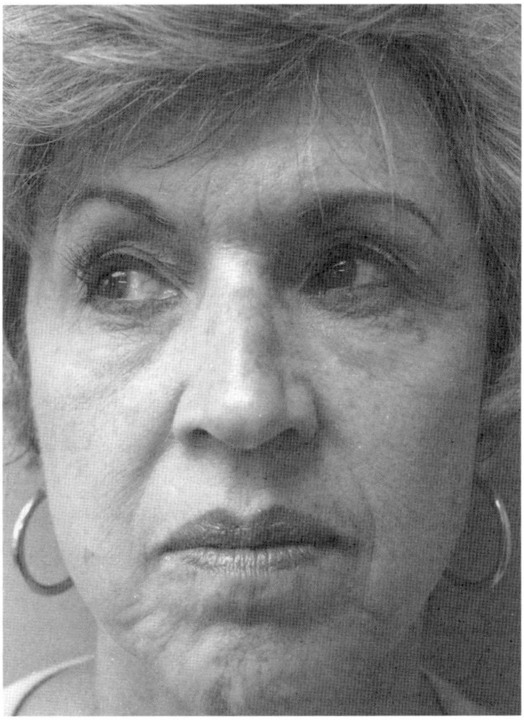

Antes do Radiesse

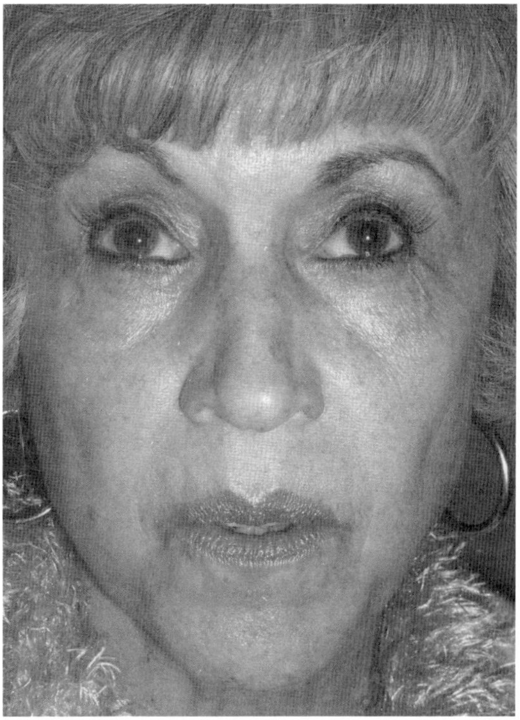

Depois do Radiesse

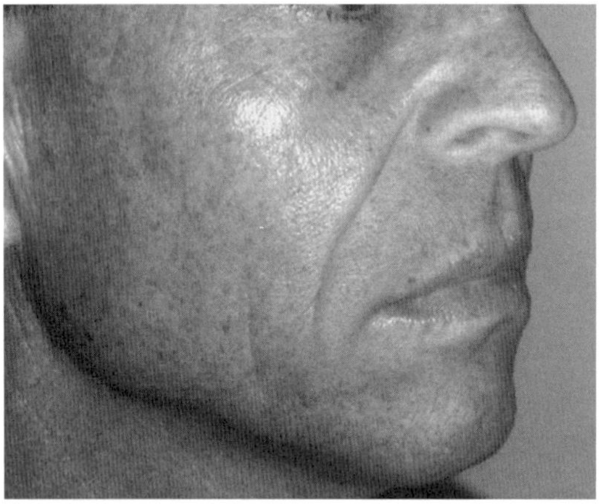

Antes do Radiesse

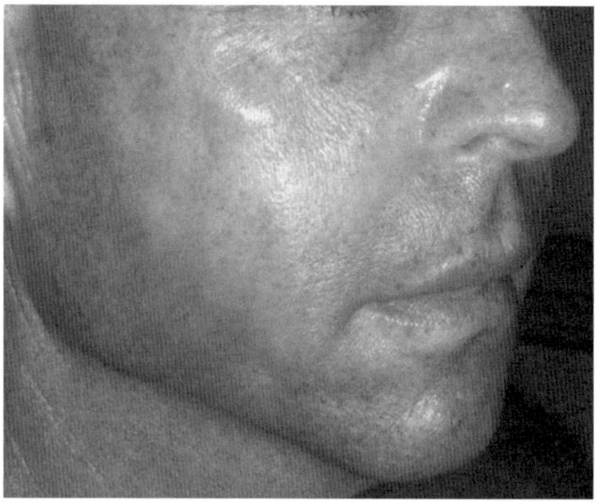

Depois do Radiesse

Como o Radiesse funciona?

O Radiesse é injetado com uma cânula bem pequena, depois da aplicação de um creme anestésico tópico. Seu efeito bioestimulador aumenta a produção de colágeno no corpo. Embora tenha sido aprovado pela FDA para uso facial em 2006, muitos médicos o usam *off-label* para esse propósito desde 2001. Nós costumamos utilizar Radiesse nas bochechas, nas pregas nasolabiais, na linha do maxilar e nas mãos. Seu uso foi melhorado no ano passado, pois muitos aplicadores começaram a adicionar uma pequena quantidade de lidocaína à seringa para tornar a injeção menos dolorosa e mais fácil. As pálpebras e os lábios devem ser evitados.

As fotos da página anterior mostram uma paciente real do Dr. Hamilton cujas pregas nasolabiais foram tratadas. As fotos acima mostram um paciente real do Dr. Hamilton que teve suas bochechas tratadas.

Quantas aplicações são necessárias?

Os resultados são notados no dia do procedimento. Uma aplicação inicial geralmente é aumentada por uma segunda sessão em um mês. Com a mistura de lidocaína, o produto é muito bem tolerado, se comparado aos ácidos hialurônicos.

Qual a duração dos efeitos do Radiesse?

Os efeitos duram aproximadamente um ano.

ArteFill

Composto de polimetilmetacrilato (PMMA), lidocaína e colágeno bovino, ArteFill consegue eliminar permanentemente as marcas de expressão: "linhas do riso", "efeito marionete", linhas profundas nas sobrancelhas e testa, bem como cicratrizes de acne severa. Os resultados aparentam naturalidade e dão exatamente essa sensação, pois 80% do preenchimento é realizado com o colágeno do próprio paciente, produzido durante vários meses como um estímulo do PMMA; os outros 20% consistem de microesferas permanentes do PMMA. O Dr. Hamilton tratou o primeiro grupo de pacientes nos Estados Unidos em 1997 e foi consultor da FDA para o produto em dois testes clínicos. Até escrevermos este livro, a distribuição do ArteFill para médicos foi temporariamente suspensa por causa de uma restruturação na empresa.

Como o ArteFill é administrado?

A área a ser tratada é injetada com ArteFill depois da aplicação de um anestésico tópico. Diferentemente das abordagens anteriores, como as injeções de colágeno, o ArteFill não deve supercorrigir a área (ficar acima do nível da pele). Há melhora imediata porque a área tratada fica no nível normal da pele.

É necessário teste alérgico para a aplicação do ArteFill?

O paciente deve submeter-se a um teste de alergia para o componente de colágeno do ArteFill por meio de uma injeção no antebraço e então esperar um mês para confirmar se é alérgico.

Como o ArteFill funciona?

As injeções de ArteFill incluem colágeno bovino adicionado ao PMMA. Como o colágeno desaparece entre um e três meses, o colágeno do próprio paciente (permanente) é produzido mais ou menos simultaneamente em substituição. Estudos mostraram que o colágeno assim produzido substitui a maioria do colágeno injetado, então grande parte da resolução inicial das rugas (ou o que quer que esteja sendo tratado) é permanente. A teoria prevalecente é que o colágeno do paciente foi estimulado pelo PMMA. Geralmente, há um desconforto mínimo durante o tratamento com ArteFill, devido tanto ao anestésico tópico como à lidocaína contida no produto.

Quantas aplicações são necessárias?

Recomenda-se no mínimo duas sessões, com um intervalo de ao menos três meses entre os tratamentos. Em alguns casos, uma ou duas sessões podem ser necessárias. Não há máximo de aplicações definidas.

O ArteFill possui efeitos colaterais?

Raramente, visto que, como quase todas as substâncias preenchedoras, as irregularidades inflamatórias (pequenos inchaços) foram relatadas, mas elas costumam ser prontamente tratáveis. Tais irregularidades alérgicas podem ocorrer a qualquer momento subsequente ao tratamento (mesmo anos depois). Se houver inchaços, em geral são bem pequenos e tratados com injeção de material derivado de cortisona. Com base em dados de acompanhamento de pacientes de um teste da FDA, acredita-se que as chances disso ocorrer são consideravelmente menores que 1%. O processo de fabricação é realizado nos Estados Unidos, e espera-se que, devido ao controle de qualidade aprimorado, as incidências dessas pequenas irregularidades sejam reduzidas a níveis insignificantes.

O ArteFill pode se deslocar?

Nenhum deslocamento foi registrado, nem seria esperado, pois não há nada para se deslocar: as gotículas de PMMA (microesferas de trinta a quarenta mícrons) são rodeadas pelo próprio colágeno do paciente e as microesferas são muito grandes para serem carregadas por nossas células.

Silicone

O silicone possui um passado variado e cheio de reviravoltas, tanto na forma injetável como na prótese de implante de seio. Ele foi utilizado equivocadamente como injetável de 1950 a 1970, para o aumento de seios, pênis, bumbum, lábios e face. Em face de ter gerado muitos casos de efeitos colaterais representativos, seu uso foi banido dos Estados Unidos de 1980 a 1990. Contudo, o interesse se renovou neste milênio pelo fato do silicone ter se tornado de novo legalmente disponível, com o uso *off-label* para preenchimento facial (seu uso foi aprovado para os olhos).

A forma mais utilizada é o Silikon 1000, que é de uso médico e puro. Parte da razão para o relato de efeitos colaterais das injeções de silicone nas décadas anteriores foi, sem dúvidas, a contaminação – inadvertida e também formulada de propósito – dos injetáveis. No entanto, as quantidades, os locais de injeção, a experiência para aplicação e alergias individuais estiveram igualmente presentes, embora ainda haja dúvidas sobre isso.

A avaliação da adequação das variáveis (como a qualidade e a frequência do tratamento) no aumento do silicone da face pode ser difícil, mas um fator parece sobressair: parece ser mais indicado para o aumento dos lábios, no qual o uso é melhor e mais seguro. De fato, a maioria dos aplicadores sente que o silicone é o produto de preenchimento permanente mais seguro e natural do mundo, se administrado por meio da técnica de microinjeção de gotículas. Essa técnica implanta geralmente menos de um mililitro de material em ambos os lábios. O uso do silicone em outras áreas da face parece resultar um risco muito maior de reação alérgica (granulomas, ou inchaços vermelhos), que podem ocorrer anos mais tarde.

Como o silicone funciona?

O silicone estimula a produção de colágeno para aumentar os lábios. Provavelmente menos de 1% do aumento se deva a ele;

o volume é resultante do nosso próprio colágeno. Dois fatores importantes devem ser observados:

1. O aumento ocorre gradualmente ao longo dos meses.
2. A sensação é completamente natural.

As injeções de silicone nos lábios podem ser dolorosas se feitas sem a aplicação de anestésico. Depois de uma anestesia dentária na boca, contudo, não há desconforto algum. A própria anestesia dentária é indolor em virtude da prévia aplicação de um anestésico dentro da boca.

O silicone possui efeitos colaterais?

A incidência de caroços ou granulomas nos lábios tratados com silicone parece ser insignificante, desde que a técnica das microgotículas seja usada.

É necessário teste alérgico para a aplicação do silicone?

O teste de alergia não é exigido para injeções de silicone.

Quantas aplicações são necessárias?

Geralmente são necessárias três sessões, com intervalos de três meses.

O silicone pode se deslocar?

Sim, há evidências radiográficas da migração do silicone do seu local original de injeção. Os mecanismos são insuficientemente compreendidos. Esse fenômeno não foi observado na região labial.

Gordura

Este tipo de enxerto utiliza a gordura do próprio corpo para aumentar a perda de volume facial. Trata-se de um procedimento ambulatorial, geralmente realizado com anestesia local que remove e refina os tecidos de gordura da parte inferior do corpo, com liposucção. A gordura refinada é então injetada em camadas múltiplas da face, com pequenas agulhas, para restaurar o volume facial. Células de gordura vivas são transplantadas próximo aos músculos que fornecem sangue para as células de gordura, o que resulta numa transferência em longo prazo. Nós nos referimos a isso como *enxerto de gordura multinível* (EGM) porque a gordura é injetada em camadas múltiplas para melhorar sua viabilidade e a aparência geral.

Como o EGM funciona?

Este procedimento restaura a perda de volume facial associada com os procedimentos anteriores para envelhecimento e *lift* facial. O enxerto de gordura melhora de maneira significativa a magreza do rosto, que é uma marca registrada do envelhecimento; portanto, proporciona uma aparência facial mais jovial. É em geral feito simultaneamente com um *lift* facial e uma blefaroplastia para produzir um efeito mais cheio e menos achatado.

Quantas aplicações são necessárias?

A transferência de gordura tem o potencial de ser um procedimento permanente, mas pode requerer duas ou três sessões. De acordo com nossa experiência, 90% dos pacientes obtêm os resultados desejados com uma sessão. O procedimento envolve a realização de liposucção para recolher gordura da barriga, quadris e coxas, que é, então, colocada em pequenas seringas e estrategicamente injetada para substituir o volume perdido ou remodelar a face. As técnicas injetáveis atuais permitem ao médico substituir a gordura com quantidades significativas que perdurarão. A gordura é injetada em locais como as depressões sob os olhos, a *midface*, as pregas nasolabiais, os lábios, ao redor da boca e na linha do maxilar.

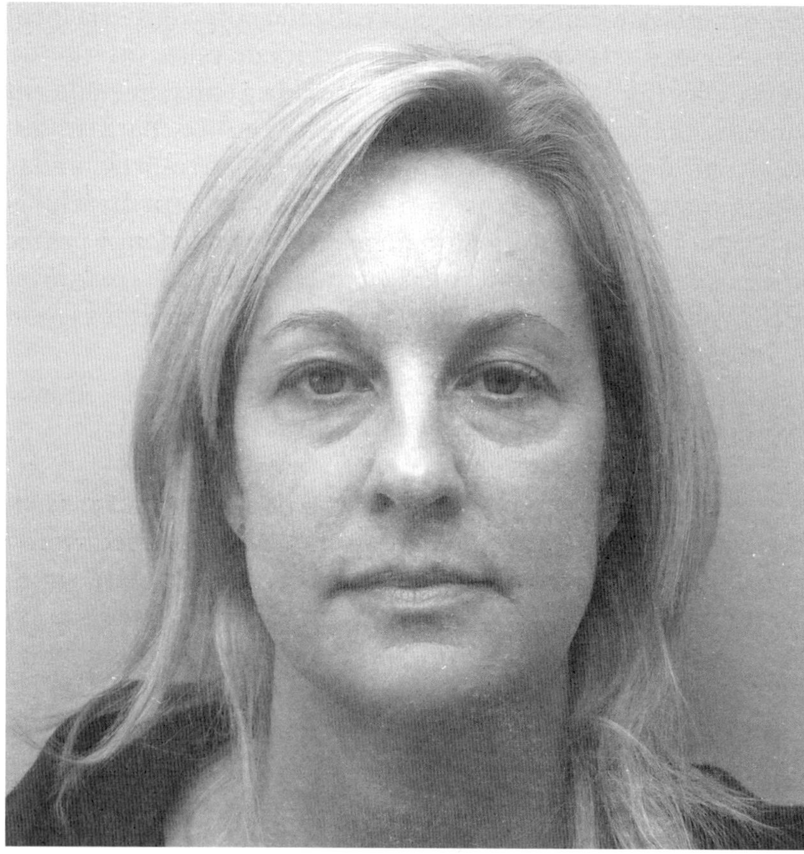

Face antes do EGM e blefaroplastia

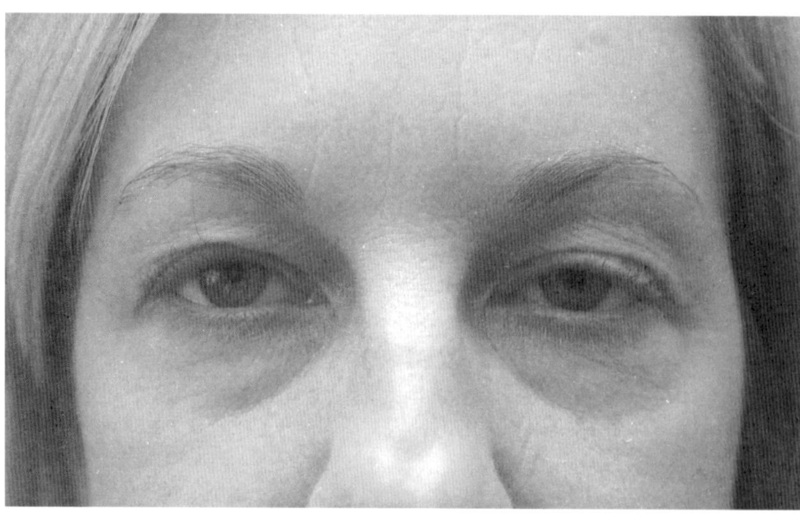

Olhos antes de EGM e blefaroplastia

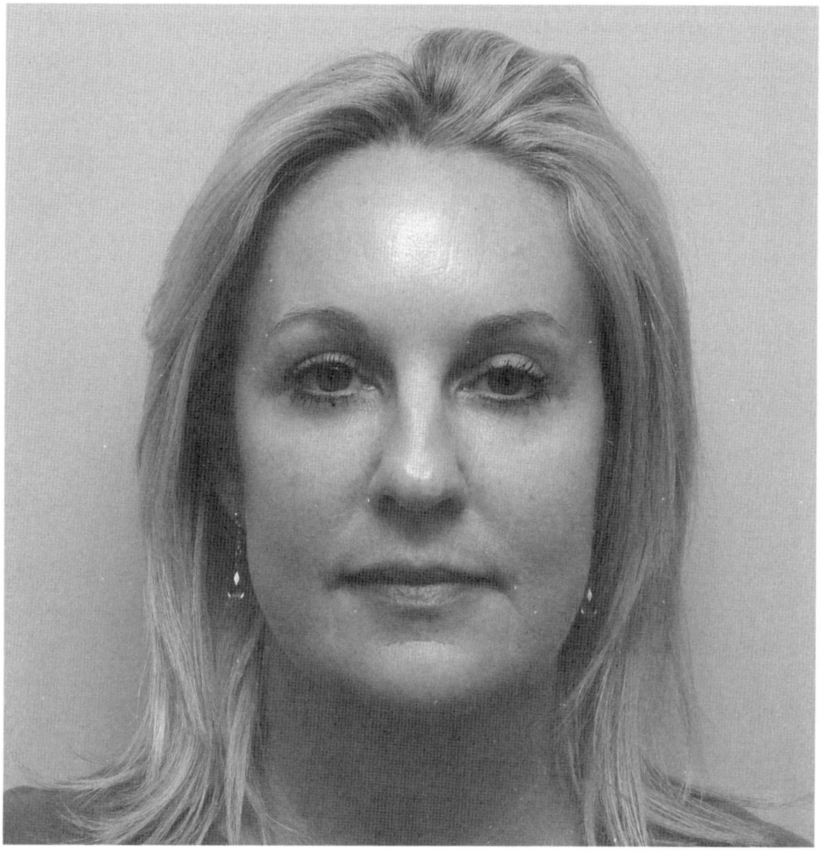

Face depois do EGM e blefaroplastia

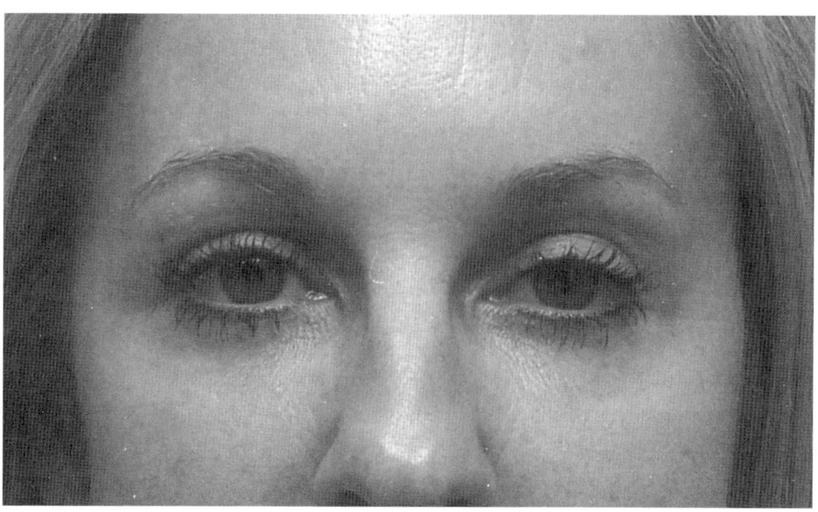

Olhos depois de EGM e blefaroplastia

O EGM possui efeitos colaterais?

Enxerto de gordura é um procedimento seguro, que tem sido usado há muitos anos, com bons resultados. A complicação geral é de menos de 1% nas mãos de um cirurgião experiente. Os principais riscos são assimetria, irregularidade, supercorreção, subcorreção e necessidade de tratamentos repetidos.

O QUE SEU CIRURGIÃO PLÁSTICO OU DERMATOLOGISTA PODE OU NÃO FAZER POR VOCÊ

Apesar de desejar fazer milagres, nós não conseguimos. Há coisas que podemos fazer e outras que simplesmente não podemos. A tecnologia moderna é ótima, mas estamos distantes de realizar um transplante de face como um procedimento rápido para reparar os efeitos do envelhecimento, não importa o que Hollywood – nosso vizinho mais próximo – pode levá-lo a pensar!

AS CINCO PRINCIPAIS COISAS QUE SEU CIRURGIÃO PLÁSTICO OU DERMATOLOGISTA PODE FAZER POR VOCÊ

Há muito que nós podemos fazer para você aparentar e se sentir alguns anos mais jovem, como:

1. Diminuir alguns anos da sua idade cronológica, ao combinar vários produtos e procedimentos que são adequados para você.
2. Fazer você se sentir jovem, glamuroso, *sexy* e bonito novamente.
3. Trabalhar junto com você, para criar um programa de rejuvenescimento facial, para a vida toda.

Qual a duração dos efeitos do EGM?

Em 90% dos pacientes, o enxerto de gordura terá um resultado prolongado e duradouro. Dez por cento dos indivíduos necessitam repetir as injeções, por um período de vários meses. Assim como acontece com outros preenchimentos, o processo de envelhecimento continuará mesmo com transferência permanente.

4. Falar sobre os procedimentos caros e intensivos que são errados para você e alguns menos severos, porém mais efetivos que são os adequados para você.
5. Devolver-lhe a confiança.

AS CINCO PRINCIPAIS COISAS QUE SEU CIRURGIÃO PLÁSTICO OU DERMATOLOGISTA NÃO PODE FAZER POR VOCÊ

Todos os dias, há pessoas que entram pela porta dos nossos consultórios pedindo o impossível. Se há um conceito equivocado sobre os resultados de alguns procedimentos novos, ou a esperança de que um puxão e uma costura podem tirar trinta anos, em vez de dez, da sua aparência, isso é impossível – e nós podemos fazer somente o que é possível. Então antes que você pergunte, aqui está a nossa lista das cinco principais coisas que um cirurgião plástico ou um dermatologista não pode fazer por você:

1. Colocar o nariz de uma celebridade no seu rosto.
2. Colocar a cabeça de uma celebridade em seu corpo.
3. Fazer de você uma celebridade apenas mudando a sua aparência.
4. Apresentar você para a Jessica Alba ou o Ben Affleck.
5. Conseguir ingressos para o jogo dos Lakers.

7

As alternativas do *lift* facial

Aparelhos firmadores e restauradores de volume

"Eu não faço planos de envelhecer serenamente. Eu planejo fazer *lift* no rosto até que as minhas orelhas se encontrem."

Rita Rudner

Antes do Botox, Restylane, Thermage e de todas as loções, cremes, lasers, produtos e procedimentos que catalogamos ao longo deste livro, o termo usado em referência a qualquer procedimento cosmético cirúrgico nas últimas décadas foi *lift facial*. "Firmeza da pele é o que conta" era a "máxima" utilizada, e a quantidade necessária de *lifts* para que isso acontecesse não importava; pelo contrário, quanto mais, melhor e, muito frequentemente, não era suficiente. Você ouvia perguntas e comentários tais como:

"Quando você vai fazer um *lift* facial?"

"Você viu o novo *lift* que a Maryanne fez?"

"O cirurgião plástico disse que eu precisava de um *lift*."

"Você acha que eu preciso de um *lift*?"

"Quando eu posso fazer um *lift* de novo?"

Perguntas como essas e tantas outras eram os assuntos mais comentados no elevador, na academia, em eventos sociais e em coquetéis da Associação de Pais e Mestres por todo país, pois, na ausência de outras opções, os *lifts* haviam se tornado o suprassumo da cirurgia plástica.

Como os tempos mudaram! Hoje há tantas opções não cirúrgicas e tanta troca de informações entre médico e paciente que a maioria de nós acaba concluindo que há muitos passos antes de se chegar a um *lift* facial. Além do mais, o próprio *lift* não é a solução inevitável para o que você quer mudar. Este capítulo foi desenvolvido para ajudá-lo a descobrir quais são as alternativas atuais e, mais importante, onde você se encaixa na escala do "Eu preciso de um *lift*". Nós o ensinaremos a usar uma nova escala que não envolve necessariamente a sua idade ou o que você acha que precisa.

A idade, como já enfatizamos, não é fator determinante no que se refere à "necessidade" de um *lift*. Em nossa prática, como médicos, ambos aprendemos que a idade não é o indicador. Conhecemos dezenas de indivíduos com cinquenta anos que não precisam de um *lift* e muitos com quarenta que precisam.

Onde você se encaixa nessa escala? Para determinar a resposta, devemos considerar dois fatores importantes que discutiremos neste capítulo:

1. **Flacidez.** Como já discutimos, a *flacidez* é o nosso termo para perda de tônus e firmeza da pele, também conhecido como caimento de algumas áreas.
2. **Perda de volume.** À medida que envelhece, a pele perde volume e se torna mais quebradiça e menos flexível, proporcionando um aspecto mais murcho à face.

O grau de flacidez e perda de volume – suave a moderado, ou moderado a severo – pode ajudar seu médico a determinar se você deve optar por um *lift*. Esse conhecimento prévio é vital para que você possa ir ao médico bem preparado.

Este capítulo e o próximo foram escritos com o intuito de ajudá-lo a descobrir quais procedimentos não cirúrgicos são certos para você e, se necessário, quais podem ser complementares a quaisquer procedimentos cirúrgicos que o seu médico possa recomendar. Já foi a época em que uma intervenção servia para tudo.

Hoje, a maioria dos médicos personaliza um diagnóstico que é baseado não apenas no grau de flacidez e perda de volume, mas também na personalidade específica do paciente, no limiar de dor e recuperação, e em uma variedade de outros fatores. Para ajustar perfeitamente seu procedimento, ou uma combinação deles, você e seu médico devem trabalhar em conjunto. É por isso que é tão importante informar-se antes de falar com um médico; não se sinta intimidado por todos aqueles diplomas na parede quando for fazer uma consulta.

Discuta suas opções, aberta e honestamente, sem medo de fazer perguntas tolas e com a consciência de que seu médico está interessado na sua individualidade e personalidade. Um diagnóstico genérico não será feito; ele deve ser pessoal e único, de acordo com cada paciente e suas necessidades especiais, a fim dos resultados desejados serem alcançados.

Com relação aos nossos pacientes, buscamos realmente desfazer o que a mídia popular e as décadas de *lift* fizeram. Muitas pessoas acham que o *lift* é o máximo em cirurgia plástica ou o padrão de ouro dos procedimentos cirúrgicos; outras acham que todos os cremes, loções e cuidados com a pele são coisas que se podem usar até que o inevitável processo de envelhecimento torne o *lift* necessário.

Isso não é verdade. Como sempre dizemos em nossos consultórios, o melhor procedimento é aquele que pode ser evitado quando se toma cuidado com a pele, em primeiro lugar. Tão importante quanto isso, por meio de vários procedimentos não cirúrgicos complementares, você também pode evitar um *lift*, ao menos durante algum tempo.

Talvez os anos sejam cruéis com você e, por causa disso, além da sua genética, a opção do *lift* faça mais sentido; então, que assim seja. No capítulo 8 falaremos a esse respeito – e sobre mais algumas coisas. Neste capítulo nos concentraremos em flacidez e perda de volume em estágio inicial, problemas que um *lift* facial típico não resolve.

Um *lift* facial antes do tempo, apenas tornará as coisas piores mais tarde, assim como esperar muito faz da opção de um *lift* posterior muito mais imperativa. O segredo é saber o que fazer e quando; e nós estamos aqui para orientá-lo.

As duas questões que discutiremos neste capítulo são:

- **Firmeza da pele.** Os médicos modernos devem fazer um balanço para ajudar as pessoas a obter uma pele não muito flácida, nem muito firme, apenas na medida certa. Quando falamos de *firmeza*, não estamos nos referindo a um aspecto muito rígido ou a um visual esticado, que é o resultado de ir a um extremo para evitar o outro. Nosso principal objetivo em restaurar a juventude de uma face envelhecida é recuperar o aspecto "cheio" e flexível da juventude; é por isso que não queremos enganá-lo ou desviá-lo do caminho correto em busca de um tratamento que deixe a pele firme demais – ou não o suficiente.
- **Restauração do volume.** A atual filosofia médica é que o processo de envelhecimento não envolve somente flacidez; a perda de volume também entra em jogo. A melhor forma de entender como ela afeta a sua face é pensar em um homem que pesa 115 quilos. Ele veste sua melhor roupa, que se encaixa perfeitamente, vai até o médico, e, ao chegar lá, descobre que tem de perder 25 quilos. Seis meses mais tarde, depois de ter cumprido sua promessa de ano novo, o mesmo homem sobe na balança e descobre que deu certo: está pesando noventa quilos! Então ele coloca a roupa preferida para ir ao médico, mas tem um problema: a roupa está muito larga. Ela fica folgada, com dobras em todo lugar. De forma semelhante o processo de envelhecimento afeta o seu rosto; por ter se tornado muito grande para os ossos que você tem, a pele cria dobras e fica sobrando. Ao restaurar o volume, nós o ajudamos a

se "encaixar" na sua face novamente e, para isso, há uma variedade de produtos e procedimentos disponíveis.

Claro, cada paciente é único. Alguns têm flacidez, mas não apresentam perda de volume; outros têm perda de volume sem apresentar flacidez. Alguns têm ambos. A seguir, listamos as variáveis que geralmente vemos em nossos consultórios:

- **Pessoas que têm um pouco de flacidez, mas pouca perda de volume.** Talvez você tenha notado locais onde a sua pele fica mais pendurada, faz dobras ou até mesmo forma bolsas, porém você e o seu médico percebem que na maioria dos aspectos a sua face está cheia e flexível, proporcionando-lhe uma aparência jovem.
- **Pessoas que têm um pouco de perda de volume, sem muita flacidez.** Talvez sua face apresente saliências, buracos, e sombras estejam começando a se formar. Ela pode ter perdido um pouco volume, embora você não tenha problemas de dobras ou bolsas.
- **Pessoas que têm tanto perda de volume como flacidez.** Conforme envelhecem, algumas pessoas apresentam flacidez e perda de volume, ambas devem ser tratadas nesse caso.

Em qual categoria você se encaixa? Não se preocupe se ainda não consegue responder. Até o final deste capítulo, você saberá exatamente a sua categoria e, melhor que isso, qual produto ou procedimento pode ajudá-lo a corrigir esse problema.

A uva *versus* a ervilha: juventude não é igual a firmeza

O problema de considerar o *lift* facial o único procedimento, mandatório para todos os problemas de envelhecimento, é que há muitos mal-entendidos sobre o que vem a ser exatamente um *lift* facial.

O *lift* facial retira todos os sinais da face até que ela fique esticada ou lisa, criando um "efeito esticado" bidimensional. Muitas pessoas não veem problema nisso, porque aprenderam com a mídia popular (televisão e revistas de moda) que "firmeza é igual a juventude", então, naturalmente, desejam esse efeito firme e liso. Contudo, como já mencionamos, é extremamente importante tomar conhecimento das ideias equivocadas e não se surpreender se aprender alguma coisa nova ao longo do caminho.

Neste caso, nós temos de lhe dizer que firmeza *não* é igual a juventude; é simplesmente firmeza. A atração exercida por uma pele jovem vem da sua tonicidade e flexibilidade – não da natureza firme, repuxada, que é um efeito que aumenta com a idade. Portanto, você não quer um *lift* bidimensional, do tipo que "serve para tudo", puxando a pele e deixando-a mais firme e lisa no rosto.

Nós sempre recomendamos um "*lift* tridimensional", que, apesar do nome, nem sempre é um procedimento cirúrgico. Trata-se do enxerto de gordura multinível (EGM, discutida no capítulo anterior) para criar o efeito tridimensional, um procedimento conhecido como o *lift líquido* (sobre o qual falaremos abaixo). Para indivíduos com flacidez de moderada a severa, um *lift* cirúrgico tridimensional é realizado quando o EGM, preenchimentos e/ou implantes são combinados com um *lift* personalizado (a ser detalhado nos próximos capítulos). Essa técnica permite tratar a causa subjacente à idade, em vez de apenas camuflar o processo de envelhecimento.

Quão melhor é um *lift* tridimensional, que a versão bidimensional? Isso pode ajudá-lo a rever a metáfora da uva passa que usamos anteriormente. Uma face jovem, saudável e radiante é como uma uva: fresca, suculenta e firme. À medida que envelhecemos, contudo, a perda de volume facial cria um efeito mais semelhante a uma uva passa; a face fica murcha e afunda, tornando-se quebradiça, com rugas, dobras e bolsas.

Agora nós queremos que você pondere uma nova pergunta: "Qual seria o resultado do seu *lift*: uma ervilha ou uma uva?". Pense cuidadosamente antes de responder. Um *lift* bidimensional do tipo que "serve para todo mundo" apenas puxa a pele da uva passa para torná-la ainda mais repuxada e achatada. Você não consegue o efeito "uva", e sim uma superfície mais repuxada, menor e que se parece mais com uma ervilha.

O que o *lift* tridimensional, ou líquido faz, é a "uva passa" inflar novamente, em vez de descamá-la ou achatá-la; ele reinjeta vida nova a ela. Isso lhe dá a sensação de preenchimento, firmeza e juventude que você deseja em um procedimento; a pele recupera o tônus, como uma uva, e não uma ervilha.

Aparelhos firmadores para lidar com flacidez suave a moderada

Se as suas calças ficarem largas, você simplesmente aperta o cinto, certo? O problema está resolvido. Bem, não deveria ser diferente com o seu rosto. Embora isso possa soar simplista, os procedimentos são tão numerosos e tão avançados atualmente que não há mais dificuldade para um médico experiente e qualificado.

Se os procedimentos são realizados de maneira adequada, em uma instalação médica, por um profissional treinado, o risco e o período de repouso envolvidos são muito pequenos. A maioria consiste em procedimentos ambulatoriais, com pouco tempo de repouso e resultados impressionantes. Se a sua flacidez é de suave a moderada, portanto, você tem sorte: o *lift* não apenas não é uma boa opção agora, como, ainda, se você continuar a cuidar da sua pele e considerar vários procedimentos não cirúrgicos, pode ser capaz de retardar os procedimentos mais invasivos para um futuro previsível.

Nós abordaremos primeiro os aparelhos firmadores, que tratam exclusivamente do problema da flacidez. Na seção seguinte, falaremos do segundo problema crítico, a perda de volume, e recomendaremos vários produtos e procedimentos que recuperam o volume da face envelhecida.

Nesta seção discutiremos quatro aparelhos firmadores que lidam com a flacidez de suave a moderada:

- Thermage;
- Titan;
- ReFirme;
- Accent.

Embora sejam os quatro procedimentos mais populares, eles, de forma alguma, desempenham a mesma função. Por essa razão, tentaremos diferenciá-los e destacar os prós e contras de cada um, lembrando que nenhum deles requer cirurgia.

Thermage

Thermage é o tratamento mais seguro e eficaz no combate à flacidez moderada (ou perda de tonicidade da pele ou dos músculos faciais). Em nossa opinião, é o padrão de ouro dos aparelhos firmadores.

Seguro e não invasivo, ele não requer repouso e é aplicado em uma única sessão. Seu princípio ativo é o aquecimento da pele acima dos 61° C (aquecimento térmico), o que induz à contração do colágeno e à produção de um efeito firmador por um período superior a seis meses. Alguma firmeza é notada no dia do procedimento, com gradual melhora nos meses seguintes.

Além disso, há produção de novo colágeno na derme (a parte grossa da pele). O Thermage proporciona firmeza e contorno, além de rejuvenescer a pele facial com comprovação clínica, ajudando a restabelecer uma aparência mais jovem (usado acima dos olhos, o Botox também pode ser extremamente útil para firmar a pele flácida).

Quando o Thermage foi lançado há seis ou sete anos, a técnica empregada resultou em uma taxa de satisfação de apenas 30%. Hoje, com uma mudança no tratamento, acompanhada de menos dor, menor energia e um tempo de tratamento um pouco mais longo, a tecnologia única do Thermage com capacitor de radiofrequência (CRF) resulta em uma taxa de satisfação de mais de 92% em vários relatórios médicos.

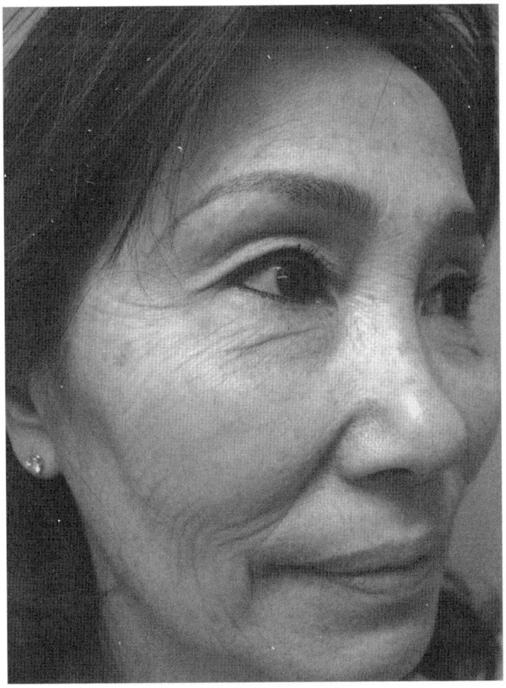

Bochecha antes do Thermage

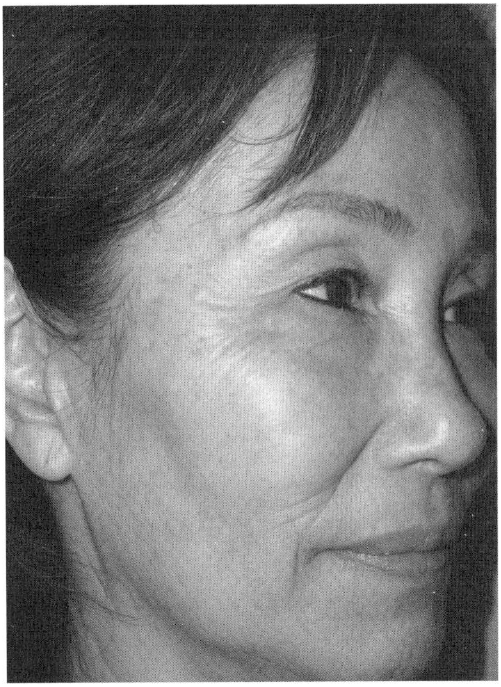

Bochecha três meses depois do Thermage

Titan

Os propósitos do Titan são semelhantes aos do Thermage, principalmente com relação à promessa de "profundo aquecimento dérmico com formação de novo colágeno após o tratamento". O Titan usa luz infravermelha para aquecer a pele do rosto, mas a profundidade do aquecimento é menor do que a proporcionada pelo Thermage e, portanto, os efeitos firmadores podem ser menos pronunciados. O aquecimento térmico que penetra profundamente na pele é associado com a produção de mais colágeno, que ajuda a firmá-la e enrijecê-la.

Christine Lee, uma famosa dermatologista, fez um estudo de meia-face e relatou que seriam necessários aproximadamente três tratamentos para o Titan oferecer resultados similares aos do Thermage. Novamente, a experiência do médico que está fornecendo o procedimento desempenha um papel crucial na segurança e eficácia do procedimento.

CENÁRIO DOS PIORES CASOS: QUANDO A CIRURGIA PLÁSTICA DÁ ERRADO

Ao longo dos anos, temos visto algumas tentativas bem ruins de rejuvenescimento facial. Narizes cortados de forma muito severa, pele queimada por aparelhos de laser defeituosos ou manipuladores inexperientes, remoção malsucedida de pelos e implantes desastrosos nos seios, tórax, queixo e glúteos. Felizmente, essas circunstâncias são extremamente raras nas mãos de médicos experientes e qualificados.

Nós o encorajamos a certificar-se quanto à qualificação de seu médico para o procedimento ou a cirurgia que ele recomenda. Evite avaliar a cirurgia cosmética pelo preço. Tenha certeza de que você fez todas as perguntas certas, e se a sua intuição lhe diz que o procedimento, ou o cirurgião, não é o certo, procure uma segunda ou terceira opinião.

Se você teve uma complicação cirúrgica maior, busque o aconselhamento de um médico experiente que seja especializado em cirurgia corretiva.

ReFirme

Outro procedimento para firmar a pele, atualmente muito popular no mercado, é o ReFirme. Como os demais procedimentos firmadores, ele trata os sinais comuns de envelhecimento, incluindo bolsas sob os olhos, linhas das sobrancelhas caídas, papada, flacidez no pescoço e pregas nasolabiais.

Por meio de uma combinação de radiofrequência bipolar e energias menores, o ReFirme aquece o tecido dérmico para tratar a área afetada e penetra abaixo das camadas dérmicas para manipular o colágeno ali depositado. Diferentemente dos lasers convencionais e da luz intensa pulsada, o ReFirme usa menos energia ótica, o que oferece maior segurança e um procedimento praticamente indolor.

Accent

Este aparelho de radiofrequência é usado para firmar a pele e reduzir os efeitos do envelhecimento. Os tratamentos realizados com ele podem criar uma mudança dramática sem requerer cirurgia invasiva ou até mesmo anestésicos tópicos.

O Accent aquece a derme de maneira uniforme com a energia de radiofrequência, enquanto protege a epiderme com um resfriamento interno de contato. O aumento da temperatura na derme acarreta a contração, o realinhamento e a produção de novo colágeno, que continua a aumentar ao longo de vários meses.

Restauração de volume para obter uma aparência mais saudável e jovem

Nesta seção iremos nos concentrar primeiramente nos dois tratamentos seguintes, que são alternativas seguras e eficazes ao *lift* facial:

- ***Lift* líquido.** Para mudanças relativas ao envelhecimento ou à perda de volume, de suaves a moderadas, este procedimento funciona muito bem. Utilizando produtos como Radiesse e Sculptra para corrigir sinais de perda de volume, o médico injeta na *midface* e na porção inferior da face um líquido preenchedor cujo nome é *lift líquido*.
- **Enxerto de gordura multinível.** Para perda de volume de suave a moderada o enxerto de gordura multinível (EGM) tem revolucionado a forma como nós olhamos

para a face. Muitos pacientes costumavam fazer *lifts*, mas eles não possuíam uma boa aparência porque fizeram mais do que realmente era necessário para consertar o problema. São casos em que, em vez de firmar ou achatar o rosto, era preciso restaurar o volume, assim como aqueles em que o ideal era um *lift* tridimensional em vez de um bidimensional. O enxerto de gordura é um procedimento de uma hora, realizado mediante a aplicação de anestesia local no consultório médico. Recolhe-se um pouco de gordura da barriga, dos quadris ou das coxas e em seguida separam-se as células adiposas que não são utilizadas, e injeta-se essa gordura nas áreas desejadas da face – abaixo da pele e acima do músculo – para criar um efeito mais cheio e mais jovem.

Você não encontrará muitas informações sobre este assunto nos livros atuais de rejuvenescimento facial, cuidados com a pele ou envelhecimento, porque o que nós estamos sugerindo é verdadeiramente uma mudança de paradigma, em relação a época em que os lifts faciais imperavam absolutos e eram empregados quase que exclusivamente para tratar todos os problemas de envelhecimento da face.

Você não encontrará muitas informações sobre este assunto nos livros atuais de rejuvenescimento facial, cuidados com a pele ou envelhecimento, porque o que nós estamos sugerindo é verdadeiramente uma mudança de paradigma da época em que os *lifts* faciais imperavam absolutos e eram empregados quase que exclusivamente, para tratar todos os problemas de envelhecimento da face.

Nossa sugestão é que você descarte tudo o que acha que sabe sobre *lifts* faciais e abra sua mente para receber as informações que estamos apresentando aqui. Além disso, disponha-se a discutir esses procedimentos com seu médico (falaremos mais a respeito de como escolher um médico no Capítulo 10).

Essa informação não é absoluta; em outras palavras, nós não podemos, por meio das páginas deste livro, diagnosticar que você sofre de flacidez de suave a moderada e/ou de perda de volume. Você pode ter mais ou menos do que isso. É por isso que seu médico deve ser escolhido cuidadosamente, para que juntos, vocês dois conversem a respeito disso de forma fácil e confortável.

Nós também sugerimos que você considere o tratamento para firmeza da pele e perda de volume como produtos e procedimentos complementares, não excludentes. Talvez seja possível usar o tratamento tanto para firmeza *como* para perda de volume. Neste caso, um tratamento com Thermage poderia ser complementado com EGM ou até mesmo com um *lift* líquido.

Não se trata apenas do seu médico tentar aumentar o tamanho da própria conta; ele deve tentar alcançar o efeito que você realmente deseja, usando a variedade e as inúmeras opções de procedimentos atualmente existentes no mercado. Mesmo quando fazemos *lifts* faciais cirúrgicos, em geral o complementamos com EGM ou com preenchimentos, para evitar uma aparência rígida, achatada e repuxada, aumentando o volume e a tonicidade a fim de obter um efeito mais natural e jovem.

Não é diferente de ir ao dentista e fazer um tratamento de clareamento para complementar uma limpeza recente, ou ir a uma oficina mecânica e fazer uma troca de óleo durante uma revisão no seu carro; os dois serviços se complementam de modo que sejam obtidos resultados que não seriam atingidos ao usar apenas um deles.

O *lift* facial líquido: "preenchendo" o vazio entre as alternativas cirúrgicas e não cirúrgicas

Como vimos em todo esse livro, os quatro principais componentes da mudança da estrutura facial decorrente do envelhecimento são: pele, gordura, músculos e ossos. Perda de elasticidade na pele e nos tecidos moles, perda de volume, reabsorção óssea e os efeitos da gravidade (flacidez) são todos sinais de envelhecimento. Neste capítulo abordamos as duas causas iniciais: perda de volume e flacidez.

Por que há tantas alternativas para o *lift* facial? Com certeza, não é porque nós somos contrários a esse procedimento. No entanto, chegou a hora de mudar a perspectiva de que o *lift* facial é a solução para todos os *lifts,* e pasar a considerar que ele pode ser um complemento para várias outras alternativas viáveis, seguras e saudáveis. Também é o momento para parar de pensar no *lift* facial como o padrão de ouro do rejuvenescimento facial, pois ele não é.

Um *lift* facial não resolve todos os problemas de envelhecimento, como as manchas senis ou as alterações de textura da superfície da pele, nem cria um efeito tridimensional, completo, mais firme e jovem, a menos que seja complementado por algumas das medidas alternativas, discutidas durante todo este capítulo (e também no capítulo 8).

Pouquíssimos procedimentos apresentam resultados amplos; a maioria são tratamentos especializados para um problema particular, como perda de volume ou flacidez. Felizmente, uma variedade de técnicas está disponível para ajudar no processo de rejuvenescimento da face.

Por exemplo, vários graus de rugas e pregas sobre diferentes áreas do rosto podem ser tratados com o uso de injetáveis em um procedimento de *lift* facial. Para aumentar o volume facial e preencher os sulcos (rugas profundas) podem ser empregados preenchimentos dermatológicos. Vincos relacionados à expressão são causados por contrações musculares; contudo, o uso de relaxantes musculares como o Botox faz com que esses vincos sejam suavizados, tornando a aparência da testa e da área ao redor dos olhos mais jovem.

Injetáveis, que são os principais materiais usados em um *lift* facial, podem tratar:

- Perda de tonicidade;
- Marcas de expressão;
- Características achatadas ou esburacadas.

Depois de um exame, você e seu médico devem traçar um plano de tratamento, elaborado especificamente para os sinais de envelhecimento e para seus objetivos pessoais. Esta é uma fase crítica, e nós pedimos que você use todas as informações, poder e confiança que adquiriu durante a leitura desse livro para ir a sua primeira consulta tão preparado quanto for possível.

Quais são os tipos de injetáveis usados em um *lift* facial líquido? Geralmente injetáveis mais duradores como Radiesse,

Sculptra e ArteFill são combinados com Botox, ácidos hialurônicos e colágeno.

A injeção de preenchimento em várias profundidades para eliminar vincos cria uma aparência e uma forma mais jovem na face. O tratamento pode ser feito em trinta minutos, no mínimo, dependendo do número de locais e do injetável utilizado. Restylane e Juvéderm preenchem os lábios e áreas profundas sob os olhos, enquanto os produtos de colágeno preenchem as linhas finas e os tecidos menos espessos. Radiesse e Sculptra criam novas superfícies curvilíneas, preenchem vincos profundos e recuperam o volume perdido. O Botox, por fim, suaviza as marcas de expressão.

Os resultados dos *lifts* faciais injetáveis são imediatamente visíveis; contudo, no caso do Sculptra, podem ser necessárias até três sessões para que seja possível visualizar a melhora. As sessões possuem intervalos de cerca de um mês, e o aumento ocorre gradualmente.

É comum haver múltiplos locais injetáveis; inchaço e vermelhidão podem ser sentidos nos primeiros dias depois do tratamento. Para minimizar o inchaço, os pacientes deixam o consultório com uma bolsa de gelo e são aconselhados a não fazer esforço físico nas primeiras horas, para prevenir um aumento no batimento cardíaco ou na pressão arterial. É aconselhável (apesar de não ser essencial) evitar a ingestão de vitamina E, anti-inflamatórios, óleo de peixe e medicamentos afinadores do sangue (aspirina e ibuprofeno), pois promovem a vermelhidão da pele.

A duração depende dos preenchimentos usados no *lift* facial. Aqueles à base de colágeno, duram de três a quatro meses, os realizados à base de ácido hialurônico podem durar de seis meses a um ano, e injetáveis semipermanentes (Radiesse, Sculptra) podem durar de um a dois anos, ou mais. O Botox dura de três a quatro meses e pode ajudar os preenchimentos temporários a ter maior duração, pela diminuição da ação muscular. Para otimizar os resultados, siga os tratamentos eventualmente necessários.

Ao ler este capítulo, tenha em mente que ele se aplica apenas à perda de volume e à flacidez suave a moderada, no princípio do envelhecimento. Se a sua flacidez e/ou perda de volume é de moderada a severa, você encontrará grande alívio no capítulo seguinte, sobre alternativas cirúrgicas.

Entretanto, é importante ler ambos os capítulos para se informar sobre quais alternativas existem no mercado hoje e para quem elas são indicadas. Preenchimentos, injetáveis e EGM podem ser suficientes para recuperar sinais de envelhecimento de suaves a moderados, mas não servem para tratar a flacidez de moderada a severa. Caso o paciente tenha passado determinado ponto, pode haver a necessidade de um procedimento de rejuvenescimento facial cirúrgico como blefaroplastia, *lift* endoscópico de sobrancelha e/ou procedimentos de *lift* facial customizado.

O uso de injetáveis populares, seguros e eficazes para *lifts* faciais líquidos é um caso sério; portanto, lembre-se de que tudo depende da análise inicial feita junto com seu médico. Seja claro sobre as suas expectativas e discuta todas as alternativas, aberta e honestamente.

Há muitos casos nos quais um *lift* facial cirúrgico é garantido. O próximo capítulo é todo sobre esse procedimento e seus muitos benefícios. Porém, um médico qualificado deve lhe contar tudo sobre as alternativas disponíveis durante a sua consulta inicial, e, se ele não fizer isso, é sua responsabilidade perguntar.

Agora que você sabe que a flacidez e a perda de volume suaves a moderadas são diferentes daquelas moderadas a severas, pode ficar mais bem informado a respeito dos produtos e procedimentos apropriados para o seu caso. Isso não deve servir de ameaça ao seu médico ou deixá-lo na defensiva; nós adoramos quando as pessoas chegam até nós preparadas, porque permite uma consulta inicial mais aberta e produtiva.

Muitas pessoas ficam nervosas durante a primeira consulta e com razão. Aqui está um médico mostrando "você no futuro" em um monitor de computador, medindo, ajustando e marcando o seu rosto e, se você não tiver uma mente aberta, a experiência pode parecer absolutamente negativa, uma vez que se trata de alguém que está basicamente apontando seus "defeitos" físicos. Você deve estar aberto e ser honesto acerca de suas expectativas e necessidades e requerer a mesma abertura e honestidade por parte do seu médico.

O que você quer e o que você precisa podem ser duas coisas diferentes; nós temos a responsabilidade ética de apontar ao paciente quando há uma diferença entre o desejo e o que é possível fazer. Você pode querer Thermage e não um *lift* facial, por exemplo, quando os resultados realmente pedem um *lift* facial e não Thermage.

O contrário é igualmente verdade; em geral nós recomendamos menos do que um *lift* facial, se ele não é necessário. Alguns anos atrás, a maioria dos médicos simplesmente realizava esse procedimento em quem pedisse. Hoje estamos em uma era avançada, e não precisamos usar o bisturi o tempo todo, sobretudo quando um preenchimento ou um injetável podem oferecer o mesmo resultado.

A prevenção ainda é o melhor tratamento, e não apenas os cuidados diários dispensados à pele, mas o que você faz *antes* de um procedimento é tão importante quanto o que acontece *durante* a realização e como você se cuida *depois* dele.

Isso tudo é conversado depois da primeira análise facial realizada pelo seu profissional de cuidados com a pele. Você tem de saber qual é o problema para que a solução se apresente. Alguém que tem apenas perda de volume não precisa de Thermage; alguém que tem bom volume e pouca flacidez não precisa de restauração de volume. Enquanto isso, alguém com perda de volume e flacidez requer uma combinação de produtos e procedimentos para tratar ambos os problemas e obter os resultados desejados.

Quem disse que a gordura é ruim para você? Um guia para enxerto de gordura multinível

Se este fosse um livro sobre dieta, nós não poderíamos escrever esta seção, pelo menos não com o título acima. Em nossas práticas, no entanto, a gordura não é uma má notícia, ela é *boa*. É por isso que atualmente é utilizado um procedimento de preenchimento com gordura para tornar mais jovem o visual da pessoa. Esse procedimento, o enxerto de gordura multinível (EGM), foi descrito no capítulo 6. Ele preenche a face com a injeção de gordura coletada da barriga, quadris ou coxas: áreas que são abundantes em tecido adiposo.

O EGM é uma abordagem não invasiva, restauradora para a cirurgia estética que facilita a melhora do volume facial, resultando em uma aparência mais jovem. Nós costumamos utilizar EGM com *lifts* faciais e blefaroplastia para melhorar os resultados de forma geral.

Vantagens dos procedimentos

- Células de gordura puras são retiradas do abdome, quadris ou coxas do paciente;
- As células de gordura vivas são injetadas em camadas da face;
- Essas células são incorporadas às células de gordura facial normais;
- Quase 90% das pessoas obtêm resultados mais bem-sucedidos que na primeira tentativa;
- Outros (cerca de 10%) podem requerer dois ou três procedimentos para alcançar a correção completa;
- A gordura transferida se incorpora permanentemente à face. Contudo, o processo de envelhecimento continua, ou seja você não está completamente livre dele. A maioria dos pacientes volta dentro de cinco anos para reavaliar a aparência facial.

Desvantagens dos procedimentos

- Pode haver um pouco de inchaço e vermelhidão, mas esses sintomas desaparecem depois de uma semana. O inchaço mais suave pode levar várias semanas para desaparecer.
- Não é recomendado para as pessoas com doenças renais, hepáticas, ou que possuam pouca gordura corporal.

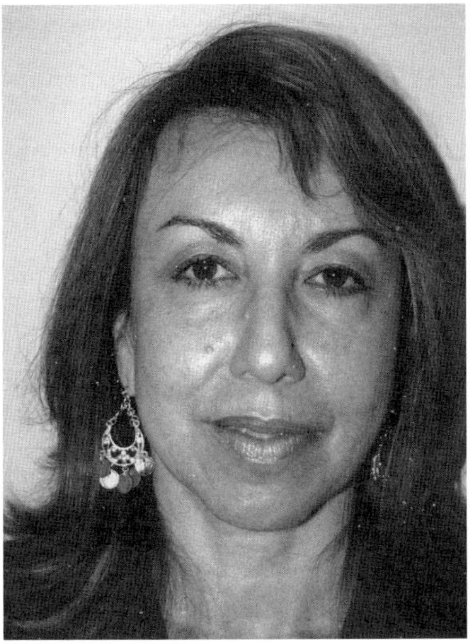

Antes do lift facial com EGM, visão frontal

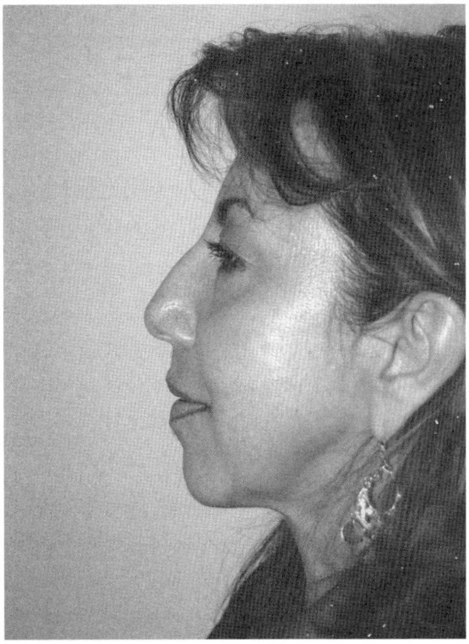

Antes do lift facial com EGM, perfil

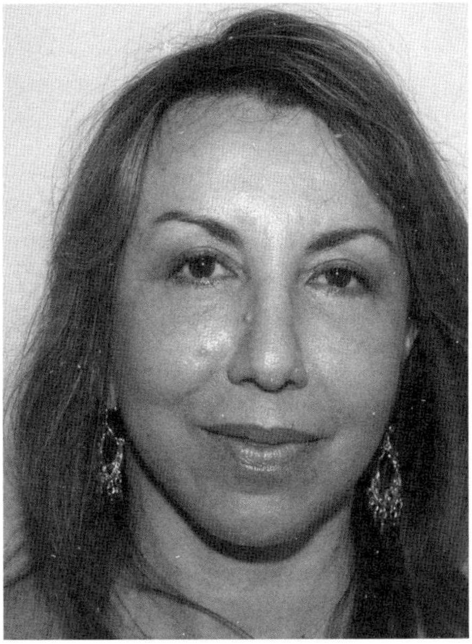

Depois do lift facial com EGM, visão frontal

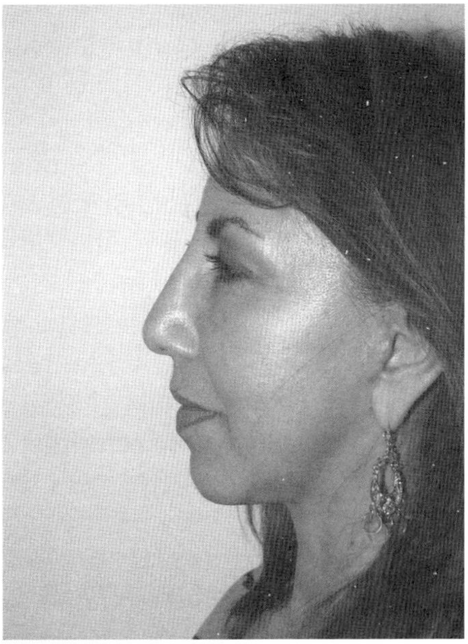

Depois do lift facial com EGM, perfil

Os olhos: alternativas não cirúrgicas ao *lift* palpebral

Ao longo de toda seção, nós nos preocupamos primeiramente com a flacidez e com a perda de volume, mas e o tratamento de áreas sensíveis como os olhos? Acontece com os olhos o mesmo que acontece com a face; hoje há uma variedade de alternativas não cirúrgicas com as quais tratar essa área crítica, que é tão vital para manter a aparência jovem desejada.

Conforme a arte e a ciência do rejuvenescimento avançaram, houve melhora significativa nas soluções não cirúrgicas da aparência dos olhos. Na década passada, nós aprendemos que a perda de volume dos olhos contribui, e muito, para o processo de envelhecimento da área.

Consequentemente, utilizamos a recuperação do volume não cirúrgico para tratar essas áreas em candidatos apropriados. O principal avanço aqui é o uso de injetáveis em consultório, para melhorar o vazio da área sob os olhos e a flacidez das pálpebras superiores. Os três produtos utilizados nos *lifts* de pálpebra são Restylane, Juvéderm e a gordura.

Como descrito nos capítulos anteriores, Restylane e Juvéderm são ácidos hialurônicos (proteínas naturalmente encontradas na pele), em geral, injetados nas pálpebras inferiores (ou depressões embaixo dos olhos) e podem ser usados para reduzir a flacidez das pálpebras superiores ao melhorar a posição das sobrancelhas e restaurar a tonicidade das partes afundadas das pálpebras. Ambos podem apresentar efeitos colaterais, e seus resultados podem durar até um ano, na área embaixo dos olhos. Ácidos hialurônicos devem ser injetados profundamente no músculo para evitar irregularidades e equimoses clinicamente referidas como efeito Tyndall.

As injeções de Botox também podem ser usadas para reduzir os pés de galinha e levantar as sobrancelhas (*lift* químico das sobrancelhas), além de melhorar a aparência geral. Com EGM podem-se alcançar resultados semelhantes àqueles de Restylane e Juvéderm. Contudo, a principal diferença é que a transferência de gordura geralmente é uma solução de longo prazo e, para cerca de 90% dos indivíduos, com apenas uma injeção. Para os indivíduos com olhos encovados e bolsas nas pálpebras inferiores, a gordura proporciona melhores resultados do que os produtos hialurônicos.

Há uma alternativa não cirúrgica para a plástica do nariz?

A cirurgia do nariz é um dos procedimentos cosméticos mais populares, e ela tem sido feita há anos. No passado, a rinoplastia era a única opção disponível para pessoas em busca de melhoras no tamanho e forma do nariz. Nos últimos anos, a "rinoplastia não cirúrgica" tornou-se popular. Ácidos hialurônicos, Radiesse, silicone e ArteFill são usados para preencher depressões, suavizar ângulos pontudos, ou mudar o ângulo da ponta do nariz.

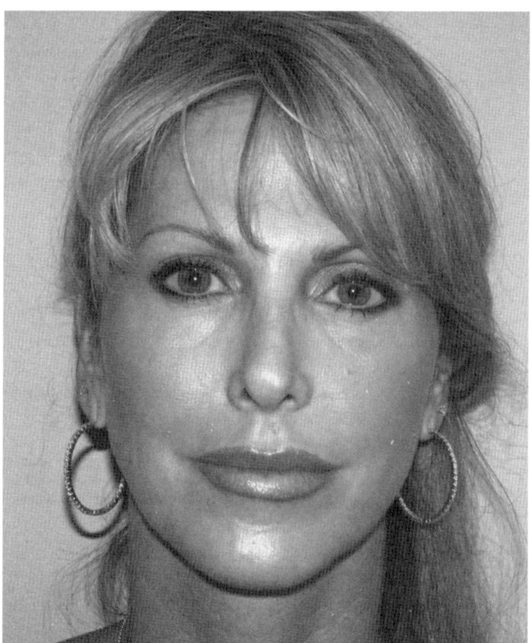

Antes da rinoplastia para correção da ponta do nariz

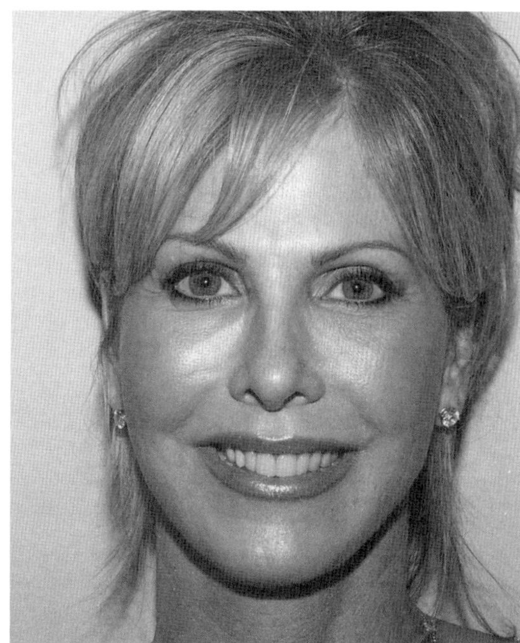

Depois da rinoplastia para correção da ponta do nariz

Pode haver complicações significativas do mal uso de injetáveis no nariz, em especial em mãos de pessoas inexperientes. Já vimos resultados desastrosos em procedimentos realizados por médicos que não entendem de estética e anatomia nasal.

Nós recomendamos a utilização de preenchimentos para realizar correções menores e evitar um reparo maior do nariz. Preferimos ácidos hialurônicos para este procedimento, pois é reversível e bem tolerado pela pele local. Também usamos Radiesse com grande sucesso, mas com muito mais cuidado. Evitamos realizar preenchimentos nos pacientes que estão planejando fazer rinoplastia no futuro, uma vez que os injetáveis podem interferir significativamente na dissecação cirúrgica.

Falando de maneira geral, os especialistas em rinoplastia seriam os médicos ideais para utilizar preenchimentos na região nasal.

8

"A sua idade não importa, e sim como você envelhece."

Marie Dressler

As respostas cirúrgicas

Corrigindo sobrancelhas, pálpebras, bochechas caídas e muito mais

Se você está preocupado em fazer cirurgia plástica, nós queremos acabar com o seu medo; a medicina moderna está tão avançada que o risco que se corria antigamente tornou-se coisa do passado.

Não nos entenda mal; o risco existe em todos as cirurgias, não importa o quanto elas pareçam mais simples ou mais complexos. Contudo, se você fez a sua lição de casa, confie em seu médico, nas credenciais dele, e discuta os prós e os contras da intervenção e quais serão, detalhadamente, os procedimentos. Dessa forma, a chance de complicações sérias ou insucesso é menor que 1% (o capítulo 9 aborda como reduzir ainda mais essa pequena probabilidade).

Hoje em dia, a cirurgia plástica facial está sendo realizada rotineiramente nos consultórios médicos, centros cirúrgicos e hospitais por todo o país. Não estamos afirmando que procedimentos não cirúrgicos são mais ou menos arriscados que os cirúrgicos; apenas queremos informá-lo sobre os dois tipos existentes para que você consiga escolher quando discutir suas necessidades pessoais e exclusivas com o médico. Procedimentos cirúrgicos e não cirúrgicos são como maçãs e laranjas: são bastante diferentes, porém igualmente benéficos, dependendo das necessidades e dos desejos de cada paciente.

Embora o foco deste capítulo seja a cirurgia plástica facial, a intervenção cirúrgica não é mais a *única* resposta. Além disso, mesmo quando você faz uma cirurgia, seus médicos ainda têm de fazer uma manutenção com preenchimentos, lasers, loções e cremes para manter o seu visual rejuvenescido.

É por isso que é tão importante que haja entre vocês um relacionamento saudável, duradouro e baseado na confiança. Para manter a aparência jovem, você terá de vê-lo várias vezes nos próximos anos, independentemente do número de cirurgias plásticas que tenha realizado. A cirurgia não é uma solução para tudo, nem uma máquina, ela não trará de volta o brilho e a juventude que sua pele tinha aos dezoito anos, e você ainda terá de manter e cuidar dela depois do fim do procedimento.

Você tem de assumir responsabilidade pessoal pela sua cirurgia plástica, não importa o procedimento adotado, a finalidade dele ou quem o está realizando. Essa responsabilidade começa com informações e ler esse livro é um grande passo. Ainda mais importante, contudo, é implementar nossas recomendações durante sua primeira consulta, pois você poderá contar com bastante conhecimento e confiança e estará munido das perguntas certas.

Finalmente, tenha em mente que se submeter a uma cirurgia plástica é bem parecido com uma grande reforma na sua casa. O teto, a porta da garagem, ou a piscina podem ser novos, e o lugar parece ótimo agora, mas não significa que você possa parar de cortar a grama ou aspirar o tapete. Seu rosto é uma entidade viva, que respira, e cabe a você e ao seu cirurgião trabalharem juntos para deixá-lo e mantê-lo, na melhor forma possível. Cuidados adequados com a pele e manutenção de rotina representam parte significativa disso, como a faxina regular e os retoques para manter a sua casa com uma aparência bem cuidada e nova.

Há muito sobre o que falar neste capítulo, mas isso é bom porque garantimos que, enquanto você o estiver lendo, conhecerá "tudo o que sempre quis saber sobre cirurgia plástica facial, mas tinha medo de perguntar". Para dividir as informações em pedaços compreensíveis, destacaremos três partes da face: os olhos e a área ao redor deles (sobrancelhas e *midface*), a porção inferior do rosto e o pescoço, e o perfil (nariz e queixo).

Diagramas das regiões faciais envolvidas, assim como fotos do tipo "antes" e "depois" de nossos pacientes, devem ajudar a aumentar o entendimento de cada procedimento específico.

Quando você vai ao médico para uma consulta inicial, todas as regiões da sua face são avaliadas para alcançar um resultado equilibrado e esteticamente agradável. Da mesma forma, os métodos cirúrgicos e não cirúrgicos frequentemente são combinados para otimizar os resultados. As seguintes regiões e opções cirúrgicas serão discutidas:

- **Os olhos.** Como falamos anteriormente, os olhos possuem dois "vizinhos" chatos. A testa e as sobrancelhas são os "vizinhos do andar de cima", e a *midface* e as bochechas, os "vizinhos do andar de baixo". Consequentemente, a avaliação dessa região da face inclui o modo como as sobrancelhas, os olhos e a transição das pálpebras inferiores para a *midface* interagem uns com os outros para criar sua aparência atual – e o que pode ser feito a respeito de cada um para obter o resultado que você deseja. Os procedimentos cirúrgicos que tratam esses problemas incluem:

  - Blefaroplastia: cirurgia plástica dos olhos;
  - *Lift* de sobrancelhas: *lift* endoscópico da testa e outras alternativas;
  - *Lifts* endoscópicos da *midface*;
  - Enxerto de gordura multinível;
  - Implantes de bochechas.

UM DIA NA VIDA DO SEU CIRURGIÃO PLÁSTICO OU DERMATOLOGISTA

As pessoas geralmente nos perguntam como são nossos dias. Quais celebridades nós vimos ou com quem trabalhamos? A quantas premiações de cinema nós fomos essa semana? Quantos campeonatos de golfe nós disputamos? Na verdade, seja em Beverly Hills ou na sua cidade, os médicos são os mesmos: nós somos basicamente *workaholics* com um endereço glamouroso.

Nosso dia começa cedo, com a leitura das últimas novidades, de artigos e relatórios de pesquisa antes de ir para o consultório para fazer a primeira consulta. Uma vez que tenhamos cumprimentado nosso primeiro paciente, a corrida começa. Se um procedimento cirúrgico ou um cliente que é celebridade está levando mais tempo que o esperado ou requerendo atenção especial, nós planejamos e nos programamos de acordo com o andamento das consultas. Para acomodar a demanda da nossa programação, gostamos de manter o consultório funcionando bem e com o atendimento no prazo.

Embora possamos ter um dos endereços mais sofisticados do mundo, até mesmo as celebridades querem que o trabalho seja feito rápida e silenciosamente, com pouco estardalhaço. Como a maior parte da nossa clientela nível A prefere manter seu relacionamento profissional em sigilo, recebemos poucos convites para participar de premiações no tapete vermelho ou eventos com artistas. Que pena!

Por outro lado, nos divertimos muito trabalhando em Beverly Hills. Andamos pela Rodeo ou pela Bedford Drive, onde circulam, além de atores e cantores famosos mundialmente, outros "Doutores Hollywood". Há sempre *paparazzi* por ali e de vez em quando, vemos Paris Hilton pedindo um sorvete de iogurte logo ao lado.

Afinal, não importa qual é o nosso endereço e onde vivemos; nós somos médicos em primeiro lugar e isso é o mais importante. O juramento de Hipócrates se aplica à cirurgia estética, e nós nunca nos esquecemos disso. Tratamos cada indivíduo como se ele fosse uma estrela que deve estar preparada para pisar no tapete vermelho. Todo mundo deveria ser tratado assim.

- **A porção inferior da face e o pescoço.** A porção inferior da face compreende a linha do maxilar e a parte de baixo do queixo; nós costumamos incluir o pescoço nesta categoria porque as características dos três são bastante semelhantes em termos de procedimentos cirúrgicos. Os procedimentos comuns para tratar essas áreas sensíveis são:

- *Lift* facial e do pescoço (ritidectomia);
- Enxerto de gordura multinível;
- Implantes de queixo.

- **O perfil.** Seu perfil inclui tanto o nariz como o queixo, os quais se tornam mais proeminentes quando vistos de lado. Os procedimentos cirúrgicos comuns para ajudar a acentuar o perfil consistem em:

  - Rinoplastia (plástica do nariz);
  - Aumento do queixo.

Discutimos a face, de cima a baixo, nos capítulos anteriores, e seguiremos o mesmo padrão aqui. Depois de um *tour* cirúrgico pelo rosto, nossos tópicos contemplam problemas críticos como tempo de recuperação para cada procedimento; se há dor e o que esperar antes e depois da cirurgia.

Tratando os olhos e a área ao redor deles: como as sobrancelhas, os olhos e a *midface* interagem uns com os outros

Um de nossos pacientes, recentemente, disse: "Não importa o que uma pessoa já fez, cosmeticamente falando; você sempre pode saber a idade dela pelos olhos". Embora não estivesse de todo certo, é verdade que a pele delicada e vulnerável ao redor dos olhos se assemelha um pouco aos anéis de crescimento de uma árvore: olhe bem de perto e você pode adivinhar com um bom nível de acerto a idade da pessoa observada.

Como dissemos repetidamente neste livro, a melhor forma de lidar com as linhas ao redor dos olhos é impedir que elas surjam: cuide de seus olhos da maneira adequada, para que a mudança nunca aconteça.

Os atuais produtos de cuidados com a pele – em combinação com o uso apropriado do Botox e preenchimentos – oferecem uma grande vantagem nesta área porque podem nos ajudar a prevenir as linhas associadas com o processo de envelhecimento.

Algumas vezes os olhos não são os únicos a criar problemas para a sua face; a testa pode ser um "vizinho do andar de cima" terrível, caindo e fazendo com que as pálpebras superiores pareçam mais envelhecidas do que realmente são, enquanto bochechas murchas e flácidas podem agir como "vizinhos do andar de baixo" incontroláveis, acrescentando alguns anos ao seu rosto.

Algum desses casos soa familiar? Provavelmente, caso você ainda continue lendo. A seguir constam os quatro maiores problemas para a cirurgia, quando estamos falando dos olhos:

- **Sobrancelhas caídas.** Sobrancelhas que se projetam para baixo podem ter um impacto tremendo no processo de envelhecimento e podem acentuar a flacidez da pele das pálpebras superiores.
- **Flacidez das pálpebras superiores.** A pele das pálpebras superiores tende a se tornar exagerada e pode começar a pender no topo dos cílios.
- **Pálpebras inferiores.** Problemas com as pálpebras inferiores podem incluir inchaço, excesso de pele e flacidez dos tendões das pálpebras inferiores.
- ***Midface* – bochechas.** Conforme já afirmamos, a perda de volume é uma das principais causas do envelhecimento da face, sobretudo ao redor dos olhos, nas sobrancelhas e bochechas. O enrugamento do tecido pode ter um impacto significativo ao criar sobrancelhas retas, assim como depressões e cavidades profundas na testa, ao redor dos olhos e nas bochechas. A *midface* é afetada por dois fatores principais: flacidez e perda de volume que devem ser tratados de modo a promover o rejuvenescimento da área.

A principal informação a ser lembrada sobre os olhos e a área ao redor deles é que tudo está relacionado. Por exemplo, algumas vezes as bochechas ficam caídas e acentuam os ossos sob as pálpebras; outras vezes, a testa pode pesar sobre as pálpebras superiores e criar mais problemas. Cirurgicamente falando, como nós tratamos esses problemas?

Sobrancelhas caídas

Muitas pessoas vêm nos procurar com reclamações da testa e sobrancelhas, e por uma boa razão: são elas, em geral, que mostram os primeiros sinais de envelhecimento e, como a testa fica bastante exposta, essas mudanças dramáticas tornam se cada vez mais difíceis de esconder.

Sua pele perde elasticidade, a combinação com elementos enfrentados ao longo dos anos, como danos por exposição ao sol, os efeitos do vento e a força inevitável da gravidade, resulta em rugas na testa, sensação ou aparência áspera da pele e as "linhas de preocupação" acima e ao redor das sobrancelhas e dos olhos. As sobrancelhas podem começar a parecer pesadas e cair.

A ilustração a seguir mostra como um *lift* endoscópico de sobrancelhas é feito.

A cirurgia de *lift* de sobrancelhas bem-sucedida é resultado de um bom relacionamento entre paciente e cirurgião. E desenvolvê-lo ajuda a saber o máximo possível sobre o procedimento a que você irá submeter-se antes de entrar no consultório. Nós podemos lhe fornecer muitas informações a esse respeito.

Nesta seção abordamos muitas de nossas preocupações e fornecemos as informações de que você precisa para começar a considerar a cirurgia da testa. Na tentativa de apagar alguns dos efeitos do tempo, hereditariedade e exposição da testa e sobrancelhas, os cirurgiões plásticos concentram-se em dois aspectos críticos de um *lift* de sobrancelhas:

1. Reduzir a atividade dos músculos superativos.
2. Reposicionar as sobrancelhas.

Ao reposicionar as sobrancelhas, seu cirurgião pode reduzir bastante o número de rugas que existem e aliviar alguns dos efeitos de caimento que ocorrem na linha das sobrancelhas. Além disso, ao colocar as sobrancelhas em um local que propicie uma aparência mais jovem, ele faz com que os olhos pareçam mais abertos, e as sobrancelhas menos dependuradas.

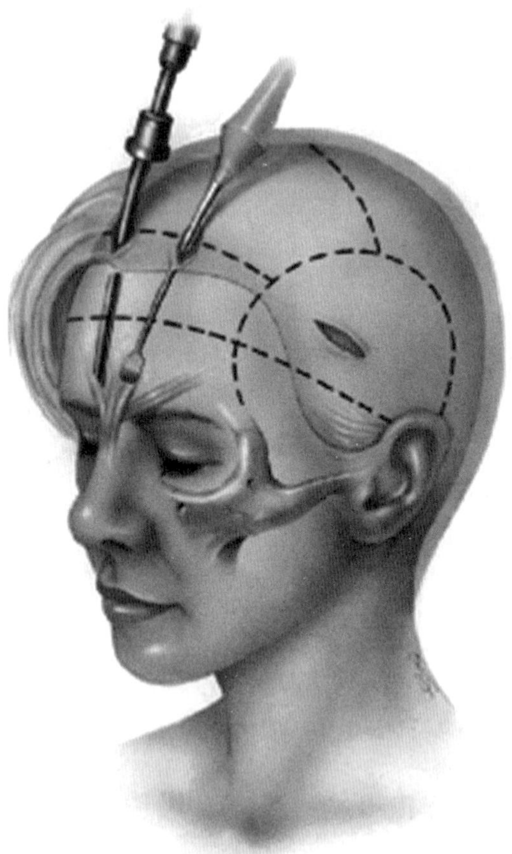

Lift de sobrancelhas

É muito importante considerar o sexo do paciente que faz o *lift* na testa. As mulheres, geralmente, têm sobrancelhas mais arcadas e localizadas em uma posição mais alta. A parte externa das sobrancelhas (a ponta) deve ser mais alta que a interna. Nos homens, elas são menos arcadas, portanto devem ficar em uma posição mais baixa. A ponta das sobrancelhas é a área que mais requer o reposicionamento. A porção interna das sobrancelhas próxima ao nariz não deve ser elevada excessivamente para não criar uma aparência "assustada" que, além de não ser desejável, é sinal indicativo de cirurgia.

Para reduzir os efeitos dessas terríveis linhas verticais entre as sobrancelhas, que nós chamamos de "sinal de onze", seu médico deve remover parte do músculo *corrugador* que é o causador delas, porém, recentemente, temos recomendado cuidado ao fazer isso. Primeiro, os músculos tendem a voltar à ação de qualquer forma, e segundo, muitos nervos correm por entre esses músculos; então, remover parte deles aumenta a chance de lesão. O Botox é uma alternativa excelente para a cirurgia nessa área.

Certifique-se de discutir suas necessidades específicas durante a primeira consulta com o médico. Pergunte quais resultados você pode esperar de maneira realista, e seja claro quanto ao que quer que seja feito. Nós temos visto, atualmente, resultados incríveis com os *lifts* de testa e sobrancelhas; e há várias razões para isso.

Um desses motivos é o fato de que os médicos estão cada vez mais experientes no que consideramos uma mudança mais natural, na qual os *lifts* de testa e sobrancelhas não são tão severos como eram no passado. Nós sabemos que você não quer ter um aspecto muito repuxado ou um olhar assustado depois do *lift*; quer apenas que a sua testa pareça mais lisa, que suas sobrancelhas e seus olhos fiquem menos caídos e, acima de tudo, que sua expressão se torne mais jovem e relaxada. Esses são os objetivos de um *lift* bem-sucedido de testa ou sobrancelhas.

No entanto, muitos indivíduos preocupam-se com as cicatrizes posteriores ao procedimento, o que é uma preocupação legítima. Contudo, ambas as áreas oferecem vários lugares para fazer incisões, evitando cicatrizes em locais mais visíveis. Atualmente, já é possível fazer tais procedimentos diretamente na linha do cabelo ou até atrás dela; com um planejamento e uma sutura cuidadosos, não deixando nenhuma cicatriz visível.

Se você está preocupado com as cicatrizes, discuta o procedimento com seu médico e peça que ele lhe explique exatamente onde será feita a incisão. Peça para ver as fotos do tipo "antes" e "depois" para saber se as cicatrizes são visíveis; provavelmente você não conseguirá dizer – mesmo se estiver olhando para elas.

Em um *lift* endoscópico de sobrancelhas, nós fazemos incisões bem pequenas no escalpo ao longo da linha do cabelo, e um telescópio é usado para suavizar todos os músculos e tecidos que fazem com que as sobrancelhas caiam. A abordagem endoscópica é o nosso método preferido para o *lift* de sobrancelha.

Como discutimos acima, em um *lift* de sobrancelhas tridimensional, é melhor não mexer na porção interna das sobrancelhas e manipular a parte externa para criar um efeito arqueado. O equilíbrio é o segredo neste tipo de procedimento já que ser excessivo ou superzeloso apenas confere ao paciente um visual "assustado". Nós queremos tão somente aliviar a tensão que está fazendo com que as sobrancelhas fiquem caídas levantando-as alguns milímetros.

Não queremos que as pessoas fiquem com um olhar assustado; se a operação for feita da forma correta, de maneira tradicional, as chances disso acontecer são bem pequenas. Melhor ainda: o espaço de tempo antes da recorrência (de as sobrancelhas ficarem caídas novamente) é entre cinco e dez anos, ou seja, um *lift* de sobrancelhas, de qualidade, dura bastante tempo.

Ocasionalmente, nós recomendamos fazer tanto o *lift* de sobrancelhas como o de pálpebras (blefaroplastia), ou mesmo um dos muitos procedimentos de *lift* facial disponíveis na atualidade, para criar um efeito de equilíbrio e harmonia.

Quando falar com o médico, expresse suas preocupações com formas muito pontudas, contrastes e olhar assustado ou muito repuxado. Pergunte sobre procedimentos complementares que possam ser feitos para suavizar os efeitos de um *lift* de testa ou sobrancelhas.

Como um *lift* de testa ou sobrancelhas funciona e quanto tempo leva?

Nós recomendamos o mais recente tratamento em cirurgia de sobrancelhas e testa: o *lift* endoscópico da testa. Durante esse procedimento são feitas várias incisões pequenas atrás da linha do cabelo.

Com tecnologia endoscópica bastante avançada, o tamanho das incisões é menor que 2,5 centímetros e, algumas vezes, até mesmo menores que 1 centímetro. Então o cirurgião pode puxar a pele caída, remover o excesso de pele ou os músculos que formam o "sinal de onze" entre as sobrancelhas.

O procedimento endoscópico é mais delicado e comprometedor que os procedimentos anteriores de *lift* de testa e sobrancelhas, mas, em geral, a duração da cirurgia é menor. A vantagem é que as incisões são menores, o procedimento é menos invasivo e, consequentemente, o tempo de repouso é bem menor do que o dos outros procedimentos.

Muitos cirurgiões excelentes ainda realizam *lifts* de sobrancelha coronais, ou "abertos", que requerem incisões maiores. Os resultados dessas operações podem ser inacreditáveis se forem feitas por um cirurgião experiente.

Como afirmamos várias vezes, discuta suas preocupações com o cirurgião, e se você confia na opinião dele, siga as recomendações dadas.

Os procedimentos de *lift* endoscópico duram de uma a duas horas e requerem anestesia geral, sedação intravenosa, ou anestesia "crepuscular", na qual o paciente não fica nem completamente acordado nem completamente inconsciente.

O tempo de recuperação e os riscos

Depois de um *lift* de testa ou sobrancelhas, surgem manchas e ocorre inchaço, os quais podem levar de uma a duas semanas para desaparecer completamente. Seu médico removerá as suturas em uma semana, quando você poderá voltar ao trabalho e às suas atividades normais. Porém, a maioria dos médicos recomendará que se evite atividade física extenuante durante cerca de três semanas.

Ao longo de todo esse capítulo, nós discutimos os riscos cirúrgicos associados a vários procedimentos. Não estamos fazendo isso para assustá-lo, e sim para informá-lo dos riscos potenciais a fim de que você fique mais atento durante a consulta e faça as perguntas certas ao seu cirurgião. Como regra geral, a maioria dos procedimentos cirúrgicos apresenta um risco muito pequeno de eventos adversos como sangramento, infecção, cicatrizes e assimetria.

Com os *lifts* de sobrancelha, os principais riscos incluem lesão de nervos faciais, dormência e recorrência do caimento das sobrancelhas. A dormência ocorre mais frequentemente com a abordagem coronal; entretanto, tende a desaparecer em poucas semanas ou meses e raramente é permanente. A recorrência do caimento tende a ocorrer com mais frequência com a abordagem endoscópica e em homens.

Lift palpebral (blefaroplastia)

No processo de envelhecimento, as pálpebras superiores costumam perder volume e a tornarem-se frouxas e a pele flácida começa a se dependurar, o que reduz a beleza de um olho aberto. As pálpebras inferiores também tendem a perder a tonicidade, e as estruturas que as sustentam enfraquecem, o que causa o inchaço na região embaixo dos olhos devido à protuberância dos corpos adiposos internos. Além disso, a área embaixo dos olhos (adjacente às bochechas) pode tornar-se cada vez mais afundada à medida que envelhecemos, o que resulta na esqueletização ao redor dos olhos.

A blefaroplastia, ou *lift* cirúrgico palpebral, passou por uma transformação significativa na década passada. Antigamente, ela envolvia a remoção de gordura em excesso, pele e músculo das áreas das pálpebras e sobrancelhas para obter olhos "jovens".

Infelizmente, essa abordagem geralmente resultava em uma tendência ao afundamento da área dos olhos e a um repuxamento nos cantos deles, acarretando uma aparência artificial e mudando as características fisionômicas do paciente. As complicações também eram bastante comuns nesse tipo de procedimento.

Hoje nós sabemos que as mudanças de envelhecimento ao redor dos olhos não se restringem apenas à pele flácida. Há vários componentes a considerar antes de realizar qualquer *lift* cirúrgico palpebral, como o afundamento, a perda de elasticidade da pele, o caimento das sobrancelhas e dos corpos adiposos das bochechas e o enfraquecimento das estruturas de sustentação (que leva ao inchaço sob os olhos).

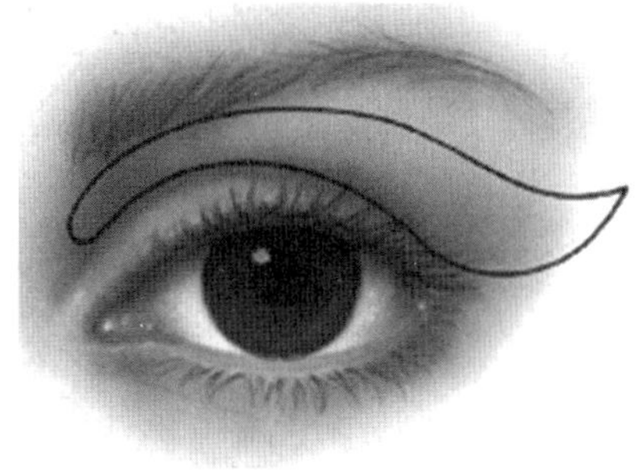

Incisão de blefaroplastia superior

Nós, certamente, não queremos tratar apenas os olhos, sem considerar o restante do rosto, então quando avaliamos olhos envelhecidos, também levamos em conta como a área da testa e da *midface* afetará os olhos e será afetada em contrapartida.

As figuras desta página mostram a localização da incisão na blefaroplastia e a posição ideal das sobrancelhas, de acordo com os cirurgiões plásticos faciais. A parte interna das sobrancelhas deve ficar no mesmo plano que a parte do nariz e das narinas. A ponta ou a parte externa das sobrancelhas deve seguir uma linha desenhada do nariz até a parte externa das pálpebras. A parte interna das sobrancelhas é tipicamente mais cheia. Nas mulheres, há um arco sutil sobre a parte externa. Nos homens, as sobrancelhas devem ser posicionadas mais baixas, sem um arco exagerado.

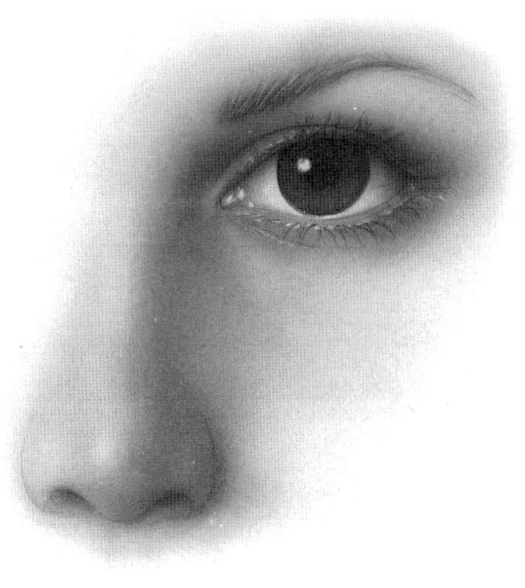

A posição "ideal" da sobrancelha

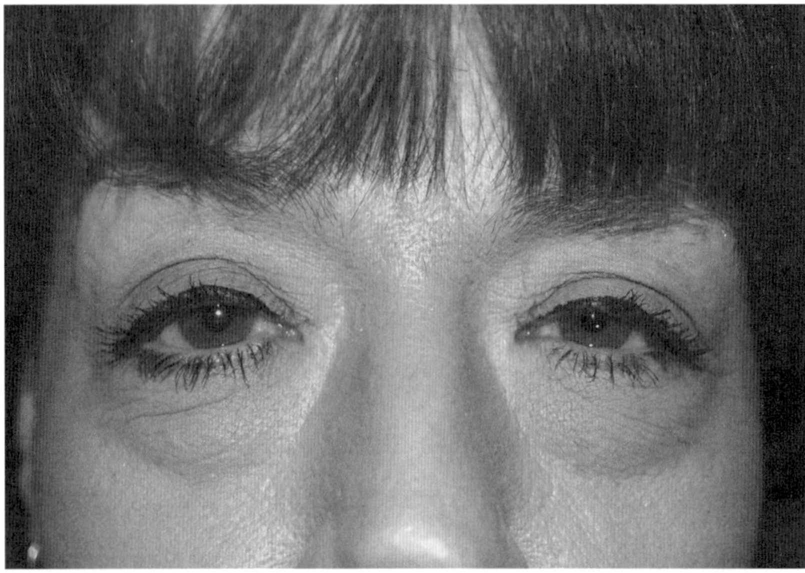

Antes da blefaroplastia e EGM

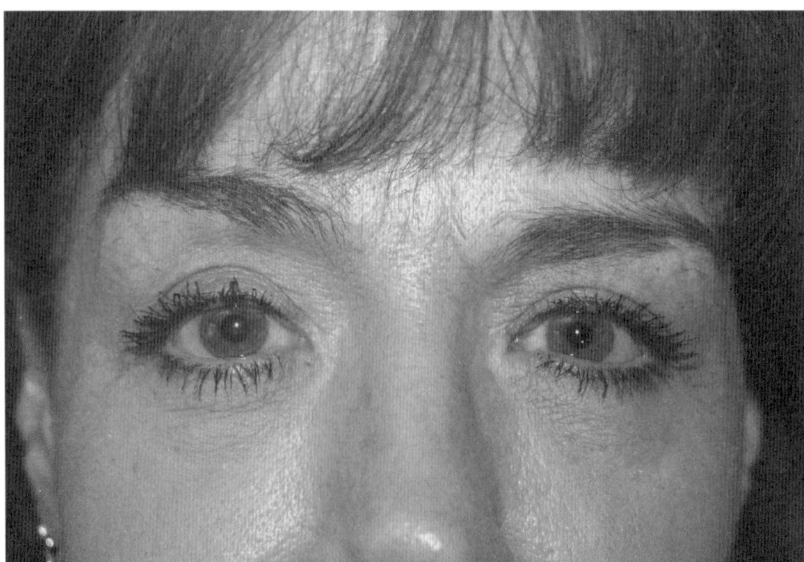

Depois da blefaroplastia e EGM

Com o melhor entendimento da anatomia palpebral, análises faciais e mudanças de envelhecimento, os sofisticados cirurgiões plásticos de hoje utilizam uma técnica bastante diferente da blefaroplastia. Dependendo das habilidades e da experiência do seu médico, ela pode incluir o uso de preenchimentos e injetáveis (tais como Restylane, Juvéderm e Botox), *resurfacing* da pele com laser fracionado, *lift* cirúrgico palpebral conservador (blefaroplastia), enxerto de gordura multinível (EGM), além do *lift* endoscópico das sobrancelhas e/ou da *midface* para criar uma aparência mais natural e resultados mais longos.

Na página 184 estão fotos do "antes" e "depois" de uma blefaroplastia bem-sucedida.

Ao examinar cuidadosamente os olhos em relação ao resto da face e considerar procedimentos complementares múltiplos para criar uma expressão cheia e jovial, o cirurgião aborda cada indivíduo singularmente em seu *lift* palpebral. Os resultados são naturais e envolvem riscos, complicações e períodos mínimos de repouso.

Como a blefaroplastia funciona e quanto tempo dura?

A blefaroplastia é a cirurgia palpebral na qual o excesso de pele – às vezes em combinação com gordura e músculo – é retirado, tanto das pálpebras superiores, como das inferiores. O procedimento pode ser realizado simultaneamente na parte superior e inferior da região. Seu cirurgião plástico facial efetuará minúsculas incisões nas dobras de pele (isso elimina cicatrizes e faz com que as incisões tornem-se praticamente imperceptíveis). Na blefaroplastia das pálpebras superiores, o médico fará a incisão na dobra da pálpebra. Na das pálpebras inferiores, elas são feitas na parte interna delas, a fim de evitar uma cicatriz na parte externa (o método *transconjuntival*). Em algumas pessoas, também é necessário fazer um incisão bem abaixo dos cílios.

Uma vez que a incisão tenha sido feita, o médico separa a pele do músculo e o tecido adiposo que fica embaixo. Terminada essa etapa do procedimento, o cirurgião removerá ou reposicionará uma quantidade específica de gordura em excesso antes de contornar o músculo e cortar a pele pendurada obtendo, assim, o efeito desejado. A incisão então é fechada com pequenas suturas.

O QUE O SEU MÉDICO NÃO SABE PODE PREJUDICAR VOCÊ!

Se você está pensando em fazer um *lift* papelbral (blefaroplastia), garanta que o seu médico tome conhecimento caso você tenha olhos secos, queimação nos olhos ou problemas com a córnea. Se você apresenta qualquer uma dessas condições, pode não ser um candidato adequado para a blefaroplastia superior. De fato, nós recomendamos que a maioria das pessoas seja avaliada por um oftalmologista antes de realizar qualquer procedimento ao redor dos olhos.

Uma blefaroplastia superior ou inferior é realizada como um procedimento ambulatorial. Seu cirurgião plástico usará um anestésico local, em combinação com um sedativo, para você relaxar durante o procedimento cirúrgico. A cirurgia levará cerca de uma ou duas horas, dependendo de quantas e quais pálpebras são operadas. Procedimentos complementares como *lift* palpebral endoscópico, *lift* de *midface* e/ou enxerto de gordura multinível podem ser realizados ao mesmo tempo.

O tempo de recuperação e os riscos

Com o melhor entendimento da anatomia palpebral, análises faciais e mudanças de envelhecimento, os cirurgiões plásticos sofisticados de hoje, utilizam uma técnica bastante diferente da blefaroplastia.

Você deve tirar uma semana inteira para poder se recuperar totalmente. Embora a maioria dos pacientes consiga voltar ao trabalho em poucos dias, uma atividade muito intensa deve ser evitada na primeira semana. Manchas e inchaços podem levar de sete a dez dias para desaparecer.

Nas mãos de um cirurgião experiente, a blefaroplastia é segura e apresenta resultados previsíveis. Os principais problemas podem ocorrer com a que é realizada nas pálpebras inferiores, pois elas são muito sensíveis. Intervenções cirúrgicas agressivas depois de uma avaliação pré-operatória inadequada podem levar a mudanças inesperadas na forma e na posição das pálpebras, abaixando-as e deixando os olhos muito arredondados e abertos (*mau posicionamento da pálpebra inferior*). Como consequência, dá-se uma exibição excessiva da parte branca dos olhos (*exposição escleral*) e a pálpebra inferior pode virar para fora (*ectrópio*). Outros riscos da blefaroplastia incluem sangramento, assimetria, excesso de pele persistente nas pálpebras, lesão dos músculos internos e olhos secos.

Rejuvenescimento da *midface*

Para rejuvenescer a região da *midface*, que é a área desde as pálpebras inferiores até a que se localiza acima das pálpebras superiores, deve-se tomar muito cuidado na forma como essa região interage e afeta as pálpebras.

No passado, o *lift* facial era somente isso: um procedimento que cobria tudo, desde a testa até os olhos, das bochechas ao queixo, produzindo resultados desiguais e artificiais durante gerações inteiras de pessoas que procuravam cirurgias plásticas. Hoje, muitos cirurgiões se especializaram no que é conhecido como o *lift de midface*, que trata especificamente a região entre as pálpebras e acima dos lábios.

As pessoas que buscam um *lift* de *midface* estão preocupadas com questões relacionadas à tentativa de suavizar e reduzir "linhas do riso" profundas (pregas nasolabiais). Elas também querem restaurar o brilho e a tonicidade das bochechas, que podem ficar murchas e pontudas com o tempo. O *lift* de *midface* tridimensional pode tratar todos esses problemas e muito mais, se você também discutir com o médico procedimentos complementares (como EGM e preenchimentos) para reduzir a aspereza e o enrugamento da pele envelhecida.

Os implantes de *midface* também podem ser extremamente úteis no rejuvenescimento dessa área ao restaurar a perda de volume e prover um *lift* tridimensional. Os implantes tradicionais de bochechas deram aos de *midface*, uma reputação ruim, porque foram colocados na posição anatômica errada – no alto do osso da bochecha. Esse visual exagerado era um sinal indicativo de cirurgia plástica malfeita entre as décadas de 1980 e 1990. Com as técnicas modernas, popularizadas pelo Dr. William Binder, os implantes de *midface* são colocados em uma posição anatômica mais normal, resultando em um aspecto estético natural.

Como o *lift* de *midface* funciona e quanto tempo dura?

O avanço tecnológico do endoscópio permite aos cirurgiões reduzir "linhas do riso" profundas e aumentar a tonicidade da *midface* com procedimentos minimamente invasivos, usando ferramentas especiais. Quando o procedimento é realizado com um endoscópio, as incisões são menores e podem ser camufladas com características faciais naturais, como a linha do cabelo ou a dobra da orelha. O tecido é fixado na posição desejada por suturas ou por meio do sistema de fixação da *midface* chamado ENDOTINE. Trata-se de um sistema novo que possibilita a fixação mecânica durante todo o período de recuperação e que é reabsorvido como tecido cicatrizado. O ENDOTINE também pode ser utilizado nos *lifts* fixadores de sobrancelhas.

Dependendo da seriedade do problema e do resultado desejado, um *lift* endoscópico de *midface*, que vem a ser um procedimento ambulatorial, pode levar de uma a duas horas para ser realizado.

O tempo de recuperação e os riscos

O endoscópio melhora a precisão com que o médico alcança e manipula o músculo e os depósitos de gordura na face; assim, ele pode esculpir as características mais precisamente, preservando os contornos faciais naturais e criando um visual mais natural e um efeito mais vibrante.

Por causa do tipo de manipulação cirúrgica que é feito na área das bochechas, a recuperação do *lift* endoscópico da *midface* tende a ser maior que a da blefaroplastia e dos *lifts* endoscópicos da testa. Os pacientes, geralmente, apresentam inchaços que duram de duas a três semanas.

Os riscos de um *lift* de *midface* são bastante semelhantes àqueles dos de sobrancelha. Os principais problemas que podem surgir são: lesão dos nervos faciais, dormência das bochechas e infecção. O tempo de recuperação para este procedimento tende a ser um pouco maior do que para outras operações de rejuvenescimento facial.

Rejuvenescimento da porção inferior da face e do pescoço

Seria fácil não apenas dizer que uma face é uma face como também tratar a soma das partes como se fossem um todo,

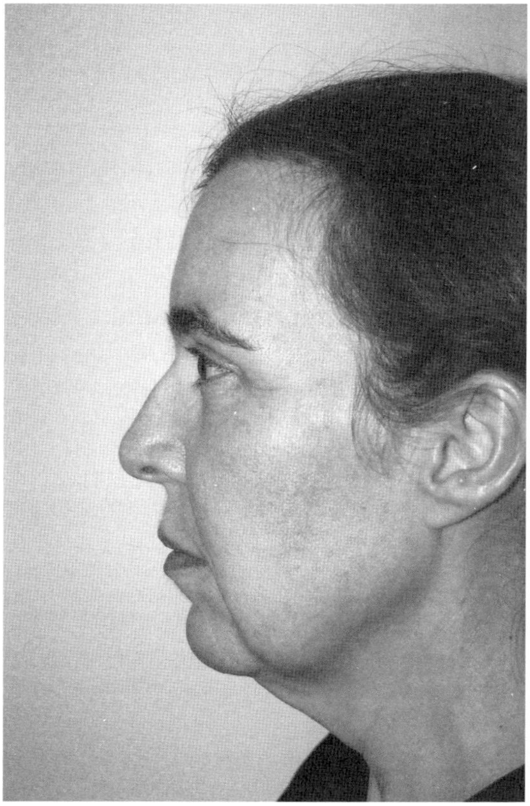

Antes do *lift* facial e de pescoço

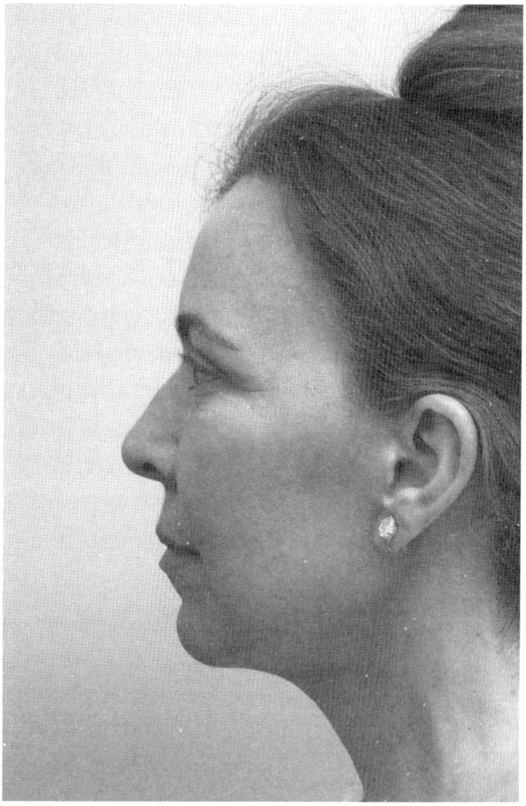

Depois do *lift* facial e de pescoço

mas, como podemos ver claramente, os olhos contêm problemas bastante específicos que demandam procedimentos igualmente específicos. Toda a extensão das sobrancelhas, por exemplo, requer um tipo de produto ou procedimento, enquanto a pele delicada e extremamente sensível ao redor dos olhos requer outro tipo de tratamento.

Não devemos considerar apenas como tratar cada parte da face separadamente; é preciso considerar como elas funcionam juntas. Os cirurgiões, em geral, recomendam dois procedimentos para aumentar a efetividade de um deles – ou até mesmo dos dois.

Da mesma forma, a porção inferior da face e do pescoço possui características únicas que requerem atenção distinta, mas na mesma proporção.

A porção inferior da face

Nós vimos como os *lifts* da testa e das sobrancelhas podem tratar as áreas com problemas como os sulcos profundos entre as sobrancelhas, as rugas na testa e as sobrancelhas caídas. Também aprendemos como o EGM e os *lifts* de *midface* tratam "linhas do riso" profundas e das bochechas murchas.

Agora voltamos a nossa atenção para problemas concernentes à porção inferior da face, formada pela linha do maxilar e a lateral inferior do queixo. A porção inferior da face pode ser bastante beneficiada com procedimentos complementares como EGM, implante de queixo, preenchimentos e *resurfacing* a laser.

Atualmente, várias técnicas de *lift* facial podem tratar com sucesso a porção inferior da face. Nós as dividiremos nas seguintes categorias:

- *Lift* facial subcutâneo, apenas da pele;
- *Lifts* faciais por sistema musculoaponeurótico superficial (SMAS, sigla inglesa para "Superficial Musculo Aponeurotic System");
- *Lifts* faciais profundos e planos.

O QUE É UM *MINI-LIFT* FACIAL?

Queremos fazer um alerta sobre os procedimentos de *mini-lift* facial. Cada procedimento é diferente, dependendo do cirurgião que o está realizando; então, por favor, não peça para o seu cirurgião fazer um "*mini-lift*"! A maioria deles é menos complicada que os lifts faciais legítimos (como uma incisão ou dissecação limitada), enquanto outros não passam de falsas cirurgias levadas a cabo por médicos desqualificados.

Em outras palavras, a maioria dos "*mini-lifts*" legítimos ainda são procedimentos cirúrgicos maiores, então não se deixe enganar pelo nome e pergunte ao médico por que ele chama o procedimento de "mini".

Certifique-se também de que o seu médico é realmente um cirurgião qualificado; ou seja, certificado pela Sociedade Brasileira de Cirurgia Plástica, pela Associação Brasileira de Otorrinolaringologia e Cirurgia Cérvico-facial, ou pela Associação Americana de Otolaringologia (com treinamento na subespecialidade de cirurgia plástica facial).

Muitos cirurgiões e médicos desqualificados realizam *mini-lifts* faciais em seus consultórios com anestesia local porque não possuem credenciais para fazê-los em hospitais ou em centros cirúrgicos regulares. Voltamos a repetir: conhecimento é poder. Saber fazer as perguntas certas antes de uma consulta, pode reduzir muito o risco de problemas com esses procedimentos posteriormente.

Como um *lift* facial funciona na porção inferior da face e quanto tempo leva?

O sistema musculoaponeurótico superficial (SMAS) – uma camada de tecido que fica bem embaixo da pele – serve como a base e o suporte estrutural da porção inferior da face. Os *lifts* faciais subcutâneos elevam essencialmente a pele sem tocar o SMAS. Na maioria, os *lifts* faciais de tal sistema usam essa camada para fortalecer o procedimento, uma vez que os *lifts* faciais profundos e planos penetram o SMAS para levantar o tecido flácido.

Os cirurgiões plásticos faciais mais sofisticados empregam tanto o SMAS como o *lift* facial profundo e plano. Muitos obtêm bastante sucesso com *lifts* faciais subcutâneos. No entanto, nossa recomendação é: verifique se o seu cirurgião possui um longo histórico com a técnica que será utilizada, pois experiência e especialização são fundamentais.

MEDICINA CORPORATIVA E LIFT FACIAL

Há, atualmente, várias "clínicas de *lift* facial" que conquistam indivíduos ingênuos com promessas exageradas de procedimentos que mudarão suas vidas, por preços extremamente baixos. Nesses locais, os "consultores", que não são médicos, avaliam as pessoas e são recompensados pelas empresas de acordo com o número de cirurgias que conseguem agendar. Em geral, não possuem formação adequada que os habilite a identificar condições médicas capazes de colocar um paciente em risco de vida ou contraindicações para cirurgia.

Nessas "clínicas", os médicos veem os pacientes apenas depois que os serviços foram pagos e raramente fazem acompanhamento no período pós-operatório imediato. É exatamente isso que deve ser evitado, porque há grande potencial para erros médicos maiores. Nós realmente acreditamos que a cirurgia plástica deve ser realizada com o maior nível de ética e cuidado médicos, com avaliação clínica adequada e acompanhamento.

Você precisa analisar cuidadosamente as fotos do "antes" e "depois" das cirurgias feitas pelo médico, para ter certeza de que a preferência estética dele condiz com a sua. Esse é o aspecto crucial da cirurgia de rejuvenescimento da face. Alguns cirurgiões adoram o visual superesticado, enquanto outros apreciam um efeito mais natural. Por fim, certifique-se de que seu médico realiza procedimentos de rejuvenescimento facial com frequência já que você não quer um "especialista em seios" realizando um procedimento de *lift* facial em você.

Os *lifts* faciais na porção inferior do rosto são procedimentos ambulatoriais que levam de duas a três horas.

O tempo de recuperação e os riscos

O tempo de recuperação para os procedimentos de *lift* facial na porção inferior da face depende da técnica empregada pelo médico. A maioria das pessoas será capaz de voltar a sua rotina de atividades em cerca de oito a dez dias, e os exercícios podem ser retomados em três semanas.

Os principais riscos dos *lifts* faciais nessa região da face incluem sangramento, pouco fluxo sanguíneo na pele, cicatrizes, dormência e lesão dos nervos faciais. Em geral, o maior problema é que de 2% a 5% dos indivíduos que passara por esse procedimento terão algum acúmulo de sangue sob a pele nos primeiros dois ou três dias depois da cirurgia. A maior parte desses hematomas, como eles são chamados, será limitada e pode ser tratada no consultório.

Ocasionalmente, contudo, hematomas devem ser retirados com urgência, na mesa de operações. Os fumantes e indivíduos do sexo masculino apresentam mais chance de desenvolver hematomas assim devido à má circulação, levando a cicatrizes e perda de tecido. A maioria dos cirurgiões de *lift* facial não opera fumantes por essa razão, a menos que eles parem de fumar duas semanas antes e duas semanas depois da cirurgia (evitando até mesmo gomas e adesivos de nicotina).

O pescoço

Para muitas pessoas, o pescoço é a área na qual aparecem alguns dos sinais mais óbvios de envelhecimento. Como a testa, ele é extremamente visível e difícil de esconder; também é bastante sensível e, como tal, vulnerável aos efeitos dos elementos e do envelhecimento. Com o tempo, a pele do pescoço tem a tendência de tornar-se flácida e frouxa, e os depósitos de gordura e dobras de tecido podem causar uma aparência mais velha que a sua idade real.

Alguns dos fatores que contribuem para os problemas estéticos que se desenvolvem ao redor do pescoço incluem:

- **Músculos flácidos.** Na área do pescoço, o SMAS converge para formar um músculo platisma sobre cada lado do pescoço. Esses músculos começam a perder sua estrutura e elasticidade, e isso pode contribuir para a flacidez da pele e para a formação das papadas que afetam muitos de nós conforme envelhecemos. Infelizmente, não há exercícios que proporcionem firmeza à pele do pescoço.
- **Gordura: ela não está mais na sua cintura.** À medida que envelhecemos, depósitos excessivos de gordura podem se acumular no pescoço e sob o queixo, criando um efeito indesejado.
- **Embaixo da pele e além.** Como o restante da face, seu pescoço possui várias camadas que funcionam juntas e independentemente. Assim como sua testa pode ser um "vizinho do andar de cima" esteticamente negativo para a região dos olhos, a área submuscular do pescoço pode enfraquecer a base da sua aparência. Neste caso, a estrutura subjacente do pescoço começa a sofrer com a flacidez do excesso de pele e do músculo da área.
- **Perda de elasticidade da pele.** A pele do pescoço é particularmente suscetível ao envelhecimento, pois, não obstante já se encontre flácida, continua a perder o aspecto de vitalidade que nós interpretamos como juventude.

O pescoço é uma das únicas áreas que não são suscetíveis ao rejuvenescimento não invasivo. Felizmente, um *lift* de pescoço pode tratar cada um desses problemas. Em alguns casos, esse procedimento é a única solução para restaurar e revitalizar sua aparência e, como muitas vezes, *lifts* faciais e de pescoço são realizados simultaneamente, criando assim uma aparência mais natural.

Durante o procedimento, seu médico fará o seguinte, se for necessário:

- Unirá e firmará os músculos do pescoço, criando uma base muscular mais firme;
- Removerá os depósitos de gordura em excesso;
- Cortará o excesso de pele e suavizá-la para obter um pescoço mais esticado e jovem.

Como um lift de pescoço funciona e quanto tempo leva para ser feito?

Fale com o médico aberta e honestamente sobre suas expectativas a respeito do procedimento. Seus objetivos personalizarão o atendimento e, dependendo de suas necessidades e objetivos específicos, um *lift* de pescoço personalizado consistirá nas seguintes intervenções:

- ***Lift* de pele e platisma.** O *lift* de pele consiste em levantar e firmar a pele em combinação com os músculos do platisma ao longo do pescoço. Ao remover o excesso de pele, o cirurgião pode criar uma aparência facial mais jovem. As incisões para um *lift* de pescoço isolado podem ser posicionadas atrás das orelhas, evitando cicatrizes visíveis.
- **Platismaplastia.** Uma platismaplastia é um procedimento no qual os músculos subjacentes são apertados e a gordura é removida. Esse procedimento produz resultados mais drásticos para indivíduos que, possuem tecido subjacente ao pescoço bastante frouxo. A incisão tende a ser bem abaixo do queixo em uma dobra escondida. Muitas pessoas também se submetem, simultaneamente,

à lipoaspiração dos depósitos de gordura em excesso por meio dessa minúscula incisão.

- **Lipoaspiração.** Muitas pessoas desenvolvem algum depósito de gordura sob o pescoço durante o processo de envelhecimento. Esta é uma área excelente para a lipoaspiração conservadora, durante um *lift* de pescoço. Indivíduos mais jovens podem ser candidatos a lipoaspiração da região, como um procedimento único para rejuvenescer a área.

Um *lift* do pescoço é um procedimento cosmético ambulatorial e geralmente leva de duas a três horas.

O tempo de recuperação e os riscos

O tempo de recuperação para um *lift* de pescoço é relativamente curto, e a maioria das pessoas pode voltar ao trabalho e às atividades recreativas em cerca de uma semana.

Os riscos são muito semelhantes àqueles do *lift* facial. Além disso, a lipoaspiração nesse local pode algumas vezes levar à deformação do tipo "cobra" que ocorre quando os músculos do pescoço não são tratados ao mesmo tempo, causando visibilidade excessiva do tecido.

O perfil: cirurgia do nariz e do queixo

Embora o nariz seja tecnicamente parte da *midface* e o queixo possa ser corretamente considerado parte da porção inferior da face, de acordo com os nossos objetivos nós os combinamos em uma categoria separada para chegar ao perfil que é equilibrado tanto em perspectiva como em tonicidade.

O perfil é importante o suficiente para ser considerado uma entidade separada, pois, mesmo que vejamos apenas a nossa face completa, olhando de frente no espelho, com muita frequência, as pessoas veem nosso perfil indo e vindo.

Assim, o nariz e o queixo trabalham juntos para conferir equilíbrio à face, tanto na visão frontal como de perfil. Por essa razão, pensamos que eles devem ter um tratamento "separado, mas igual".

O nariz

Não podemos subestimar a importância do nariz em termos de estética facial geral. Quando estamos tentando criar uma aparência equilibrada e simétrica, ele é literalmente o centro da face, a partir do qual todo o resto irradia; portanto é muito importante considerá-lo quando for fazer uma consulta sobre o restante do rosto.

Apesar de parecer impenetrável pelos sinais de envelhecimento à primeira vista (ele não tem rugas como a testa ou papadas como o pescoço), o nariz não é, na verdade, inteiramente imune aos efeitos do envelhecimento. Com o passar das décadas, ele pode começar a ficar maior e caído. A pele nasal muda drasticamente com a idade e tende a se tornar mais grossa ou mais fina.

A maioria das pessoas acha que uma plástica no nariz, ou rinoplastia, destina-se apenas àqueles que consideram seu nariz muito grande, muito comprido, largo, achatado ou de alguma forma muito insignificante. Na verdade, essas são as razões mais comuns para procurar uma plástica nessa região. No entanto, acontece com ele o mesmo que acontece com o restante do rosto; ao criar um nariz com aparência mais jovem, nós podemos criar um visual melhor no restante do rosto também. Ou seja, ninguém pode desprezar o nariz quando está tentando reverter os sinais de envelhecimento.

Ao analisar os resultados que você deseja para uma rinoplastia e as alternativas atualmente disponíveis, seu médico discutirá várias questões, como o tamanho, o formato e a textura, assim como a funcionalidade. Você certamente quer saber se o seu novo visual afetará a respiração e os seios paranasais, por exemplo.

Todos nós já vimos narizes que parecem ter sido cortados, e isso deve ser evitado a todo custo. Assim como qualquer outro aspecto da sua face, seu nariz deve apresentar uma aparência natural, equilibrada e simétrica em relação ao restante das suas características, como os lábios e o queixo, que podem ter um impacto significativo na percepção da região nasal.

Como a rinoplastia funciona e quanto tempo ela leva para ser feita?

A rinoplastia é um dos procedimentos cosméticos mais comuns, embora ainda desafiador. O segredo do sucesso reside em criar um visual natural; ou seja, um nariz proporcional, sem sacrificar a respiração. Os desejos, raça e proporções faciais são fundamentais para determinar o procedimento adequado para cada caso. Pergunte ao seu médico se os sistemas morfodigitais podem lhe ajudar a ver as futuras mudanças.

Uma abordagem sistemática é utilizada para o plano de tratamento, que é quase sempre individualizado. Os seguintes componentes são avaliados e tratados:

- Idade;
- Raça;
- Espessura da pele;
- Perfil nasal;
- Estética frontal do nariz;
- Ponta e base do nariz;
- Relacionamento nariz-ponta;
- Relacionamento nariz-queixo;
- Histórico de traumas;
- Sistema respiratório: septo, válvulas nasais, cartilagens, alergias e doenças dos seios paranasais.

A rinoplastia começa com incisões na cavidade nasal. Depois, a cartilagem e o osso do nariz são esculpidos, modelados, ou, em alguns casos, reconstruídos para as especificações desejadas do plano de tratamento pré-operatório. A pele do nariz é então suturada cuidadosamente, e as bandagens são aplicadas para impedir infecção e promover a recuperação adequada. A rinoplastia, comumente um procedimento ambulatorial, pode levar de uma a quatro horas, dependendo da seriedade do procedimento. Na maioria das pessoas, não é possível notar cicatriz externa.

RINOPLASTIA ABERTA *VERSUS* FECHADA

Assim que começar a pesquisar sobre plástica do nariz, você ouvirá a respeito de rinoplastia "aberta" ou "fechada". Uma rinoplastia aberta (também denominada abordagem externa) usa uma pequena incisão sob o nariz para permitir visibilidade direta da ponta. Por sua vez, a abordagem fechada, ou endonasal, utiliza apenas incisões internas para acessar a anatomia nasal.

Ambas as técnicas são excelentes, e o resultado depende da experiência do cirurgião. Houve uma tendência recente na direção de realizar rinoplastia aberta para procedimentos mais complicados de rinoplastia principal ou corretiva.

Discuta a questão com seu cirurgião. Não exclua um profissional que realiza uma rinoplastia aberta porque você ouviu falar que a cicatriz e/ou a recuperação são mais complicadas. Cirurgiões plásticos mais sofisticados são capazes de realizar ambos os tipos de procedimento e recomendarão o que acham que será melhor para o seu nariz.

PROCEDA COM CUIDADO

A rinoplastia geralmente é considerada o procedimento cirúrgico mais desafiador. Portanto, você tem de assegurar-se no que se refere às qualificações e à experiência do seu cirurgião. É recomendável que ele seja certificado pela Sociedade Brasileira de Cirurgia Plástica e dependendo do procedimento, pela Associação Brasileira de Otorrinolaringologia e Cirurgia Cérvico-Facial. Além disso, deve realizar de trinta a quarenta operações por ano. Como sempre, informa-se o máximo possível para ter certeza de que é isso que você quer. Se estiver removendo um caroço, a imagem digital pode lhe ajudar a visualizar o resultado final. Mudanças na ponta do nariz, contudo, são menos evidentes na imagem digital.

O tempo de recuperação e os riscos

O tempo de recuperação para a rinoplastia é de uma a duas semanas. De início coloca-se uma tala sobre o nariz, a qual deve ser removida depois de uma semana. Alguns indivíduos usam férula nasal, um pequeno tampão que impede o sangramento. Nos primeiros dez dias subsequentes à cirurgia, são necessárias várias consultas médicas. Depois, durante o primeiro ano você fará três consultas, e, a partir de então elas passam a ser anuais. O acompanhamento é um componente crítico da rinoplastia, porque o nariz continuará a cicatrizar no primeiro ano, por isso, certifique-se de que seu cirurgião acompanha cuidadosamente os pacientes durante um bom tempo após a cirurgia.

O nariz cicatriza de maneira completamente diferente do restante da face. O inchaço tende a levar meses para sumir e tem um impacto tremendo na sua aparência; então, seja paciente até que ele desapareça por completo. As chances de insucesso estão diretamente relacionadas com a experiência do cirurgião e o grau de complexidade da cirurgia; suas expectativas devem estar alinhadas com o que o cirurgião pode fazer em termos de resultados. A comunicação pré-operatória é muito importante para evitar mal-entendidos. Dois tipos de problemas podem surgir da rinoplastia, a saber:

- **Pós-operatório imediato.** No período pós-operatório imediato, a rinoplastia possui um histórico extremamente seguro. Contudo, os riscos são: sangramento, infecção, cicatrizes, erupções da pele e dor de cabeça.
- **Longo prazo.** As complicações de longo prazo são muito mais problemáticas, uma vez que o nariz cicatriza de maneira muito diferente de quase todas as outras partes do corpo. Na verdade, ele tende a desenvolver-se anos depois da cirurgia. Se os princípios básicos do procedimento não são considerados no momento da cirurgia, eventos mais adversos podem ocorrer. Esses problemas podem incluir: assimetria, colapso das válvulas nasais, problemas de respiração nasal, cicatrizes e resultados estéticos insatisfatórios.

> Consequentemente, a rinoplastia corretiva se tornou um grande negócio, porque uma porcentagem significativa dos pacientes apresenta problemas a longo prazo.

Esta seção não pretende assustá-lo. Nossa intenção é simplesmente levá-lo a escolher o cirurgião com cuidado para que, nas mãos do especialista certo, os resultados possam ser os melhores possíveis.

O queixo

A aparência facial pode ser enganadora. Especialmente em termos de relação entre o nariz e o queixo, o que os outros veem nem sempre é o que você vê, e essa relação é ignorada por alguns médicos. Por exemplo, muitos indivíduos com o queixo reduzido desconhecem que essa característica dá a impressão de um nariz maior.

Esse é outro exemplo da importância de assegurar-se de que, qualquer que seja o procedimento a ser feito, ele será completamente examinado de antemão, de modo a determinar como o restante da face será afetado. Sem uma consulta completa antes da cirurgia, você pode ser surpreendido se a mudança do nariz, por exemplo, alterar o queixo; ainda que você tenha se submetido tão somente a uma rinoplastia.

O que acontece quando você não está satisfeito com seu queixo e não realizou nenhum outro procedimento? Muitas pessoas vêm nos procurar para reclamar sobre o tamanho, a forma ou a textura dessa parte do rosto. Felizmente, hoje existem muitas opções para aumentá-lo. A abordagem mais comum é o uso de um implante para atingir o tamanho e a forma desejados. Preenchimentos como Radiesse ou *resurfacing* a laser podem ser empregados como procedimentos complementares para tratar a aspereza ou outros problemas de textura da pele.

Implantes faciais podem ser uma excelente opção para pessoas que estão infelizes com sua estrutura facial e querem alcançar o efeito desejado ao modificar a porção inferior da face em geral, e o queixo em particular. Trata-se de uma forma eficaz de mudar a aparência de um queixo furtivo, ao fortaleceler o perfil e melhorar as proporções da face. Também são usados como um procedimento complementar para os *lifts* faciais na porção inferior do rosto, aprimorando a linha do maxilar nos indivíduos cuja mandíbula é retraída.

Hoje em dia, os implantes de queixo são realizados com material de silicone sólido e seguro. Graças à tecnologia moderna e a cirurgiões plásticos habilidosos, um implante de silicone no queixo parece e dá a sensação de algo real. Nós queremos que você se sinta tão bem quanto aparenta, então trabalhamos arduamente para criar um visual natural, um efeito equilibrado em todos os implantes de queixo que realizamos.

Como um implante de queixo funciona e quanto tempo ele dura?

Na consulta inicial, o cirurgião deve avaliar cuidadosamente a sua dentição para verificar se você não tem deformidades maiores de mordedura que necessitem de cirurgia ortognática (do maxilar). Uma vez que a avaliação adequada tenha sido feita, você e seu cirurgião plástico escolherão o tamanho e a forma adequados para o implante antes do procedimento. Implantes de queixo costumam ser realizados com anestesia geral.

Durante o procedimento, o cirurgião fará uma pequena incisão do lado de dentro do lábio inferior ou abaixo do queixo. Devido ao tamanho e localização, essas incisões não deixam sinais visíveis. O médico então, gentilmente, coloca o implante por meio dessa incisão, ajustando-o, conforme a necessidade, para otimizar os resultados.

Um implante de queixo é um procedimento relativamente breve: leva de meia hora a uma hora, dependendo do tamanho.

O tempo de recuperação e os riscos

O tempo de recuperação para um implante de queixo é mínimo; a maioria das pessoas precisa de dez dias para se recuperar completamente. O inchaço pode levar um pouco mais de tempo para desaparecer. Os resultados finais ficam evidentes em três meses.

TEMPO DE RECUPERAÇÃO POR PROCEDIMENTO

Quanto tempo será necessário para você se recuperar da cirurgia plástica? O tempo de recuperação difere de paciente para paciente, mas a média estabelecida a seguir pode lhe dar uma ideia geral quando estiver planejando algum dos procedimentos:

- ***Lift* de testa ou de sobrancelha.** Para a maioria das pessoas, o tempo de recuperação não passa de duas semanas, mas alguns pacientes podem ser aconselhados a evitar atividades muito extenuantes por períodos longos.
- **Blefaroplastia.** Vermelhidão e inchaço levam de sete a dez dias para sumir de forma que as pessoas se sintam confortáveis em reuniões sociais.
- ***Lift* endoscópico da *midface*.** Como as incisões endoscópicas tendem a ser muito menores e a invasão menos severa, a recuperação pode levar menos de uma semana. O inchaço persiste entre três e quatro semanas.
- ***Lift* facial ou de pescoço.** O tempo de recuperação tanto para o *lift* facial como o de pescoço é relativamente curto: a maioria das pessoas volta ao trabalho e às atividades recreativas em cerca de sete a dez dias.
- **Implante de queixo ou de bochechas.** O tempo de recuperação para ambos os procedimentos é mínimo, apenas sete a dez dias para uma recuperação completa.
- **Rinoplastia.** O tempo de recuperação geralmente é de uma a duas semanas.
- **Lipoaspiração do pescoço.** As atividades normais podem ser retomadas em menos de uma semana.

Implantes de queixo são extremamente seguros, com excelentes antecedentes. Mas, como acontece com relação a todos os procedimentos, considerações cautelosas podem minimizar resultados ruins. Mesmo em mãos de profissionais mais acostumados a realizar a técnica, há riscos potenciais: pode haver sangramento, infecção que requer a remoção do implante, além de mau posicionamento ou deslocamento dele; efeito estético ruim e lesão de nervos que resulta em dormência do lábio inferior. Essas complicações ocorrem em 1% a 2% dos casos.

Perguntas, respostas e preparativos: o que esperar antes da cirurgia

A cirurgia plástica fez avanços significativos ao longo das últimas duas décadas. As imagens abaixo são fotos do "antes" e do "depois" de Mary Jo Buttafuoco, que desenvolveu paralisia

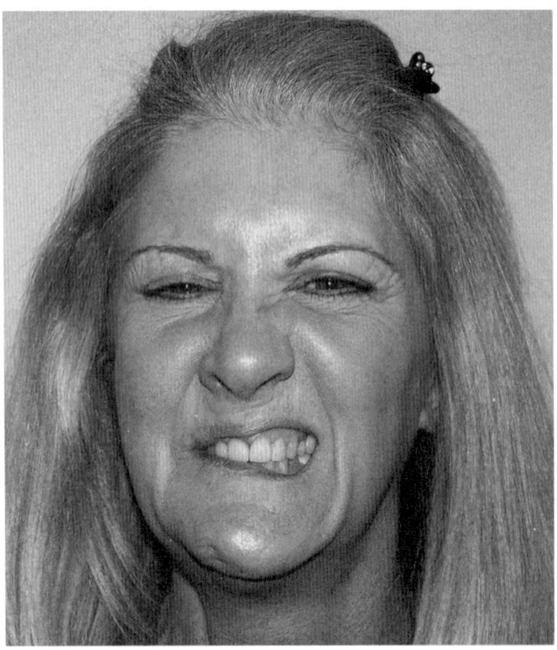

Mary Jo Buttafuoco, pré-operatório

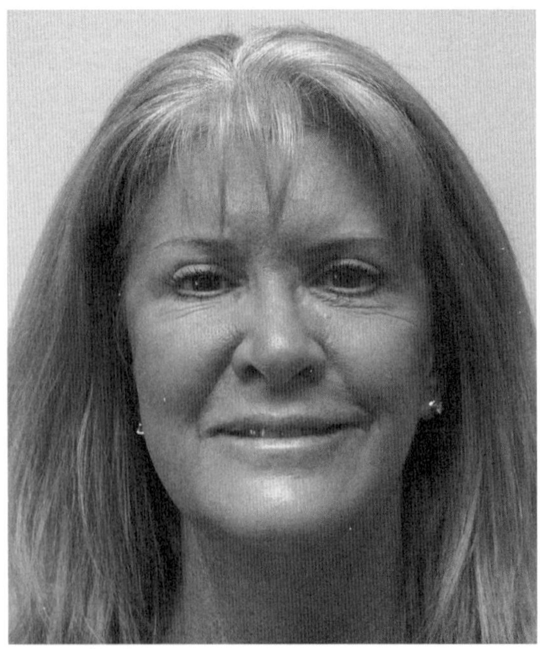

Mary Jo Buttafuoco, pós-operatório

facial e assimetria devido a um ferimento a bala na região da cabeça. Ela se submeteu a um procedimento personalizado de *lift* facial, blefaroplastia, EGM, Radiesse e tratamentos de Botox. A operação, que foi realizada pelo Dr. Azizzadeh, foi exibida no programa *The Oprah Winfrey Show*.

Até agora você viu uma variedade considerável de cirurgias cosméticas no mercado atual. Se também está pensando em fazer alguma cirurgia, o próximo passo é começar a planejar o procedimento. Mas, em primeiro lugar, você deve estar completamente preparado.

Há muitos passos no caminho do consultório de um cirurgião plástico. Os mais importantes, que você dará antes da sua cirurgia plástica, são os seguintes:

- **Faça perguntas.** É muito importante que você se sinta confortável falando com o seu cirurgião plástico; se isso não acontece, ele não serve para você. A experiência dele está incluída no procedimento cirúrgico pelo qual você está pagando, mas tão importante quanto isso é a habilidade do médico em fazê-lo se sentir confortável sobre o procedimento. A informação, quando você faz uma cirurgia plástica, é tão importante quanto a anestesia ou o sabonete antibacteriano, e as perguntas são a ferramenta principal para obtê-las.
- **Consiga respostas.** Claro, as perguntas não servem para nada se não são respondidas; então, obtenha as respostas também. Não se satisfaça com qualquer resposta; exija as respostas certas para as *suas* perguntas. Os médicos podem facilmente escorregar para um padrão de suposição de que os pacientes entendem princípios complicados e conceitos estrangeiros quando, na verdade, eles estão muito intimidados ou inseguros para dizer que não entenderam. Se você entender alguma coisa, ótimo; senão, pergunte até entender.
- **Prepare-se completamente.** Antes da cirurgia, seu médico lhe dará listas e folhetos para seguir até que esteja preparado para o procedimento. Isso inclui *checklists* do que não fazer

antes da cirurgia (como alimentar-se ou tomar aspirina), assim como vários protocolos seguros que você deve cumprir nas semanas, dias e horas antes do procedimento. Siga todos esses passos e assegure-se de estar completamente preparado antes da cirurgia. Nós conhecemos muitas pessoas que não seguiram as instruções com seriedade. Depois de ler este livro, você não deve ser uma delas!

Cuidados posteriores, dor e período de repouso: o que esperar depois da cirurgia

Como já discutimos, algumas cirurgias não são invasivas, enquanto outras requerem considerável tempo de repouso. Como você saberá qual é qual? Este livro descreve o tempo de recuperação geral e o tipo de dor que os nossos pacientes sentem, mas o seu médico é a melhor pessoa com quem discutir essas especificidades.

A melhor forma de evitar surpresas depois da cirurgia é estar preparado antes dela. Isso depende principalmente da escolha certa do médico. E ela deve se basear não apenas na atenção que lhe é dispensada antes da cirurgia, mas também depois dela. Você deve fazer perguntas sobre isso com antecedência.

É fácil focar em problemas com os quais você deve lidar antes do procedimento e negligenciar os que surgirão depois, mas nós destacamos que deve haver a mesma preocupação com todas as fases. Resumindo: pergunte, pergunte e pergunte! Pergunte quem tomará conta de você logo depois da cirurgia. Pergunte com que frequência você verá o médico no período de recuperação. Pergunte quanto tempo a recuperação irá levar, onde ocorrerá, quem será a pessoa de contato, quando e quantas consultas de retorno deverão ser agendadas.

Se o médico não irá vê-lo depois da cirurgia, ele não é o profissional adequado para você, pois um assistente ou uma enfermeira *não* devem ser o consultor principal depois da cirurgia ou, para essa questão, durante os retornos periódicos. Além disso, a consulta não deve ser feita por qualquer outra pessoa que não seja seu médico principal.

DISCUTIR OS RISCOS É A MELHOR FORMA DE EVITÁ-LOS

Cada cirurgia contém algum risco, não importa se ela possa parecer mais simples ou mais complexa. As complicações surgem, erros são cometidos, as condições genéticas podem se materializar, e inúmeras outras variáveis podem entrar em jogo para aumentar o risco. A melhor forma de evitá-los é, além de preparar-se, discuti-los com o médico antes da cirurgia.

Converse com ele a respeito dos seguintes fatores:

- Se você é fumante;
- Se está grávida ou apresenta outras condições especiais de saúde;
- Se está tomando medicamentos.

A discussão preliminar faz com que o médico tome consciência de todo e qualquer risco em potencial envolvido na sua futura cirurgia e ajuda ambos a evitá-lo.

Mais importante que tudo, seja paciente com relação ao tempo de recuperação; se você levou cinquenta anos para envelhecer, tem de dar tempo à sua cirurgia para se recuperar. Quando o paciente sabe de antemão quanto tempo levará para se recuperar, pode evitar o pânico das expectativas pós-cirúrgicas não realistas.

Uma coisa que pedimos é que, se você tem perguntas, vá consultar seu médico antes de pegar o telefone e ligar para perguntar aos amigos. Em muitos casos, os amigos só pioram a situação; eles parecem sustentar a sua ansiedade num período em que você já está bastante vulnerável. De acordo com nossa experiência, não é muito útil deixar os amigos encherem a sua cabeça com muitas histórias a respeito da recuperação deles, dizendo coisas como: "não levou tanto tempo", "não deveria ter esse aspecto", ou "quando a Sylvia fez o *lift* facial, ela já estava jogando tênis na terça-feira". E ainda existem os comentários desagradáveis, como:

"Nossa, esse nariz não deveria ter estar assim."

O apoio que você recebe da equipe médica no consultório do seu cirurgião é extremamente importante. Voltamos a repetir: isso é algo a ser observado antes da cirurgia, não depois; se a equipe não está respondendo bem antes da cirurgia, ela agirá do mesmo modo depois. Se é assim que acontece, então esse médico não serve para você.

Escolher um médico é um passo fundamental na busca pela ajuda que você merece; leve a sério e não tenha medo nem fique intimidado pelo profissional de maneira a se sentir amarrado a uma decisão depois de tomá-la. Se o médico não estiver desempenhando suas obrigações pré-cirúrgicas dentro dos seus padrões, considere a possibilidade de arrumar outro, pois se ele não é o certo para você, a responsabilidade é sua.

Os próximos capítulos irão ajudá-lo a escolher o médico certo e também responderão a qualquer pergunta adicional que se possa ter antes de decidir fazer uma cirurgia. Você deve ler este livro *antes* de se decidir a fazer uma cirurgia facial mais séria; se esse não for o caso, discuta com seu médico como reagendá-la a fim de que possa se preparar. Esta é a melhor forma de evitar surpresas depois da cirurgia.

9

"Quem fica em Beverly Hills por muito tempo, torna-se uma Mercedes."

ROBERT REDFORD

Os Segredos de beleza das celebridades de Beverly Hills

Você já deve ter ouvido falar da dieta de South Beach, da dieta de Laguna Beach, da dieta mediterrânea, e até mesmo da dieta de Beverly Hills. Há também o *6 weeks to a Hollywood body* (Tenha um corpo de Hollywood em 6 semanas), *The 30-minute celebrity makeover miracle* (O milagre da transformação em celebridade em 30 minutos), *The A-list workout* (A malhação da lista VIP), *The ultimate New York body plan* (O mais recente programa de exercícios para ter um corpo de Nova York), e *The Hollywood trainer weight-loss plan* (O programa de emagrecimento de Hollywood).

Há uma grande variedade de livros de dieta dos ricos, famosos e poderosos e inúmeros títulos de exercícios das celebridades, dos VIP's e dos bonitos. A essa lista podemos acrescentar um livro para revitalizar e rejuvenescer a sua face, escrito por dois especialistas de Beverly Hills. Este é o livro que compartilha dicas secretas dos cuidados com a pele das celebridades e comenta os hábitos dos bonitos, jovens e famosos.

Os cinco maiores segredos que as celebridades não querem que você saiba

Você quer saber um segredo? Quer saber o que as celebridades não querem que você saiba? As celebridades *odeiam* televisão de alta definição. Ela mostra demais a realidade: expõe cada defeito, cada ruga, marca, sarda ou pedacinho de pele com descoloração. Pense nisso da próxima vez que assistir a um desfile delas no tapete vermelho, na sua incrível TV de tela plana.

O negócio daquelas pessoas é a beleza. Além disso, elas odeiam envelhecer. Hollywood é uma cidade jovem, talvez não em anos reais, mas em espírito. A juventude é cobiçada e a idade raramente tolerada. Embora hajam exceções notáveis de atores ou atrizes com cinquenta ou sessenta e poucos anos ganhadores de Oscar, os jovens é que atraem o público e aumentam os índices de audiência da TV.

Para competir, as celebridades começam a trabalhar jovens e continuam jovens. Elas começam cedo, não apenas prevenindo o dano da pele, mas corrigindo "defeitos" e mantendo a "perfeição" por meio de produtos e procedimentos periódicos. Os mais extremos tomam medidas drásticas, com resultados desagradáveis. Os moderados optam por uma abordagem de longo prazo, fazem as coisas de maneira sutil, vagarosa e regular para alcançar resultados naturais, agradáveis e, no melhor dos casos, sem falhas.

Alguns afirmam nunca ter feito um procedimento, mesmo que você e eu possamos jurar que sim ou ainda que é membro antigo do "Clube da face jovem", o que só vem comprovar que a prevenção, a manutenção e o cuidado com a pele durante a vida toda podem operar maravilhas.

A realidade do dia a dia na vida de uma celebridade se resume à busca por parecer e se sentir mais jovem, radiante e glamorosa. Isso soa familiar? Este é exatamente o ponto: as celebridades querem as mesmas coisas que você e eu; a única diferença é que elas sabem exatamente como conseguir isso. Felizmente, nós também.

Aqui estão os cinco principais segredos de beleza das celebridades:

1. **Elas não são diferentes de você.** Nós gostamos de dizer que as "celebridades lavam seus rostos um poro por vez, como você". Elas realmente fazem isso. Assim como você, têm de sair e se expor a ventos agressivos, à luz do sol que queima a pele e à poluição do ar; acordam cedo, vão trabalhar, chegam em casa e comem alguma coisa; ficam acordadas até tarde igual a você. E também têm as mesmas inseguranças e medos.
2. **Elas fazem algumas coisas de forma um pouco diferente de você.** Diferentemente de você, contudo, as celebridades veem beleza e juventude como um investimento no futuro. E não ficam esperando para ver o que vai dar errado, em vez disso, estão sempre atentas à aparência para tomar providências *antes* que algo indesejado aconteça. Você pode chamá-las de "vigilantes da perfeição", sempre à procura dos lançamentos em loções, cremes, produtos e procedimentos.
   Nós certamente tentamos nos preparar para acompanhar nossos clientes celebridades, por causa do volume de informações que eles trazem a cada consulta.
3. **Elas se concentram em fazer os mais recentes procedimentos.** Muitos de vocês consideram os produtos e procedimentos destacados neste livro grandes negócios ou grandes empreitadas. Mas as celebridades não – elas literalmente usam os *lasers* e o cuidado com a pele como as pessoas usam uma escova de dentes e vão ao dentista para fazer uma limpeza. Elas conhecem todos os detalhes

e podem citar de cor tanto o tempo de recuperação como os riscos, e a maioria conhece os resultados.

4. **Elas não têm medo de parecer perfeitas.** Você poderia achar que as pessoas que vivem da aparência são *mais* cautelosas ao realizar procedimentos, mas acontece exatamente o oposto. Como fazem a lição de casa, as celebridades encontram o melhor médico disponível e pesquisam adequadamente para fazer o melhor serviço, no melhor prazo, com o melhor profissional. Quando você se baseia nessas três variáveis críticas, o risco diminui e a recompensa aumenta.
5. **Elas sabem que a beleza é uma busca sem fim.** Assim como todos nós planejamos estar bem até nos aposentarmos, as celebridades nunca desistem de tentar parecer jovens, glamourosas e perfeitas. Você pode dizer que elas têm dois trabalhos: o primeiro é se tornar uma celebridade (atuar, cantar, ser atleta ou político), e o segundo é se manter na mídia depois de um ano (continuar jovem, glamuroso e perfeito).

As celebridades querem as mesmas coisas que você e eu, a única diferença é que elas sabem exatamente como conseguir.

Locais famosos, rostos famosos

Parece que cada lugar famoso acha que tem o direito de lhe dizer como emagrecer e malhar. Há poucos lugares no mundo tão renomados por beleza, ostentação e glamour como Beverly Hills.

Você pode apontar para a força policial, os hotéis de luxo, as casas de milhões de dólares, as lojas elegantes, e as bolsas cheias, como sinais externos de nosso sentido inerente de extravagância, luxúria e uma vida exuberante.

Pessoas do mundo todo visitam nossas centenas de spas, dermatologistas, cirurgiões plásticos e centros de recuperação. Todos os dias tratamos gente oriunda do mundo inteiro. Aqui temos especialistas que fazem coisas que ninguém mais faz, e que ninguém jamais sonhou ser possível, para indivíduos que exigem os melhores e mais modernos produtos e procedimentos.

Se há um produto novo no mercado, nossos clientes celebridades não apenas querem, eles o exigem. Se há um novo procedimento no mercado, nós não apenas tomamos conhecimento a respeito, como nos especializamos nele.

O Programa de Beleza de Beverly Hills

O Programa de Beleza de Beverly Hills é um sistema proativo, que combina manutenção preventiva (aos vinte e aos trinta anos), vários procedimentos cirúrgicos e não cirúrgicos de rejuvenescimento (aos quarenta anos), e uma conjunção de procedimentos restauradores e tratamentos de manutenção (aos cinquenta anos e depois). Este programa é baseado em nossa experiência com os clientes celebridades. Ele fornece um plano de longo prazo, para ajudá-lo a cuidar, preservar e rejuvenescer a sua face. Você pode começá-lo quando quiser, nunca é muito tarde ou muito cedo.

Esta é a abordagem que usamos com nossos clientes mais conscienciosos e famosos. Claro, não podemos citar nomes, mas eles são a inspiração para desenvolver um plano de longo prazo para prevenir o processo de envelhecimento, manter uma aparência jovem e rejuvenescer a face.

Um programa para você se sentir eterno durante as várias fases da vida

O Programa de Beleza de Beverly Hills, baseado em três princípios que fornecem uma base sólida sobre a qual construir sua experiência de rejuvenescimento facial, contempla:

1. **Prevenção.** A primeira parte do programa você pode fazer sozinho. Muito do que consertamos com tanto cuidado nos consultórios, diariamente, pode ser evitado (ou ao menos retardado) com a prevenção do dano à pele, em primeiro lugar. Nós tratamos esta questão na parte inicial

do programa, que é designado para pessoas com vinte anos, que são os melhores candidatos a aprender como nutrir adequadamente a pele saudável e a importância de usar o filtro solar o mais cedo possível.

2. **Procedimentos.** Nenhum programa seria completo sem recomendações proativas, portanto esta é a parte dos procedimentos do programa. Durante a fase intermediária do programa e, coincidentemente, da sua vida, nós sugerimos vários procedimentos cirúrgicos e não cirúrgicos para tratar as áreas problemáticas já descritas neste livro. Eles podem incluir lasers e injetáveis, assim como vários *lifts* e cirurgias ou, o que preferimos, uma cominação bem-sucedida dos dois.
3. **Manutenção.** Finalmente, se você está com cinquenta anos ou mais, sugerimos várias formas de manter e proteger o brilho e a atemporalidade da pele que você se esforçou tanto para conseguir nos passos 1 e 2. Embora incluam vários procedimentos cirúrgicos e não cirúrgicos, gostamos de pensar na fase de manutenção como um ciclo que é seguido pela fase de prevenção. Ou seja, grande parte da manutenção pode ser feita por você em casa, usando várias loções, cremes e proteções para manter a pele com a aparência jovem por dourados anos.

Não se trata de uma moda passageira para deixar você bonito rapidamente ou de um programa designado para resultados imediatos, mas nada realistas. Não queremos empurrar nossa própria linha de produtos de beleza, nem mesmo nossos serviços. Não vendemos camisetas, chinelos, chaveiros ou mochilas do Programa de Beleza de Beverly Hills. Estamos apenas oferecendo a nossa experiência de uma maneira concisa que o ajudará a parecer e sentir-se mais jovem, qualquer que seja a sua idade.

O sistema geracional do Programa de Beleza de Beverly Hills é essencialmente, o que a maioria das estrelas que você vê nos filmes e na televisão fazem para se manter na melhor forma. Isso inclui os famosos que você e seus amigos acham que *nunca* fizeram uma cirurgia e as celebridades espertas que não *querem* que você pense que elas já se submeteram a algum procedimento. O Programa de Beleza de Beverly Hills é a rota típica para atingir esse objetivo.

Você, também, pode começar o programa quando quiser; nunca é muito tarde ou muito cedo. A melhor parte é que ele é uma combinação muito simples dos nossos procedimentos mais básicos, então há pouca coisa para memorizar. É simples o suficiente para lembrar sem o livro em mãos e compartilhar com seus amigos e família na hora do almoço ou jantar, embora seja abrangente o suficiente para resolver a maioria das questões relacionadas ao envelhecimento, com as quais diariamente lidamos nos consultórios.

Entretanto, os limites da idade não são tão distintos. Por exemplo, os conselhos que oferecemos para aqueles que tem por volta de vinte anos (use filtro solar, coma corretamente, pratique manutenção preventiva) podem ser facilmente aplicados aos adolescentes ou às pessoas que já passaram dessa faixa etária.

Do mesmo modo, o programa de manutenção que apresentamos para aqueles que estão na faixa etária dos cinquenta pode se estender àqueles que já passaram dos sessenta ou setenta. A fase de manutenção é particularmente útil para quem deseja resistir ao tempo. O Programa de Beleza de Beverly Hills é realmente um programa para a vida toda e inclui:

- **O que fazer aos vinte anos.** Este é momento para se armar contra as flechadas que a mãe natureza eventualmente irá atirar no seu caminho. Como você não possui sinais visíveis de envelhecimento aos vinte anos, esta é a hora em que deve pensar sobre o dano que será inevitável, baseado no estilo de vida moderno. Começamos com variadas instruções sobre cuidado preventivo com a pele, incluindo loções e cremes, mais microdermabrasão e o uso de *lasers* não ablativos para impedir o envelhecimento e reduzir o aparecimento de linhas finas e de aspereza na pele.

NEM TODO MUNDO SEGUE O CONSELHO DO MÉDICO, MESMO EM BEVERLY HILLS

Não faz muito tempo que uma atriz de novela bem conhecida chocou muitas pessoas ao sair em público logo depois de realizar um procedimento cosmético. Nenhum de nós a tratou em momento algum, mas, olhando as fotos em vários sites de fofoca na internet, temos de concordar que, a despeito de os procedimentos terem sido benfeitos, a insistência da atriz em sair em público muito cedo causou toda a comoção. Não se tratava de um "pesadelo de cirurgia plástica", como alguns sites declararam, ou um trabalho malfeito. Nós sempre dizemos às pessoas para fazer bastante repouso em cada procedimento, mas cabe a elas seguir as ordens médicas. Obviamente, as celebridades não são diferentes de ninguém, no que se refere a fazer ou não alguma coisa.

Claro, antes do advento dos *paparazzi* e dos sites de tabloides, as pessoas eram livres para andar pela Rodeo Drive conforme desejassem, antes, durante e depois da cirurgia – sem medo de serem "apontadas" por esse ou aquele procedimento. Obviamente, tudo isso mudou. Agora as celebridades devem sair pelas portas dos fundos, muitas vezes em ruazinhas nas quais um táxi já está à espera delas.

Com o surgimento de sites como TMZ.com e awfulplasticsurgery.com, cada foto das celebridades que se suspeita ter feito algum procedimento, pode ser cuidadosamente catalogada, comparada e contrastada para expor quem fez o que e quando. Esses sites são indicativos das mensagens publicitárias que ouvimos o tempo todo: fazer cirurgia plástica é bom ou ruim? Como mencionamos no livro todo, palavras como "bom" ou "ruim" são julgamentos feitos por outras pessoas, não por aquelas que atuam na área de rejuvenescimento cosmético. Cabe a você decidir o que quer fazer, não alguma celebridade ou, pior ainda, um site de fofocas!

- **O que fazer aos trinta anos.** É quando a face (em particular para os caucasianos) começa a envelhecer ativamente de formas que são visíveis e frustrantes. A ação é o segredo. Nós completamos a receita com Botox como prevenção ou tratamento – incluindo nossa abordagem patenteada Abordagem Conservadora sobre o Botox (AHCB) para atores que desejam manter o movimento facial – combinado com preenchimentos, um programa de cuidados com a pele e lasers fracionais para reverter os sinais de envelhecimento.
- **O que fazer aos quarenta anos.** Esteja preparado para decidir fazer o seu primeiro procedimento. Vários deles se tornarão seus amigos durante a fase crítica, pois nós suavizamos e esculpimos uma face que mistura juventude com maturidade de uma forma que poucos notarão. O procedimento inclui Thermage, blefaroplastia (*lift* palpebral), restauração de volume com preenchimentos (Perlane, Juvéderm, Radiesse, Sculptra) e/ou enxerto de gordura multinível, e talvez todos os citados, acrescidos de outros, cirúrgicos.
- **O que fazer aos cinquenta anos (e depois).** Este é o momento para corrigir o passado e se preparar para o futuro. Você foi apresentado a um programa que combina procedimentos cirúrgicos e não cirúrgicos, que abrange todas as medidas restauradoras e várias técnicas de *lift* facial para suavizar levemente e esculpir a sua face como preparação para anos que virão.

Independentemente do tom, da cor, ou da textura da sua pele, as ideias que apresentamos fundamentam-se em conhecimento sólido sobre o tratamento para todo tipo de caso e todo tipo de face. Nós mostramos a você, como as estrelas de Hollywood escondem a idade e restauram a juventude por meio desses passos comprovados de prevenção, procedimentos e manutenção que duram a vida toda.

Nosso programa prático passo a passo tem o intuito de ajudá-lo a ter uma aparência mais jovem, a sentir-se melhor e ficar mais orgulhoso do seu rosto do que nunca. Como a maioria das coisas que são boas para você, isso tudo começa com o que você pode fazer, agora mesmo, para prevenir danos bem antes que a mãe natureza faça o seu inevitável trabalho sujo.

A melhor defesa é o ataque: comece a tomar medidas preventivas o quanto antes

Não importa em que altura da vida você está, o momento para começar a cuidar da sua pele é agora. De preferência, comece cedo. Nós somos abençoados por ter uma atriz maravilhosa como paciente, cujos filhos já estão se prevenindo contra os danos prejudiciais à pele ao usar filtro solar, evitar a exposição ao sol e tomar uma variedade de remédios homeopáticos – alguns preparados pela própria atriz.

Embora o alertemos para ter cuidado ao fazer experimentos em sua face, aplaudimos essa mulher por iniciar os filhos na estrada da pele saudável o quanto antes. Outra paciente famosa nunca marca uma consulta para ela sem agendar também uma para a sua filha adolescente. Cada uma delas recebe um tratamento diferente, apropriado para a idade, e ambas demonstram interesse proativo em reverter os sinais de envelhecimento, mais cedo *e* mais tarde. Para elas, para todos os nossos pacientes, e agora para você, nós damos o seguinte conselho: comece a se prevenir com cuidados para a pele o quanto antes.

Nutrição não é nenhuma "novidade"

A pele é o maior órgão do corpo. Por causa disso, ela requer nutrição adequada para funcionar da melhor forma possível, assim como todos os demais órgãos. Se alguém está doente ou cansado, é possível notar bolsas sob os olhos e enrugamento precoce.

Seu corpo precisa de nutrição completa para promover uma pele saudável com aspecto jovem. Ácidos gordurosos essenciais ajudam a pele a ficar macia e auxiliam na reparação de lesões. Cerca de 60% dos americanos não ingere ácidos graxos essenciais, em geral encontrados nos peixes, o que pode causar pele seca, irritada e escamosa. Vitaminas A, C, E e zinco também são essenciais para ajudar a sua pele a lutar contra infecções e promover sua recuperação.

Ajude sua pele a ficar saudável ao ingerir uma dieta rica em frutas, vegetais e ácidos graxos essenciais. Cientistas descobriram que as pessoas que consomem alimentos ricos em antioxidantes e que evitam manteiga, carne vermelha e açúcar são menos propensos a ter rugas e desfrutam de uma pele mais jovem e vibrante.

Filtro solar: uma armadura em um tubo

Nós recomendamos filtro solar para todo mundo, o tempo todo, a *qualquer* hora e sem desculpas! (Veja a seção sobre filtro solar no capítulo 4.) Nossa filosofia é simples: nunca é muito cedo e nunca é muito tarde. Se você tem vinte anos, é ótimo adquirir o hábito de usar filtro solar regularmente para evitar danos futuros e reduzir as chances de ter câncer de pele. Em nossos filhos, usamos roupas fotoprotetoras sempre que possível e filtro solar à base de zinco em regiões expostas desde a infância.

Se você tem de trinta a quarenta anos, não é muito tarde para adquirir hábitos positivos baseados na maturidade e no conhecimento, assim que começar a se confrontar com alguns danos menores que já podem ter ocorrido.

Se você tem cinquenta anos ou mais, o que está esperando? O uso de filtro solar não apenas previne danos futuros; protegendo e preservando a sua pele em uma idade mais avançada, como ainda permite que ela se recupere dos danos causados no passado. Se você pensar sobre isso, verá que não há uma boa razão para *não* usar filtro solar, assim como não há uma boa razão para não deixar de fumar.

Apesar disso, o filtro solar não é a única parte de um sistema de proteção solar abrangente. Ele deve ser acompanhado por outras medidas preventivas, como as seguintes:

- Evite ficar exposto ao sol por períodos muito prolongados (especialmente entre as dez da manhã e as três da tarde);

- Aplique filtro solar a cada quatro horas. Use um bloqueador total que contenha zinco, Mexoryl ou Helioplex;
- Escolha um filtro solar que não seja oleoso e não contenha comedogênicos (produtos que estimulam o surgimento de acne);
- Evite câmaras de bronzeamento.

Mantenha a sua aparência jovem durante décadas: um plano de cinquenta anos

Não importa se você vai começar o Programa de Beleza de Beverly Hills hoje ou amanhã, ou se vai recomendá-lo para a sua filha ou para a sua avó; ele pode ser implementado em qualquer idade e em qualquer situação. É simples, eficaz e claro, assim como os recursos antienvelhecimento que nós recomendamos.

O que fazer aos vinte anos: nunca é muito cedo para cuidar da pele

Ah, voltar aos vinte anos: pele jovem, aparência radiante, tônus vibrante e qualidade absoluta. Por que essa década extraordinária e reluzente foi incluída no Programa de Beleza de Beverly Hills? Os efeitos do envelhecimento são inevitáveis; nós todos iremos vê-los e senti-los na pele em algum momento; talvez mais cedo do que esperamos. É importante prevenir o envelhecimento enquanto podemos, e não há momento melhor para fazer isso do que no começo de sua ação.

Produtos de beleza são particularmente importantes porque você pode usá-los todos os dias, tanto para prevenir danos, como para manter a sua aparência jovem, antes, durante e depois de intervenções mais sérias.

O aspecto mais importante do programa na fase dos vinte anos é a prevenção. Não se trata de coisas grandes e complexas que fazemos uma vez por mês ou duas vezes ao ano, e sim das pequenas e básicas decisões rotineiras que tomamos todos os dias e que impedem um dano posteriormente. Os produtos de beleza são particularmente importantes porque você pode usá-los diariamente para prevenir danos ou manter a sua aparência jovem, antes, durante e depois de procedimentos cirúrgicos mais sérios.

O microdermabrasão pode ser útil aos vinte anos. (Veja o capítulo 5 para uma discussão sobre esse procedimento.) Há poucas razões para optar por tratamentos agressivos na pele nessa faixa etária; cremes e proteção solar preventiva são suficientes. No entanto, há muitas estrelas jovens que se submetem a redução de pelos a laser e a tratamentos para veias do tipo "aranha".

O que fazer aos trinta anos: manutenção preventiva é o segredo

A fase dos trinta anos é um tempo mágico e maravilhoso em termos de cuidados com a pele e antienvelhecimento. Você ainda está na onda da juventude que manteve a sua face jovem aos vinte anos, e não está com idade suficiente para adotar um programa de prevenção e manutenção o qual deve ser iniciado a partir dos quarenta.

Entretanto, esse é um momento no qual mudanças menores começam a surgir: descoloração da pele, linhas faciais, perda de volume e flacidez leve. Nós vemos muitas pessoas com trinta anos à procura de prevenção e tratamento para mudanças sutis que ocorrem ao longo dos anos.

Por essa razão, a segunda fase do Programa de Beleza de Beverly Hills trata as características não invasivas com muitas opções de tratamento, como Botox, outros preenchimentos e injetáveis e lasers. (Para uma discussão sobre os lasers, veja o Capítulo 5.)

Botox: ele não serve mais apenas para aplicação na testa

Além de suavizar as rugas, as injeções de Botox são conhecidas por aliviar enxaquecas, bexigas hiperativas e paralisia de Bell (paralisia do nervo facial). As injeções também estão sendo testadas para aliviar a artrite e sequelas de infarto. Oficialmente aprovadas para tratar as linhas da testa, as injeções de Botox são hoje usadas *off-label* para tratar uma variedade de problemas, tais quais:

- Suavizar linhas horizontais da testa;

- Levantar e modelar as sobrancelhas;
- Equilibrar traços assimétricos.

Outro uso ainda em estudo destina-se ao combate de enxaquecas. Estudos pioneiros feitos pelo Dr. William Binder, um cirurgião plástico facial de Beverly Hills, sugerem que as injeções de Botox podem oferecer alívio para dores de cabeça crônicas causadas por tensão e enxaquecas. As injeções acarretaram a diminuição na ocorrência e na severidade das dores de cabeça decorrentes de enxaquecas, três a quatro meses depois do tratamento.

A abordagem Conservadora sobre o Botox Azizzadeh-Hamilton (AHCB)

Não faz muito tempo que conversamos com um paciente sobre nutrição, sugerindo vários cardápios saudáveis para o café da manhã, almoço e jantar. Alguns dias depois, ele voltou e estava bastante animado por ter descoberto aveia pronta para consumir no café da manhã (em vez da sua refeição habitual, composta de salsicha, ovos e burrito de bacon comprados em um *drive-through* a caminho do trabalho).

Esse foi um grande avanço para ele, porém, mais animador ainda foi o fato de ter descoberto os pacotes de aveia instantânea doce (mel e açúcar mascavo, maçã e canela, pêssego e creme) e continuar procurando até encontrar uma versão com redução de açúcar para que pudesse manter o sabor de que gostava, mas sem se sentir culpado por comer.

Isso mostra muito do que pretendemos com a nossa abordagem conservadora sobre o botox dos doutores Azizzadeh e Hamilton (AHCB). Nós em geral, trabalhamos com celebridades que não ficariam satisfeitas com um tratamento padrão de Botox. Elas devem ter toda uma gama de movimentos na boca, olhos, sobrancelhas e bochechas; devem ser capazes de expressar-se verbal e visualmente; e precisam de um médico para entender e cuidar desse problema, com um tratamento diferenciado.

A AHCB é uma dosagem mais conservadora do Botox (a que nos referimos algumas vezes como "microBotox") combinada com maior precisão na aplicação, que possibilita ao paciente ainda ter a capacidade de expressar os movimentos, o que é essencial para o trabalho de atores.

Em tal abordagem usam-se injeções múltiplas de microBotox para suavizar a atividade dos músculos ao redor dos olhos, sem paralisar completamente essa região da face. Por exemplo, com as injeções típicas de Botox, quatro ou cinco locais de aplicação são usados na testa, com duas ou três unidades por local (em doses grandes). Com a AHCB, os locais de aplicação perfazem de oito a dez, com uma unidade por local (em doses mínimas).

Este método permite aos nossos clientes celebridades, manter a juventude e a vitalidade sem que a aparência sofra mudanças muito drásticas e sem perder toda a carga de expressividades emocional. Além disso, os riscos do Botox são minimizados devido à dosagem menor.

Preenchimentos e injetáveis

Anteriormente, neste livro, nós contamos como vários preenchimentos e injetáveis podem retardar e, em alguns casos, substituir procedimentos cirúrgicos mais sérios. A lista de itens que eles podem prevenir se encaixa exatamente nos sintomas de envelhecimento que são experimentados aos trinta anos.

Injetáveis, que são os principais materiais usados em um *lift* facial, podem tratar:

- Perda de tonicidade;
- Marcas de expressão;
- Traços achatados ou afundados.

Depois de um exame, você e seu médico traçarão um plano de tratamento designado especificamente para seus sinais de envelhecimento e seus objetivos pessoais. Esta é uma fase crítica, e nós recomendamos o uso de todas as informações que você adquiriu ao ler este livro para ir à primeira consulta tão preparado quanto possível.

Os preenchimentos são, provavelmente, a principal razão para as estrelas de Hollywood da atualidade manterem uma aparência flexível e bonita no decorrer de toda a carreira. De quais preenchimentos as celebridades gostam? Todos! Elas adoram os preenchimentos porque o tempo de repouso é mínimo e eles atingem resultados sutis, mas poderosos: Radiesse, Restylane e Juvéderm estão no topo da lista de preenchimentos da maioria das estrelas; no entanto, nos últimos anos, o Sculptra tem sido cada vez mais requisitado porque seus resultados são bastante graduais.

O que fazer aos quarenta anos: o inverno do nosso descontentamento

Os quarenta anos são, tradicionalmente, um momento de autoavaliação e de autodescoberta. Quando chegamos à meia-idade, é natural olhar para trás e ver o que já conquistamos antes de olhar para a frente, para ver o que deixamos de fazer. Faz parte da natureza humana olhar mais vezes no espelho durante essa fase de autoexame.

Chegar a essa década da vida tem significados diferentes para pessoas diferentes. Algumas estão nos procurando pela primeira vez. Outras têm um estilo de vida que incorporou o rejuvenescimento e são rostos familiares nos consultórios. Alguns estão na metade do caminho de um programa de vários anos que é designado para ajudá-los a envelhecer serenamente aos quarenta anos e depois.

Todas as categorias acima, incluem uma lista de celebridades famosas que consideram esses programas necessários, em vez de opcionais. Determinadas idades são frequentemente vistas como referências que ditam determinados procedimentos. Isso, claro, pode não ser garantido.

Com uma enorme gama de procedimentos cosméticos disponíveis, a escolha é pessoal. Nesta seção, nós discutiremos como a face envelhece aos quarenta anos e sugerimos as ferramentas específicas para evitar aparentar mais idade enquanto você ainda se sente tão jovem.

Aparelhos firmadores não cirúrgicos

Firmadores da pele não cirúrgicos podem ser uma ferramenta valiosa para melhorar a flacidez que geralmente é observada aos quarenta anos. (Nós discutimos o Thermage e outros aparelhos firmadores em detalhes no capítulo 7.)

Há muitos aparelhos firmadores no mercado que são grandes promessas. Nós acreditamos que nos próximos dez anos essa área de medicina estética produzirá aparelhos ainda mais avançados, com resultados mais confiáveis.

Restauração de volume

A restauração de volume será sua maior aliada para enfrentar os rigores do tempo conforme você trilha o caminho rumo aos quarenta anos. Isso acontece tipicamente quando vemos pessoas que fazem a primeira consulta com o dermatologista ou o cirurgião plástico.

Poucos consideram o dano causado aos trinta anos – e outros simplesmente o ignoram –, mas quando chegam aos quarenta, as pessoas realmente começam a notar rugas ao redor dos olhos, sulcos entre as sobrancelhas, caimento das pálpebras, ou flacidez do queixo.

A perda de volume é um dos principais responsáveis pelo envelhecimento nesta fase, resultando em afundamento e caimento que realçam o processo de flacidez que também está em ação. Portanto, ao restaurar o volume da face, podemos retificar o problema e eliminar, temporariamente, a necessidade de procedimentos mais sérios, ou ao menos retardá-los. Nós temos de apontar que as bochechas ficarão mais cheias, não mais gordas, pois essa é uma preocupação injustificada.

Há dois tratamentos principais para a perda de volume que são alternativas seguras e efetivas para o *lift* facial: um *lift* facial com preenchimento líquido e o enxerto de gordura multinível – EGM – (Veja o capítulo 7 para uma discussão completa desses métodos.)

SEGREDOS DE BELEZA DO TAPETE VERMELHO

Pasadena conta com o Rose Bowl, Miami com os Dolphins, Seattle com os Sky Needle e Nova York com o Empire State Building. O que Beverly Hills tem? Você pode pensar na Rodeo Drive ou no Beverly Hills Hotel, mas está errado: nós temos os Oscars! As cerimônias de premiação estão nas ruas de Hollywood, mas aonde você acha que todas as estrelas vão para desfrutar dos segredos de beleza do tapete vermelho?

Na semana do Oscar, e nos meses anteriores, Beverly Hills praticamente para a fim de acomodar as celebridades da lista VIP e suas necessidades de beleza. Dos salões e cabeleireiros à maquiadores e designers, cada especialista local fica com a agenda lotada antecipadamente.

Cirurgiões plásticos e dermatologistas não são diferentes. Todo ano, nos meses que antecedem a cerimônia do Oscar, o movimento tem um aumento de 20%. Isso tudo começa em novembro e dezembro, quando as pessoas agendam *lifts* faciais e palpebrais que requerem algumas semanas de recuperação. A solicitação de tratamentos em consultórios, cuja recuperação, algumas vezes, se dá em questão de horas, costuma ser feita em janeiro.

O que as pessoas procuram? Em geral elas chegam e dizem: "Eu realmente quero parecer renovada". Como não podem fazer uma cirurgia nesse momento, querem apenas mais um procedimento rápido.

Embora não possamos divulgar os nomes das celebridades com as quais trabalhamos durante meses, semanas e dias, ou até mesmo minutos antes que elas pisem o tapete vermelho, nós podemos compartilhar os segredos de beleza delas com você.

- **Segredo de beleza nº 1: Use o que está disponível.** Os momentos em que você está com pressa não são os mais adequados para tentar algo absolutamente novo. A melhor coisa que os nossos clientes celebridades fazem é descobrir o que funciona para eles e então usam isso constantemente. Por exemplo, uma celebridade borrifa uma mistura de água e leite integral para manter a pele brilhante e hidratada o dia todo. Outra mantém o aspecto de frescor da face ao usar apenas suco de limão e água como adstringente caseiro. Quando aparece uma espinha uma noite antes do grande dia, uma cliente celebridade acredita que, se passar pasta de dente sobre ela, vai causar um alívio de um dia para o outro. Você nunca saberá o que funciona até que tente; nós sugerimos começar com os três segredos de beleza do tapete vermelho que acabamos de mencionar. E nunca se esqueça de incluir um ótimo maquiador e cabeleireiro na sua equipe.

- **Segredo de beleza nº 2: Tempo é tudo.** Não faça muito antes do tempo – mas faça o máximo que puder com o tempo que sobrou. Você tem dois meses para se recuperar, ou duas semanas? Dependendo do seu tempo de recuperação, você terá de escolher quais procedimentos são os melhores para o seu caso. Discuta com seu médico quando o evento acontecerá e quanto tempo será necessário para sua recuperação; então decida o que consegue fazer.
- **Segredo de beleza nº 3: Menos é mais.** Para o seu próprio evento do tapete vermelho (seja ele um casamento, um evento de caridade ou o aniversário de casamento), lembre-se de que o segredo de parecer um VIP glamuroso é menos, não mais. Agora não é o momento para realizar uma cirurgia mais séria, ou procedimentos não cirúrgicos que necessitem de períodos de recuperação mais prolongados.
- **Segredo de beleza nº 4: Acentue o que é positivo.** Seu rosto é a principal parte da primeira impressão que você causa. Ao usar produtos de beleza ou experimentar esses segredos do tapete vermelho, não se esqueça do cabelo. Se você o colore, faça isso com a antecedência necessária para parecer natural no seu grande dia. Pense sobre qual maquiagem usar, desde a cor do batom até a intensidade do *blush*. Se você quer fazer bronzeamento artificial, agende com a devida antecedência. Até mesmo acessórios devem ser planejados antecipadamente. Por que você acha que a maioria das pessoas de Beverly Hills folga nas semanas que antecedem a noite do Oscar? Todo mundo está correndo de loja em loja, tentando achar seus acessórios!
- **Segredo de beleza nº 5: A abordagem AHCB.** Os diretores não gostam que o rosto dos atores seja inexpressivo; nem você deveria querer que o seu ficasse assim. Sugira ao seu médico que incorpore alguma coisa da nossa abordagem AHCB, que é simplesmente uma dosagem "um pouco mais conservadora" de Botox, combinada à precisão na aplicação, realizadas nas regiões musculares apropriadas. O paciente ainda pode fazer movimentos faciais expressivos, tão importantes para os atores, e tão desejáveis para qualquer pessoa que não queira parecer um robô.

Procedimentos cirúrgicos

Nós aprendemos que cada face envelhece de forma diferente. Algumas ficam mais macias e flexíveis até os quarenta anos e depois, outras mudam de textura e tonicidade enquanto seus "donos" ainda estão na "casa dos trinta". Você pode comparar isso à queda de cabelo: alguns começam a sofrê-la prematuramente, enquanto outros continuam cabeludos até ficarem bem velhos.

No entanto, diferentemente da queda de cabelo, nem todo envelhecimento facial é hereditário. O sol e o seu comportamento podem contribuir para um envelhecimento facial prematuro. Alguns podem, portanto, precisar de procedimentos mais vigorosos aos quarenta, do que outros. A blefaroplastia (*lift* palpebral) e o *lift* de sobrancelhas são as operações mais realizadas nas celebridades de Hollywood nessa faixa etária, porque os olhos e as regiões ao redor deles tendem a ser os primeiros a exibir o envelhecimento. Por fim, cabe a você e ao seu médico determinar quanto é necessário, se for, e com que urgência.

É muito difícil esconder o envelhecimento nos olhos. Dependendo do programa específico, qualquer um ou mais de um dos procedimentos seguintes podem ser necessários: blefaroplastia, preenchimentos, *resurfacing* a laser, ou cirurgias mais complexas. Voltamos a dizer, a análise do problema é essencial para o resultado final. (Veja o capítulo 8 para uma discussão completa dos procedimentos cirúrgicos.)

O que fazer aos cinquenta anos e depois: peça reforços!

Os cinquenta anos são uma idade mágica para homens e mulheres modernos que querem permanecer jovens ao envelhecer. Cada vez com mais frequência escutamos que os sessenta anos são os novos cinquenta anos ou que os cinquenta são os novos quarenta. De fato isso é verdade (na maior parte), em particular para nossos clientes celebridades, que aparentam ser mais jovens agora do que os contemporâneos que não são celebridades.

Como mais homens e mulheres usam produtos de beleza para atrasar o processo de envelhecimento aos vinte, trinta e quarenta anos, as pessoas com cinquenta anos que vemos hoje se parecem com aquelas de quarenta que víamos duas ou três décadas atrás.

Mesmo assim, a mãe natureza não é tão facilmente enganada, e é nessa faixa de idade que ocorrem mudanças maiores na textura, firmeza e tonicidade da pele. Para tratar essas condições bastante específicas, nós combinamos uma série de soluções igualmente específicas.

Várias abordagens de lift *facial*

Para manter uma aparência jovem aos cinquenta anos ou mais, lembre-se da "vizinhança" do seu rosto. Da testa ao queixo, um médico qualificado irá ajudá-lo a tratar os problemas que você enfrenta agora ou pode vir a enfrentar no futuro.

Lembre-se dos vários procedimentos de *lift* que estão disponíveis e, se necessário, releia os capítulos que tratam desses problemas para melhorar o entendimento do que é certo para você. Nós discutimos esses cinco tipos de *lift*:

- *Lift* de sobrancelha ou da testa;
- *Lift* palpebral;
- *Lift* das bochechas ou da *midface*;
- *Lift* facial (porção inferior da face);
- *Lift* do pescoço.

Manutenção: siga o método dos "cinco dedos"

Considerando todos os conselhos que demos até agora no livro, acreditamos que montamos um bom *kit* para cuidados pessoais. Afinal de contas, estamos falando do seu rosto. O que pudermos fazer, faremos; o que os produtos e procedimentos puderem fazer, farão. Você, porém, também deve integrar essa equação.

Todos conhecemos pessoas que têm um programa diário de cuidados com a pele. Nós até compartilhamos com você nossas próprias recomendações para ações de rejuvenescimento. O que você realmente deve *fazer*, de manhã, ao meio-dia e à noite para reverter o envelhecimento e dar as boas-vindas para a restauração? Se você não sabe – ou ainda não decidiu –, este é o momento de descobrir.

Com cinquenta anos ou mais, você está em uma fase crítica do envelhecimento. Não queremos soar muito alarmistas, mas esse é, realmente, o momento crítico em termos de visibilidade dos efeitos de envelhecimento através de um espectro de rugas, flacidez e problemas de textura.

Assim como fornecemos uma abordagem completa para combinar a cirurgia com preenchimentos ou lasers com *lifts*, você também deve estabelecer uma rotina de manutenção, não apenas para preservar quaisquer procedimentos que tenha feito, mas para manter a aparência jovial e saudável entre eles.

Isso não afeta somente a sua aparência; afeta o seu bolso também. Quanto mais manutenção você fizer entre as consultas médicas, a menos procedimentos terá de se submeter quando vier nos visitar. Manutenção não precisa levar o dia inteiro ou todo o seu orçamento. Na verdade, nós sugerimos o método dos "cinco dedos" para listar a ajuda dos produtos de beleza em sua rotina de manutenção diária.

Resumindo, simplifique as coisas, lembre-se de que menos é mais, e fique com uma lista de cinco produtos úteis – um para lembrar em cada um de seus dedos. O cuidado eterno com a pele inclui as cinco regras seguintes:

1. Limpeza
2. Esfoliação
3. Hidratação
4. Tonificação
5. Proteção

Ao seguir o método dos cinco dedos, você irá dispor de um produto que funciona para cada uma das regras acima. Isso significa que você deve ter em mãos:

1. Um sabonete de qualidade que sirva para a sua pele e para o seu orçamento. Este é o principal, aquele que você usa dia e noite para limpar suavemente. Ele cumpre a regra da *limpeza*.
2. Um adstringente leve para quando a limpeza profunda é necessária, como depois de um dia trabalhando no jardim ou de malhação pesada. Isso ajuda a aumentar o fluxo sanguíneo e remover o excesso de óleo da superfície para estabelecer um visual limpo e brilhante.
3. Um hidratante de qualidade para ajudar a manter a pele radiante; isso satisfaz a regra de *hidratação*.
4. Uma boa loção para manter a sua pele *tonificada* e bonita. Há muitas loções e cremes de qualidade no mercado, incluindo produtos que contêm antioxidantes e hidróxiácidos.
5. Uma rotina diária de proteção da pele, geralmente pela manhã e à noite, deve incluir um filtro solar (bloqueador de raios UVA e UVB) com zinco, um FPS15 ou maior, e Mexoryl ou Helioplex no creme ou gel restaurador da manhã ou um gel à noite para reparar o dano facial enquanto você dorme.

Uma rotina de manutenção simples é mais fácil de ser efetivamente cumprida. O método dos cinco dedos é simples e eficiente. Nós queremos que ele seja bem básico, pois, de acordo com a nossa experiência, as pessoas tendem a fazer o mínimo; então se o seu mínimo é usar os cinco melhores produtos do mercado para limpar, esfoliar, hidratar, tonificar e proteger a sua pele todos os dias, isso é o que queremos que você faça.

As estrelas também seguem o método dos cinco dedos. Apesar de ter dinheiro suficiente para viver em um spa e dispor de tempo suficiente para se esfoliar 24 horas por dia, sete dias na semana, esses homens e mulheres belos, glamourosos e com aparência jovem, ainda tendem a fazer as cinco mesmas coisas toda manhã e toda noite para manter a pele com um aspecto jovem e saudável.

O rosto dessas pessoas costuma ser seu meio de vida. Elas tendem a manter o que funciona, e o que funciona geralmente são os melhores produtos no mercado, usados duas vezes ao dia para limpar, esfoliar, hidratar, tonificar e proteger.

CELEBRIDADES QUE FIZERAM TUDO ERRADO

É muito ruim quando algum procedimento corretivo dá errado, mas é ainda mais doloroso quando o mundo inteiro está assistindo. Isso é o que acontece quando as celebridades fazem cirurgias plásticas que não dão certo.

Em nossa cultura moderna dos tabloides, cada ponto, marca e dobra está exposto para o mundo inteiro ver. Como nos sentiríamos se nossas fotos antigas do tempo de escola, das décadas de 1950, 1960 e 1970, fossem colocadas lado a lado com as fotos de hoje? Como uma pessoa se sentiria se alguém tirasse uma foto e a ampliasse duas vezes para expor uma cicatriz ao redor do pescoço, dos seios ou do umbigo? Infelizmente, esse tipo de escrutínio intenso da mídia, que é o que as celebridades enfrentam, seria uma situação difícil para qualquer um.

Apesar disso, milhares de celebridades, músicos, artistas e políticos fazem cirurgia plástica e um punhado delas foram desastrosas. É difícil saber o que deu errado. Obviamente, decisões ruins podem ser tomadas tanto pelo cirurgião como pelo paciente.

Em mais de uma ocasião, as celebridades que fizeram bons procedimentos com outros cirurgiões vêm até nossos consultórios porque estão infelizes com os resultados, devido a uma imagem do corpo patologicamente distorcida (desordem dismórfica corporal) ou a expectativas irreais. É nosso trabalho informá-las sobre os possíveis bons e maus efeitos dos preenchimentos e/ou cirurgia. Algumas vezes elas ouvem, e, infelizmente, outras não.

Fique de olho em produtos novos para acrescentar à sua rotina: um novo produto de limpeza que seja "mais gentil" com a sua pele ou com o seu bolso; um novo hidratante que seja mais orgânico do que aqueles que você costumava usar; um esfoliante que traz vida nova à sua face.

Não permita que o processo de aprendizado termine junto com a última página deste livro. Continue pedindo recomendações ao seu dermatologista ou cirurgião plástico, vasculhe revistas femininas, procure seus produtos de beleza favoritos na internet, e assista à TV para prosseguir seu aprendizado sobre produtos de beleza que não apenas funcionem, mas que sirvam para você. Mais importante, peça a opinião de seu médico a respeito de suas aquisições.

10

Como escolher um médico

O fator 95%

"Ninguém pode evitar o envelhecimento, mas envelhecer produtivamente é outra história."

KATHARINE GRAHAM

Imagine a cena: uma mulher grávida vai ao consultório de seu obstetra para fazer o parto. Ela vai para uma sala de exames, então entra um cavalheiro com um jaleco branco. De repente, ela nota que por baixo do jaleco ele está vestindo um uniforme de motorista de táxi. Se você fosse essa mulher grávida, prosseguiria com o parto em tais circunstâncias?

Em 95% dos casos, um parto feito por um taxista, ou qualquer outra pessoa, é tão seguro quanto um realizado por um obstetra altamente qualificado e treinado. Estudantes de Medicina com pouquíssima experiência, vizinhos sem *nenhuma* experiência, e quase todo mundo (incluindo um taxista) no momento certo, sob as condições corretas, pode "trazer um bebê à luz" tão bem quanto um obstetra. Ainda assim, pouquíssimas grávidas deixariam de ir ao obstetra, por causa daquela pequena chance – talvez 5% – de haver problemas ou complicações.

Isso é o que nós chamamos de *fator 95%*.

Pela mesma razão, a realização de procedimentos cosméticos, tanto os invasivos como os não invasivos, por médicos não treinados ou certificados em uma das cinco principais especialidades cosméticas (dermatologia, cirurgia plástica facial, cirurgia plástica, cirurgia oculoplástica, ou otorrinolaringologia) tem os mesmos 5% de chance de enfrentar problemas que uma mulher cujo parto seja feito por um taxista, e não por um obstetra.

Quem são esses médicos desqualificados, e onde ficam esses estabelecimentos não clínicos? Se você já viu panfletos de homens simpáticos e sorridentes de jaleco, oferecendo procedimentos cosméticos sérios cujos nomes são acompanhados de asteriscos (ou propagandas semelhantes em *outdoors* ou nas laterais de ônibus), provavelmente sabe onde chances de encontrar um médico desqualificado. Se foi atraído para uma rede de salões, spas, ou cabeleireiros que oferece remoção de pelos e *peelings* químicos enquanto você faz manicure ou massagem nos pés, tem uma noção do que chamamos de estabelecimentos *não clínicos* do mercado.

Hoje em dia, um número alarmante de procedimentos cosméticos sérios está sendo realizado em uma crescente rede de estabelecimentos não clínicos; eles vão desde salões e clínicas de tratamento de beleza a spas, onde os indivíduos podem se submeter a procedimentos como *resurfacing* a laser, *peelings* químicos e injetáveis como Botox.

Nós sabemos que os sites, panfletos, *outdoors* e propagandas impressas podem ser sedutores. Não seria ótimo realizar um procedimento médico sério em um estabelecimento não clínico enquanto você está recebendo uma massagem nos pés, fazendo uma sauna ou um tratamento de banho de lama? Ao mesmo tempo, uma luz bem suave, velas de aromaterapia e CDs que tocam músicas da natureza ao fundo captam a sua simpatia e acalmam seus medos. *Seria* ótimo, se os médicos responsáveis por tais tratamentos fossem todos certificados ou, pelo menos, se fossem médicos.

O problema é que há muitas coisas boas sendo feitas por pessoas sem qualificação. A tecnologia moderna concedeu a muitas pessoas neste país uma licença para a prática de procedimentos médicos que não existiam três ou quatro anos atrás, usando produtos que não eram encontrados nem mesmo no ano passado – todos em mãos de novatos.

Na realidade, há menos de cinco anos, *nós* não fazíamos 80% dos procedimentos que são realizados hoje. A tecnologia abriu uma verdadeira "caixa de Pandora" para os prestadores de serviço a consumidores, para não mencionar os médicos; ou aqueles que se denominam médicos. Atualmente, todo mundo acha que pode manusear um laser ou injetar Botox. Uma maré de profissionais desqualificados fornece serviços por todo o país, desde técnicos que trabalham em salões e clínicas de beleza a médicos despreparados que oferecem serviços ambulatorais em uma variedade de estabelecimentos que não são médicos.

Há quem ache que sai mais barato fazer esses procedimentos em um spa ou em um salão, mas isso pode sair mais caro do que em um estabelecimento clínico com um especialista certificado. Paga-se pelo ambiente todo: os funcionários simpáticos, os belos jalecos cor-de-rosa, os banhos de lama exóticos e as velas amoratizadas; embora o marketing e as propagandas façam o oposto parecer verdade.

Você também está pagando por toda essa propaganda, na forma de taxas semelhantes ou um pouco mais altas para os mesmos procedimentos que nós podemos realizar segura, cuidadosa, eficiente e clinicamente. As redes surgem para lucrar mais que os concorrentes e expandir os negócios, abrir mais lojas para ganhar mais dinheiro.

Somos a favor das clínicas de estética ou salões que oferecem uma variedade grande de serviços, desde que os profissionais são qualificados para praticar. Mas oferecer procedimentos médicos é o mesmo que vender ferramentas em uma banca de frutas; as duas coisas não são iguais, e isso pode ser extremamente perigoso a longo prazo. Claro, ainda há o apelo dos salões em mostrar-se seguros e eficientes está em todo o ambiente – um clima mais agradável, menos clínico e mais descontraído, diferente daquele que predomina em um consultório médico. O lugar pode ser mais acolhedor e menos assustador, mas é mais seguro?

Tal é o apelo das festas de Botox que, mesmo que você esteja se submetendo a um procedimento médico, a atmosfera da festa, com vinhos, sorrisos e boa companhia, faz com que se sinta como se estivesse em outra festa. Isso também se aplica à atmosfera de um salão: além da iluminação cor-de-rosa, da música *New Age* e das velas de aromaterapia, você está passando por um procedimento clínico.

Há muitas coisas que se podem esperar de um spa ou salão: luz agradável, serviço rápido e uma atmosfera acolhedora. Contudo, *você* ainda tem de certificar-se de que é um profissional médico quem está realizando os procedimentos. Salões de beleza, clínicas de estética e spas fazem-no sentir que o procedimento ao qual você está se submetendo é tão sério quanto uma permanente nos cabelos ou um pedicure. Isso é uma realidade? Pense nisso: você está injetando uma toxina no seu rosto, com substâncias químicas altamente sensíveis se espalhando sobre ele, e lasers percorrendo a delicada camada da derme (o que pode provocar queimaduras). Isso, então, é realmente o mesmo que cortar o cabelo ou pintar as unhas?

Não estamos tentando ser alarmistas. Como o fator 95% indica em 95% dos casos não ocorre problema algum, com os procedimentos que estão sendo feitos em tais estabelecimentos. Além disso, alguns médicos (qualificados ou não) que realizam os procedimentos nesses locais são éticos e desempenham a prática adequadamente. Nossa preocupação é que, nos 5% dos casos em que ocorrem, nós *realmente* vemos problemas muito sérios por sinal como resultado de procedimentos cosméticos efetuados sem a devida prescrição médica.

Alguns médicos ou enfermeiras que estão praticando procedimentos nesses locais não foram suficientemente bem treinados para saber quais são os riscos existentes, e com certeza eles não sabem como lidar com os problemas que *realmente* surgem.

Todas as velas de aromaterapia e banhos de lama do mundo não salvarão a sua face de um médico inexperiente realizando um procedimento desastroso que está além do conhecimento dele; e que além disso, não dispõe de uma equipe médica no local para apoiá-lo.

Na análise final, o fator 95% é semelhante à realidade dos pilotos aéreos comerciais quando voam: 95% do tempo, o avião fica no piloto automático. Eu ou você poderíamos cuidar dessa parte, mas você iria até a cabine de comando e pilotaria o avião durante todo o voo? Você gostaria que algum dos passageiros fizesse o mesmo? Claro que não, e é isso que acontece quando se deixa alguém que não está devidamente treinado cuidar da sua face.

A maioria das instalações das clínicas de estética que se tornaram populares, não conta nem mesmo com um médico supervisor e, em muitos casos, ele pode ficar sem aparecer no lugar durante dias, semanas ou meses. Pior: os médicos supervisores algumas vezes não possuem especialização nos principais campos da cosmética; eles são médicos cuja licença está sendo usada pelos proprietários das clínicas para gerar lucro. Isso tudo é bem diferente de um estabelecimento que possui uma enfermeira ou um médico assistente registrados e habilitados a prestar o devido serviço médico, supervisionados por um médico bem qualificado.

O fenômeno das clínicas também alimenta um traço psicológico que raramente é tratado: a ansiedade do paciente ao ir até o consultório médico, onde o ambiente é mais sério. As clínicas oferecem uma ilusão de apoio e cuidado pseudocirúrgico, algo entre um salão de beleza e um spa. Porém, o cliente deve sempre se lembrar de que lasers e injeções são procedimentos médicos, não cosméticos. Se o seu novo corte de cabelo não deu certo, tudo bem, ele cresce em um mês; se o seu rosto sofreu um estrago, isso pode levar muito mais tempo e custar muito mais para consertar.

Você não precisa ir até um salão no shopping que está oferecendo *resurfacing* a laser ou se deparar com uma propaganda para "injeções rápidas e acessíveis de Botox" no jornal do seu bairro para ver a armadilha do fator 95%. É só assistir ao jornal da noite; acontecimentos recentes aqui em Hollywood ilustram o perigo do fator 95%, quando procedimentos perigosos realizados por médicos inexperientes e inescrupulosos podem resultar em cirurgias desastrosas e até mesmo em morte.

É possível que no futuro haja uma proliferação dos apontamentos públicos desses famosos dermatologistas e cirurgiões plásticos das "celebridades", através dos quais se descubra que eles não possuem certificação ou qualificação para os procedimentos que vêm realizando há anos, muitos deles em rede nacional. Embora muitos possam ficar surpresos com esses acontecimentos, nós não ficaremos. Porque a certificação é uma qualificação ética e profissional, não mandatória. Pela lei, a pessoa só precisa ser médico licenciado – em qualquer área – para realizar vários procedimentos aplicando produtos com os quais, muitos deles, têm pouco ou nenhum treinamento. Nós ouvimos falar de clínicos que fazem *lifts* faciais ou de pediatras que se especializam em microdermabrasão porque, muito simplesmente, não há nada que possa impedi-los; ou seja, um médico de família ou um pediatra poderia realizar uma cirurgia cerebral e isso estaria dentro da lei!

UMA ADVERTÊNCIA

Depois de falarmos sobre médicos desqualificados praticantes de procedimentos cosméticos, temos de dar outra perspectiva para sermos justos. Há alguns médicos não certificados que realizam bons procedimentos e são éticos na área cosmética. Esses médicos são mais difíceis de identificar porque não vêm sendo julgados por seus colegas; ou seja, não são certificados.

Além disso, há médicos certificados nas especialidades cosméticas que são ruins, e é por isso que você tem de ser esperto ao escolher o seu.

Portanto, se você possui um público que não entende de leis e artigos de certificação, consiga a licença médica estadual, combine com novos produtos e procedimentos que são lançados todos os anos, acrescente uma alternativa acessível a procedimentos sem prescrição médica, realizados em instalações inadequadas, e você irá conseguir uma comunicação completamente ineficiente, uma apresentação inapropriada e mau uso que, ocasionam na maioria das vezes resultados mal sucedidos e bastante perigosos.

Mas nem tudo é sombra e escuridão lá fora; há muitos médicos certificados pelo país que fornecem serviços excelentes. Nós estamos aqui reforçando a ideia de que os seus procedimentos devem ser realizados por médicos que tenham ao menos qualificações de nível básico (concedidas) no mínimo, pelo Conselho de Medicina – o que reduz suas chances de integrar os 5% que obtêm resultados ruins. Mesmo quando você *está* lidando com um médico certificado, ainda deve fazer a sua lição de casa pois há alguns deles que são absolutamente medíocres.

Em outras palavras, "saiba o que está comprando". Você tem de investigar se um médico possui residência e o certificado em determinado procedimento. (Nós mostraremos como fazer isso no próximo capítulo.) Infelizmente, tanto nos Estados Unidos quanto no Brasil isso ainda é responsabilidade do paciente. Os regulamentos deveriam ser diferentes? Nós deixamos essa pergunta para você responder.

A palavra final sobre certificação médica

Aqui está um fato surpreendente: a maioria das pessoas acredita que, para poder ser dermatologista, cirurgião plástico ou cirurgião cosmético, um médico tem de receber treinamento especializado, fazer residência (de três a seis anos) e ser aprovado pelo Conselho de Medicina. Nada poderia estar mais distante da verdade.

O único requisito para realizar cirurgia plástica é ser graduado em medicina. Nem mesmo a residência em cirurgia geral, que leva dois anos após a graduação é exigida para a realização de cirurgias plásticas. O curso de especialização em cirurgia plástica, que leva três anos após essa primeira especialização (no caso, em cirurgia geral) e é tão importante, não é mandatório para a realização de procedimentos relativos à especialidade, sejam eles cirúrgicos ou não. Além disso, alguns médicos realmente completam a residência em uma das especialidades cosméticas principais, mas não atingem os requerimentos exigidos pelo Conselho, portanto não conseguem obter a certificação. Embora devessem ser mais bem qualificados para tratar você do que qualquer um que nunca tenha feito um treinamento em uma dessas especialidades principais, eles realmente não são certificados. Nós descreveremos aqui cinco diferentes especialistas e as credenciais que aconselhamos que devam possuir.

Dermatologistas devem ser certificados pela Associação Brasileira de Dermatologia. Depois da graduação em Medicina, geralmente fazem um ano de especialização, seguido de mais três de residência em dermatologia. Os dermocirurgiões são dermatologistas com interesse e experiência especiais em cirurgia da pele e procedimentos cosméticos não invasivos, como preenchimentos e lasers. Recomenda-se que sejam membros da Sociedade Brasileira de Cirurgia Dermatológica. Alguns dermocirurgiões são habilitados a realizar procedimentos além de sua formação principal, como é o caso de *lifts* faciais e cirurgias de pálpebras.

Cirurgiões plásticos faciais devem ser certificados pela Associação Brasileira de Cirurgia Plástica da Face e Sociedade Brasileira de Cirurgia Plástica (SBCP). Para determinados tipos de cirurgias, o ideal é que sejam ainda membros da Associação Brasileira de Otorrinolaringologia, que é reconhecida pela Associação Brasileira de Especialidades Médicas. Os cirurgiões plásticos também podem pertencer à Academia Brasileira de Cirurgia Plástica Facial e Reconstrutiva. Sua residência em otorrinolaringologia é de cinco a seis anos, com especialização em cabeça e pescoço, seguida por uma subespecialidade em cirurgia plástica facial e reconstrutiva.

PROCEDIMENTOS E MÉDICOS COM O CERTIFICADO CORRESPONDENTE

Solicitamos aos leitores que analisem a lista de instituições certificadoras – "Como saber se o seu médico sabe (ele está atualizado?)" – no Capítulo 2.

Rejuvenescimento facial não invasivo: injetáveis e lasers

- Dermatologista
- Cirurgião plástico facial
- Cirurgião plástico
- Cirurgião oculoplástico

Lift facial

- Cirurgião plástico facial
- Cirurgião plástico

Blefaroplastia

- Cirurgião plástico facial
- Cirurgião plástico
- Cirurgião oculoplástico

Rinoplastia

- Cirurgião plástico facial
- Cirurgião plástico

EGM

- Cirurgião plástico facial
- Cirurgião plástico

Aumento do queixo e das bochechas

- Cirurgião plástico facial
- Cirurgião plástico

Lift das sobrancelhas

- Cirurgião plástico facial
- Cirurgião plástico
- Cirurgião oculoplástico

Otoplastia (remodelagem das orelhas)

- Cirurgião plástico facial
- Cirurgião plástico

Lipoaspiração facial e do pescoço

- Cirurgião plástico facial
- Cirurgião plástico

O foco principal dos cirurgiões plásticos faciais é a cirurgia cosmética e reconstrutiva da face, dos olhos, do pescoço e do nariz. Concentrando-se em anatomia complexa, fisiologia, patologia e bioquímica de todos os órgãos e estruturas da cabeça e do pescoço, esse profissional adquire um conhecimento sólido da região anatômica.

Cirurgiões plásticos devem ser certificados pela Associação Brasileira de Cirurgia Plástica (que também é associada à ABMS) e pertencer à Sociedade Brasileira de Cirurgia Plástica Estética. Eles realizam cirurgia no corpo todo, incluindo a face. Você deve investigar para saber se o médico que você escolheu têm alguma área de especialidade. Os cirurgiões plásticos, em geral, fazem dois anos de residência em cirurgia geral, seguidos de três anos de especialização em cirurgia plástica.

Cirurgiões oculoplásticos devem ser certificados pela Sociedade Brasileira de Oftalmologia e pertencem à Sociedade Brasileira de Plástica Oftalmológica e Cirurgia Reconstrutiva. Realizam cirurgias cosmética e reconstrutiva das pálpebras, das órbitas (a cavidade óssea dos olhos) e regiões associadas. Oftalmologistas que não possuem treinamento em cirurgia oculoplástica não possuem experiência suficiente em cirurgia cosmética palpebral.

Cirurgião cosmético é um termo genérico usado para várias especialidades diferentes. Assegure-se de que esses profissionais possuem certificação de alguma das instituições mencionadas acima e realizam cirurgias dentro de suas especialidades. Afinal, você não quer que um cirurgião plástico facial certificado faça a sua abdominoplastia ou um cirurgião oculoplástico faça a sua plástica do nariz.

Nós costumamos escutar perguntas como: "Eu acabei de fazer Botox com um médico certificado que é cirurgião ortopédico. Tudo bem?". Não, claro que *não*! Nós não queremos banir cirurgiões ortopédicos certificados, mas você quer que a sua cirurgia da coluna seja realizada por um cirurgião plástico certificado? Claro que não!

Seu médico certificado deve se restringir às áreas nas quais é especialista. Não se deixe enganar pelo médico que diz ter certificado, pergunte a ele em que *área é a sua especialização* e verifique se ele está realizando procedimentos dentro dessa especialidade.

Finalmente, saiba que qualquer organização pode criar as próprias associações, então ter a certeza de que o seu especialista pertence a alguma das cinco associações aqui mencionadas pode ser um bom começo: a Associação Brasileira de Dermatologia, a Associação Brasileira de Cirurgia Plástica, a Associação Brasileira de Plástica Facial e Cirurgia Reconstrutiva, a Associação Brasileira de Otorrinolaringologia, ou a Associação Brasileira de Oftalmologia (associada à cirurgia plástica oftalmológica).

Como procurar um especialista em rejuvenescimento facial

Escolher o especialista cosmético certo é uma das decisões mais importantes que você irá tomar durante a busca pelo visual mais jovem que deseja. É importante que você encontre um dermatologista ou um cirurgião plástico facial que não seja apenas competente e experiente na profissão que escolheu, mas que também entenda suas necessidades e objetivos pessoais (nós chamamos isso de *fator clique*, e discutiremos em detalhe um pouco mais adiante, ainda neste capítulo). Nós reunimos as diretrizes gerais para ajudá-lo a encontrar especialistas em rejuvenescimento facial e o que considerar quando consultá-los.

O primeiro passo também é o mais óbvio: onde procurar. Nós vemos propagandas de cirurgiões plásticos todos os dias: nos ônibus, no shopping, na TV, nos jornais, e nas páginas amarelas. Como saber se algum desses médicos é o certo para você?

Há várias formas de fazer uma escolha séria. A lista seguinte deve ajudá-lo na busca pelo melhor especialista em rejuvenescimento facial:

- **Peça referências.** Se você consegue obter referências de um médico ou especialista confiável, este é um bom início. Dessa forma você terá em mãos um nome (ou talvez vários) de um médico respeitado e credenciado em quem você já confia. O segredo aqui é recolher uma lista de nomes baseada em fontes seguras, não apenas aqueles encontrados nas propagandas dos ônibus ou nas páginas amarelas. Eles podem ser médicos credenciados, mas visibilidade e popularidade não devem ser os únicos critérios para escolher um profissional.

- **Comece pela sua rede de contatos pessoais.** Se o seu médico não pode recomendar ninguém, saia um pouco da área médica (mas não muito) e pergunte aos amigos, familiares ou colegas de trabalho se conhecem ou confiam em alguém que possam recomendar. Prefira as pessoas que você sabe que se submeteram a algum procedimento e ficaram satisfeitas com ele; fale com elas discretamente sobre quem as tratou, seu nível de satisfação, custo, reclamações e assim por diante. Contudo, não vá apenas pela conversa, confira se os resultados obtidos são os que você deseja. Por exemplo, você não deve priorizar a recomendação de alguém que ficou com o olhar assustado do qual falamos anteriormente.
- **Reduza as escolhas.** Depois de coletar algumas referências, comece a construir uma pequena lista de candidatos em potencial. Ela pode ter de três a cinco nomes, talvez oito ou dez. De qualquer forma, quanto menor for, maiores as chances de reunir mais informação sobre cada médico. Sugerimos que escreva o nome de cada médico no alto da folha e liste tudo o que descobrir sobre ele. Conforme fizer a sua pesquisa, escreva o que descobriu e, quando estiver satisfeito com a lição de casa feita, analise cuidadosamente suas descobertas antes de classificar os nomes. Então, comece a abordar cada médico, um por um.
- **Vá direto à fonte.** À medida que você reduz a sua lista, consulte o site do médico e confirme o óbvio, como a formação acadêmica e os certificados dele (veja os endereços dos sites no Capítulo 2). Depois passe a entrevistar cada médico e pedir suas credenciais específicas (veja a nossa lista de perguntas recomendadas mais adiante neste capítulo). Isso é diferente de uma consulta inicial sobre a sua face. Esta é uma pré-consulta para ver se

você e seu médico em potencial são compatíveis. Pense nisso como uma entrevista de emprego, e você terá uma ideia geral.

- **Lave, enxágue e repita.** Pode ser necessário começar a busca novamente se a sua lista de candidatos acabar por algum motivo (veja os "cinco Cs" abaixo). Não desanime se isso acontecer pois é melhor gastar mais dinheiro, antes do procedimento, à procura de um médico qualificado que irá fazer tudo certo da primeira vez, do que ter de repetir o processo posteriormente, a fim de encontrar alguém para arrumar a bagunça.

A má prática é um grande problema hoje em dia, mas ser processado por isso não é um requisito para perder a licença médica. Afinal de contas, nos E.U.A , qualquer um pode processar qualquer um, mas apenas 20% de todos os processos por má prática médica são realmente válidos.

Apesar disso, se você está fazendo uma pesquisa exaustiva, vai querer saber tanto sobre o seu médico em potencial, quanto é humanamente possível, e isso inclui tomar conhecimento de alguma reclamação feita contra ele. Como você sabe se o seu médico está sendo processado e por qual motivo? Nos Conselhos Regionais de Medicina podem ser encontradas informações sobre processos relacionados ao Código de Ética Médica. Para saber se o médico tem ou teve processos em andamento na Justiça Regular, deve-se consultar o site do Tribunal de Justiça, do estado onde ele atua e lá se encontrará todo o tipo de processo ao qual ele responde. Para saber se ele já respondeu, é uma boa ideia solicitar-lhe uma certidão negativa.

O que procurar em um médico: o método dos cinco C's

Ao discutir como procurar um especialista, nós mencionamos o método dos "cinco Cs". Quando você está escolhendo um médico de rejuvenescimento facial, deve procurar essas cinco qualidades:

1. **Compaixão.** A compaixão está no topo da nossa lista porque você quer um médico que realmente se preocupe com os resultados, e não um que tenha em mente apenas números e aja mecanicamente. Cada face é diferente e nenhuma é mais importante que a sua. Você não quer que alguém que vá alterar o seu rosto se preocupe tanto com ele quanto você? Localizar e escolher um médico são duas coisas completamente diferentes. Afinal, você não compra a primeira casa que visita; você quer fazer um *tour* completo, explorar todos os quartos, testar as válvulas do banheiro, abrir os armários – dar uma geral, por assim dizer –, e então voltar depois de ter explorado todas as opções disponíveis. Acontece o mesmo com o seu especialista em rejuvenescimento facial; encontre-se com ele pessoalmente antes de se comprometer a fazer um procedimento e realmente acredite que seus instintos o guiarão caso ele seja o médico certo.
2. **Confiança.** Você quer um médico que seja confiante a respeito do próprio trabalho. Quando o médico responde às suas perguntas, ouça as respostas para verificar se ele não está apenas fazendo rodeios para não revelar uma falha de conhecimento se as respostas de fato fazem o sentido e, mais importante, fazem com que você se sinta se quero e bem sobre o que ele disse? Seu médico deve saber as respostas para todas as suas perguntas e ser capaz de responder com clareza, concisão e confiança. Se ele se mostra hesitante ou inseguro, você pensará bem mais antes de escolhê-lo.
3. **Compreensão.** Quando você escolher o seu médico, certifique-se de que ele possui o conhecimento básico para todas suas necessidades de rejuvenescimento facial, e da forma mais abrangente. Caso seja um dermatologista, ele deve saber quando uma agulha ou um *laser* não resolvem o seu problema e quando um especialista cirúrgico deve ser consultado. Por outro lado, muitos cirurgiões sabem como usar o bisturi, mas não fazem ideia da importância do rejuvenescimento da pele. A compreensão completa de

um rejuvenescimento facial requer que o seu especialista conheça todas as facetas dessa área para oferecer-lhe o melhor resultado possível.

4. **Compatibilidade.** Você quer ter bastante afinidade com a pessoa que está cuidando da sua face, para ter certeza de que vocês combinam. Conforme mencionado acima, é o que chamamos de *fator clique*. Nós não conhecemos nenhum outro modo de expressar isso. É uma opinião subjetiva, com certeza, mas deve haver o *fator clique* se você e seu médico estão totalmente conectados em nível pessoal e profissional. Isso não significa que vocês têm que ser amigos a ponto de sair para almoçar, mas sim que se entendem e que ele está realmente ouvindo você. O *fator clique* é imediato: a maioria das pessoas sabe, depois de falar conosco por alguns minutos, se vamos ter essa compatibilidade. Nem sempre acontece, mas é importante lembrar que, para ser compatível com seu médico, ambos devem ser verdadeiros.
5. **Certificação.** Não há como salientar ainda mais este tópico; use a informação da seção anterior e encontre um médico certificado que possua experiência na área de que você precisa. Isso leva um pouco mais de tempo, um pouco mais de pesquisa e um pouco mais de esforço, mas confie no que estamos dizendo: vale a pena. Lembre-se do fator 95%: você não quer engrossar a porcentagem dos 5% que enfrentam algum problema ao pular alguma etapa e fazem um procedimento muito sério, sem um médico certificado.

O que perguntar: a entrevista pré-consulta

No Capítulo 2 nós falamos a respeito de como fazer a primeira consulta com seu médico. Gostaríamos de retomar aquela discussão e lembrá-lo de como é vital levar a consulta a sério.

Alguns médicos comparam a consulta inicial com um primeiro encontro; essa é a primeira chance de realmente conhecerem um ao outro e sentir como as coisas fluem por meio da conversa. Contudo, nós preferimos pensar nisso mais como a noite que antecede o casamento: não é o momento de ficar tímido, com perguntas difíceis. Se você está com os pés gelados, descubra o porquê.

Por esse motivo, elaboramos este guia abrangente para você usar ao se preparar para a sua tão importante consulta. Faça anotações nas margens, tire cópias das páginas, ou prepare uma lista para anexar a ele.

Não tenha medo de fazer perguntas ao seu médico. Nós sempre ficamos felizes quando as pessoas vêm preparadas, munidas de muitas perguntas; isso não apenas facilita o nosso trabalho como também faz com que o procedimento chegue mais tranquilamente ao final. Se você sente que o médico não gosta de responder a perguntas, esse é um sinal de que ele não é o médico certo para você.

A experiência do médico é relevante para você?

Claro que você quer um especialista que seja experiente. Um bom especialista cosmético deve ter experiência nas áreas clínicas do rejuvenescimento facial, um forte senso estético e um histórico de bons resultados.

Para conhecer melhor o trabalho do seu médico, peça para ver algumas fotos do tipo "antes" e "depois", de indivíduos reais. Preste atenção nas pessoas que demonstram traços comuns aos seus, como raça, idade, estrutura facial e quaisquer outros fatores que considere importantes. Essa experiência específica é o que é mais diretamente relevante para você.

O médico o escuta?

A capacidade de ouvir remete a um dos cinco Cs: compatibilidade. Mesmo que os trabalhos anteriores do seu especialista cosmético possam ser um excelente indicador de suas habilidades, a coisa mais importante é a qualidade do trabalho que o médico pode oferecer. É fundamental escolher alguém que reserve um tempo para entender seus objetivos e necessidades.

Fale com o médico sobre quais resultados você está procurando, explique suas preferências, e seja totalmente honesto sobre suas expectativas; não apenas sobre os tratamentos, mas também sobre ele como profissional.

Você saberá que encontrou o médico certo quando se sentir 100% compreendido.

Quem decide como será o resultado final: você ou o médico?

Você decide qual será a sua aparência. Contudo, cabe ao médico discutir em que medida seus desejos são realistas comparados aos produtos e procedimentos atualmente disponíveis para alcançar o efeito desejado. Por exemplo, você pode querer um *lift* facial simples, mas seu médico pode ajudá-lo a explorar outras opções cujo efeito será melhor do que você já considerou possível.

Por outro lado, você pode ter expectativas irreais sobre o que exatamente seu especialista em rejuvenescimento facial pode alcançar. Quando ambos estiverem abertos e sendo honestos um com o outro, seu desapontamento inicial pode ser compensado pelo fato de o resultado ser o produto de uma discussão consciente, baseada em respeito mútuo.

Embora suas ideias e expectativas sempre sejam importantes, lembre-se de que seu médico é um profissional treinado cujo trabalho é ajudá-lo a alcançá-las. Ao se manter atualizado e informado sobre vários produtos e procedimentos, ele pode ajudá-lo a transformar seus sonhos em realidade; mas somente se você deixar que isso aconteça!

O médico oferece imagem computadorizada para cirurgia plástica?

A imagem computadorizada é uma grande ferramenta para ambos verem o futuro. Ao inserir fotos digitais da sua face na consulta inicial, nós podemos ver em tempo real e bem diante de nossos olhos, como as mudanças que você está procurando o afetarão.

Isso permite, efetivamente, que tentemos uma variedade de procedimentos e vejamos os resultados possíveis antes de realizar qualquer mudança física real. Geralmente esse processo é implacável, pois podemos mostrar ao paciente como *menos é mais* em procedimentos cosméticos modernos.

A tecnologia computacional sofisticada permite combinar as características faciais, por meio de acréscimos ou retiradas, para obter o resultado de um "você no futuro", baseado na realidade presente. Muitos de nossos pacientes ficam aliviados por serem capazes de visualizar os resultados aproximados antes de se comprometerem com os procedimentos. Os procedimentos mais comuns, auxiliados por imagem computadorizada, são: rinoplastia, aumento do queixo e rejuvenescimento do pescoço.

Quanto a face mudará em decorrência do procedimento?

O objetivo de um aprimoramento cosmético bem-sucedido é melhorar áreas que o incomodam. Nós queremos fazer mudanças graduais e complementares à sua face única e original. O objetivo não é transformá-lo em outra pessoa, e sim fazer você ficar igual, porém melhor. No entanto, haverá mudanças, e você notará.

Muitos de seus amigos mais íntimos e membros da família notarão algo diferente, mas podem ter dificuldade em identificar o que é. Não queremos que eles notem demais e por isso, nunca fazemos muito ou pouco, apenas o suficiente para alcançar a mudança pretendida de uma forma que seja complementar à sua face, e nunca severa ou muito drástica.

Você ainda parece você mesmo depois do procedimento?

Nosso objetivo derradeiro não se restringe a que você ainda pareça você mesmo depois do procedimento, mas que esteja o melhor possível. Este é o verdadeiro objetivo de qualquer procedimento: manter o "você" verdadeiro e autêntico intacto enquanto tentamos bravamente apagar quaisquer sinais de envelhecimento ou danos à pele que tenham conseguido esconder o "você" de antes.

O NOME DO JOGO: ONDE A FOFOCA E A CONFIDENCIALIDADE SE ENCONTRAM

As pessoas sempre nos perguntam quem é a pessoa mais famosa que já tratamos. Claro, nos fingimos de mortos sobre esse tópico em particular. Embora nos satisfaça pensar que o nosso trabalho fala por si só, pode ser frustrante não ser capaz de apontar um rosto famoso e dizer: "Meu!". Apesar disso, temos clientes famosos exatamente porque praticamos essa integridade e confidencialidade com eles.

De fato, cada pessoa que conhecemos é uma celebridade para nós, e é por isso que realizamos o melhor trabalho possível, não importa quem está sentado no consultório. Se o paciente é João, Maria ou a Celebridade X, vamos preparados todos os dias para fazer um trabalho VIP em nossos clientes.

Não se surpreenda, contudo, se as pessoas notarem o novo você depois do procedimento. Perguntas como "Você mudou o cabelo?", "Você acabou de sair do salão de beleza?" ou "Você estava de férias?" são bastante comuns após a cirurgia. Nós *queremos* que as pessoas notem, você não?

Palavras finais sobre encontrar o seu médico

Tudo o que podemos fazer neste livro é guiá-lo sobre as melhores formas de localizar um especialista em rejuvenescimento facial: como, onde, e o que perguntar. A decisão, porém, foi e agora, será sempre tomada por você, e só você.

Esperamos que este capítulo tenha fornecido mais do que alguns detalhes de como encontrar um médico. Tentamos compartilhar com você o quanto é importante confiar em seus instintos para fazer a escolha correta.

Lembre-se do *fator clique*; assegure-se de que você e seu médico tenham uma conexão. Isso é algo que não se estabelece apenas com um livro, um quadro ou verificando a formação do seu médico. No entanto, compatibilidade é crucial para ter a certeza de que vocês se entendem quando discutem os produtos e procedimentos adequados durante a consulta inicial. As decisões que você está tomando sobre a sua face são muito importantes, portanto você quer um médico que ouça suas necessidades e lhe apresente a realidade sobre as inúmeras opções disponíveis. Na verdade, você quer que seu médico o desafie um pouco, pois ele é um especialista.

Nós fazemos um alerta com relação a médicos que só dizem "sim" e que irão lhe dar tudo o que você quer. Neste caso, o cliente nem sempre está certo, e o médico tem a obrigação de explicar por que o que ele está pedindo pode não ser o adequado a fazer neste momento. É preferível que você fique um pouco desapontado no inicío, se isso significar que seu médico lhe proporcionará resultados melhores no final.

O caminho em busca de um rosto mais saudável e mais jovem é longo e requer uma forte parceria entre você e o médico. Dê tempo para que um relacionamento sólido e crítico se desenvolva entre vocês ao fazer sua pesquisa e descobrir o médico certo para você; não apenas o mais fácil de encontrar. Confie em nós; sua face agradecerá!

11

Lendo as entrelinhas

Perguntas que deveriam ser feitas frequentemente, mas não são

"Diz-se por aí que um rosto bonito é um passaporte, mas não, ele é um visto que perde a validade rapidamente."

JULIE BURCHILL

Muitos livros sobre cuidados com a pele e cirurgia plástica terminam com uma seção de perguntas e respostas; no entanto, este capítulo é mais do que isso. Além de ser uma seção dedicada a responder às suas perguntas, é um guia prático e fácil de usar, para ajudar *você* a fazer as perguntas certas ao médico.

Perguntas e respostas são a base não apenas para uma boa consulta inicial, mas também o caminho para um procedimento seguro e bem-sucedido. Não cometa o erro de pensar que você sabe muito, ou não sabe o suficiente para fazer uma pergunta. Se está inseguro sobre alguma coisa a respeito da qual *acha* que sabe a resposta, pergunte mesmo assim. Se a resposta do médico confirmar o que você já sabia, ótimo, você poderá se sentir ainda mais confortável sobre o procedimento. Se você de fato não sabia o que pensava saber, agora *realmente* sabe; esta é uma situação boa sob qualquer ponto de vista.

Como acabamos de dizer no capítulo anterior, é vital fazer as perguntas certas ao médico no momento correto. Se ele não conseguir ou não quiser respondê-las satisfatoriamente, então você tem todo direito de procurar atenção médica em outro lugar. Francamente, depois de tudo o que você leu até aqui, ficaremos desapontados se não agir assim!

Então, para poder se armar com aquelas perguntas, nós dividimos este capítulo nas seções seguintes:

- **O que perguntar (a si mesmo) antes da consulta.** Seu médico não está sozinho ao realizar seu procedimento; você também é um participante ativo em busca da ajuda dele, por isso é tão importante questionar-se *antes* da consulta inicial, como se estivesse fazendo as perguntas ao seu médico *durante* a consulta.
- **O que perguntar antes do procedimento.** Quando você está com aquele avental hospitalar ou sob efeito de anestesia, *não* é o momento certo para perguntar sobre o procedimento. Você precisa estar preparado *antes* que as coisas aconteçam a fim de saber, exatamente, o que esperar *quando* elas acontecerem (ou, de preferência, bem antes disso). As perguntas desta seção ajudarão a assegurar que você e seu médico estão pensando juntos.
- **O que perguntar antes de ser liberado.** Muitas pessoas vão para casa sem dizer nada, sem estar preparadas para eventuais contusões, inchaços ou dores que possam acompanhar um procedimento. Nós não queremos que você se torne uma delas, então esteja preparado para ler esta seção e perguntar ao seu médico exatamente o que esperar antes de ser liberado.

Confie em nós; seu médico quer ajudá-lo a estar preparado para seu procedimento cosmético. Infelizmente, com a correria e tantos pacientes e procedimentos com que lidamos no consultório todas as semanas, é muito difícil para cada médico ser 100% sensível com todos os pacientes. É por isso que os médicos contam com você, o paciente, para instigá-lo a fornecer qualquer informação, não apenas para realizar um procedimento que tenha sucesso, como também para que o período de recuperação seja breve e sem stress.

O que perguntar (a si mesmo) antes da consulta

Esperamos que este livro tenha ajudado a informá-lo sobre a segurança dos procedimentos cosméticos modernos e também tenha lhe dado confiança para escolher com responsabilidade aqueles que você deseja. Nós esperamos ainda que você o tenha usado como uma ferramenta pré-consulta, de modo a dispor de tempo suficiente para descobrir no seu íntimo, se os procedimentos cirúrgicos ou não cirúrgicos são os adequados para o seu caso.

Lembre-se, sua face é a primeira coisa que a maioria das pessoas nota quando o vê; não há dúvida de que é a primeira coisa que você olha toda manhã quando acorda e a última para a qual olha toda noite antes de dormir. Se está feliz com sua vida, você tem de estar feliz com o seu rosto.

Algo fez com que você pegasse este livro e, se ainda o está lendo, já percorreu 90% do caminho. Isso nos diz que você está quase decidido a fazer algum tipo de procedimento cosmético, então, logicamente, o próximo passo é uma consulta inicial com o especialista de sua escolha. Não deixe essa oportunidade única passar, como se fosse apenas mais uma consulta de rotina, ela não é. Considere-a uma missão para descobrir os fatos, uma oportunidade verdadeira para constatar se fazer um procedimento cosmético é adequado para você, e se encontrou o médico certo para realizá-lo.

Estas são as perguntas que você deve se fazer antes mesmo de ir à consulta inicial.

Por que, de verdade, eu estou fazendo este procedimento?

Faça esta pergunta a si e não dê a desculpa que você dá às outras pessoas, mas aquela resposta do fundo do seu coração. Sua intenção é reverter os sinais de envelhecimento ou para ficar parecido com a sua celebridade favorita? Qualquer especialista pode ajudá-lo a voltar no tempo e redescobrir o vigor e a vitalidade da sua pele jovem; mas nenhum médico pode realizar um procedimento para fazer você ficar parecido com outra pessoa.

Tenha certeza de que as suas expectativas são realistas quando for à sua primeira consulta, e não apenas quando fizer o procedimento. Este é um dos momentos em que saber o que esperar proporciona melhores resultados a longo prazo, pois, ao se fazer esta pergunta agora, você ficará ainda mais preparado para fazê-la ao seu médico durante a consulta.

O meu tratamento é terapêutico?

A maioria dos tratamentos estéticos é estritamente cosmético. Contudo, vários deles são completa ou amplamente destinados a propósitos terapêuticos. Isso inclui tratamentos para corrigir deformidades sérias, condições médicas e problemas decorrentes de doenças ou lesões. Esses tipos de procedimentos são considerados terapêuticos e podem ser cobertos pelo plano de saúde.

Alguns tratamentos terapêuticos comuns incluem:

- Septoplastia (reparo de um septo desviado);
- Blefaroplastia superior (*lifts* palpebrais), quando usada para corrigir problemas de visão;
- Reconstrução de câncer de pele;
- Paralisia facial e tratamentos de paralisia de Bell;
- Reconstrução de fratura nasal e facial ou trauma.

Eu pensei nisso durante todo o caminho?

Nós tentamos cobrir uma boa base neste livro: a parte mental, física, social e os custos financeiros dos procedimentos cosméticos cirúrgicos e não cirúrgicos feitos na sua face. Nossa intenção é que você esteja preparado antes do procedimento, para pensar nisso durante todo o caminho antes de realmente fazê-lo.

Fale com seus amigos, sua família e seus colegas de trabalho; pergunte e obtenha opiniões daqueles que você mais ama e em quem mais confia. Nós queremos que você esteja confortável com a sua decisão e a melhor forma de fazer isso é com uma autoanálise profunda antes de encontrar o seu médico.

A pessoa mais importante, entretanto, é você, que precisa se sentir confortável com a sua decisão. Não se sinta pressionado pelas outras pessoas, ou pelo médico, para fazer alguma coisa. Pelo contrário, se você se sentir confiante acerca de determinado procedimento quando os outros não estão, lembre-se de que se trata da *sua* face. Leia este livro e discuta suas preocupações com o médico; se elas são razoáveis, então vá em frente com o que você quer.

Eu tenho tempo suficiente para dedicar a uma recuperação adequada?

Cada procedimento possui algum tempo de recuperação envolvido, não importa se, a princípio, ele parece maior ou menor. Mesmo que sejam apenas três ou quatro dias de recuperação, seu trabalho, sua família, ou pressões sociais não dão tempo suficiente para que você se recupere da forma mais adequada.

Consulte sua programação e saiba antecipadamente quando é o melhor momento para fazer o procedimento. Seja honesto; não se sinta pressionado a fazer alguma coisa só porque é verão ou porque dispõe de um fim de semana prolongado. Seja paciente e persistente ao agendar o procedimento correto no momento certo. Seu médico pode ajudá-lo a programar o procedimento com semanas ou meses de antecedência.

Eu me sinto saudável o suficiente para enfrentar tudo isso?

Há um tempo e um lugar para todas as coisas; procedimentos cosméticos não são diferentes. Se você não está nas melhores condições, se acabou de fazer uma cirurgia ou estava doente, ou se simplesmente não está se sentindo bem, esse não é o momento certo para realizá-la.

Se irá enfrentar um procedimento mais sério, assegure-se de que seu médico pediu os exames adequados, raio-X do peito e um *checkup* com seu clínico geral ou cardiologista. Isso é extremamente importante para evitar qualquer evento adverso mais grave. Se o seu médico lhe diz que um *mini-lift* facial ou qualquer outro procedimento "menor" não é um "bom negócio", pense duas vezes sobre ele e sobre quem seria a melhor pessoa para executá-lo em você.

Eu me sentirei completo sem essa cirurgia?

Todos nós vimos fotos de celebridades que parecem viciadas no bisturi do cirurgião, e não há o que fazer senão se perguntar se às vezes mudar o seu visual por meio procedimentos cosméticos pode causar algum tipo de vício.

Embora não neguemos que existam pessoas que façam um procedimento atrás do outro, muitos de nós não notamos que a maioria das pessoas faz um ou dois procedimentos adequadamente, param por ali e ficam felizes com os resultados. Não acreditamos que a cirurgia plástica cause algum tipo de vício e não trataríamos alguém que consideramos ter algum problema por ter feito muitos procedimentos. Há, no entanto, alguns indivíduos que possuem uma desordem obsessivo-compulsiva ou o transtorno da dismorfia corporal (veja o quadro) e que nunca estão felizes com sua aparência ou com o resultado das intervenções cosméticas.

A consulta será cobrada?

Os médicos mais qualificados cobrarão a consulta para discutir procedimentos cosméticos em potencial. Entretanto, é muito importante que você não se prenda ao fato de um médico cobrar ou não a consulta. É da sua face que estamos falando, então não exclua médicos que a cobram. Por outro lado, muitos

TRANSTORNO DA DISMORFIA CORPORAL

Você se vê como os outros o veem? Você se vê como a fita métrica, a balança, ou o tamanho das suas roupas o "veem"? Recentemente, uma mulher com anorexia nervosa severa foi ao consultório do Dr. Phil para discutir esse distúrbio alimentar. Diante da fita métrica, ela não aguentou e perguntou se o Dr. Phil a achava gorda. No momento, a jovem pesava um pouco mais de trinta quilos, então, para qualquer um que olhasse, ela estava obviamente longe, muito longe de ser gorda – quase esquelética. Embora sua imagem corporal fosse aquela, ela ainda se sentia gorda.

Este é um caso extremo de perspectiva distorcida do corpo, claro, mas muitas pessoas sofrem, de uma forma menos severa, de chamado transtorno da dismorfia corporal, ou TDC, o qual se manifesta em pessoas com uma disparidade severa entre como consideram sua aparência e como realmente estão. Por exemplo, uma pessoa pode achar que sua cabeça é muito grande ou muito pequena para o tamanho do corpo, e outra pode achar que ela é muito mais gorda do que a balança ou até mesmo do que o tamanho de suas roupas indicam. Essas crenças persistem apesar das medidas físicas apontadas pelo médico.

Nesses casos, o TDC pode fazer com que esses indivíduos procurem a cirurgia para "corrigir" o que acham estar errado em seu corpo. Nós temos visto fotos de pessoas que fizeram dezenas de cirurgias para alterar o corpo, mas se o TDC for muito severo, ele se transforma em um tigre querendo pegar a própria cauda: não importam quantas cirurgias sejam feitas, uma a mais é sempre necessária para ficar tudo "certo". Se você acha que tem um TDC, de suave a severo, consulte um psicólogo ou um psiquiatra antes de procurar um cirurgião plástico.

médicos ótimos também oferecem consultas complementares. Seja sábio, e se achar que encontrou o médico certo, consulte-se com ele independentemente do valor. Pesquise cuidadosamente e se estiver feliz com todo o resto sobre a prática do médico, não deixe que o preço o impeça de usar os serviços de um excelente profissional.

Uma vez que tenha escolhido um médico para fazer o seu procedimento, a maioria deles requisita um adiantamento de pagamento assim você agenda uma data para o procedimento. Geralmente, esse valor é destinado aos custos da cirurgia.

O que perguntar antes do procedimento

Todos os aspectos do seu procedimento são diferentes e, por essa razão, requerem um conjunto diferente de perguntas. As perguntas que você faz antes da consulta inicial são essenciais, mas não são as mesmas que devem ser feitas depois. Aqui estão perguntas específicas para fazer antes e depois do procedimento cosmético.

Quanto isso custará?

Você vai querer saber antes de fazer um procedimento quanto irá pagar por ele, e isso geralmente é discutido durante a consulta inicial. Porém, conforme o dia do procedimento se aproxima, nunca é má ideia perguntar de novo.

Isso funciona melhor ainda se você estiver combinando formas de pagamento com o consultório médico ou se necessita que o médico preencha vários formulários e guias de cobrança assinados pelo consultório. No mínimo, você precisa saber quanto e quando, terá de pagar para que seu orçamento e seu relacionamento com o médico da sua confiança permaneçam intactos.

Quanto o meu plano de saúde cobrirá?

Em geral os procedimentos cosméticos são eletivos e não são considerados necessários pelas empresas de seguro médico, por isso é importante saber de antemão se você pode ser reembolsado pelo procedimento. Se a cirurgia for por motivos relacionados à saúde, seu médico pode fornecer os formulários adequados à empresa de seguro, mas é importante lidar com isso antes, para que você não fique esperando ser reembolsado por alguma coisa pela qual, provavelmente, não será.

Onde a cirurgia será realizada?

Muitos procedimentos são feitos no consultório, em um centro ambulatorial ou cirúrgico, ou em um hospital. Não há dúvida de que a sua experiência será a mesma. Contudo, você vai querer saber exatamente onde o procedimento será realizado, quanto tempo levará e quando você será liberado, porque a maior parte das pessoas precisa de alguém para levá-las para casa e cuidar delas durante as primeiras 24 a 72 horas depois do procedimento.

Quanto tempo levará o procedimento e quais são os riscos?

A maioria dos procedimentos nos quais estamos envolvidos leva mais de algumas horas para ser realizada, porém, dependendo da seriedade e da combinação possível de seus procedimentos, pode levar mais ou menos tempo. Seu médico será capaz de lhe dizer exatamente quanto tempo seu atendimento demandará (ou ao menos dar uma estimativa) e o que esperar depois de ele ter sido finalizado.

Toda cirurgia apresenta riscos; tomar conhecimento deles antecipadamente e tomar as devidas precauções é a melhor forma de evitá-los. Discuta francamente com seu médico os riscos envolvidos e o que esperar antes, durante e depois da cirurgia.

Quanto tempo levará para a recuperação?

Muitos de nossos procedimentos exigem menos de uma semana de recuperação, e nenhum de nós é grande fã de qualquer intevenção que necessite de mais do que duas semanas de recuperação. No momento de discutir esse assunto, seja aberto e honesto com seu médico sobre o seu limiar de dor, assim como quanto a uma estimativa realista de quanto tempo você pode se ausentar. Não fique desencorajado, se tiver de esperar alguns meses ou semanas para fazer o procedimento caso ou precise de mais tempo para recuperação.

Que tipo de anestesia meu médico usará?

Baseado na gravidade e na extensão do próprio procedimento, seu médico irá consultar um anestesista experiente para determinar a anestesia certa para você. Sua cirurgia será realizada usando um dos seguintes tipos de anestesia:

- **Anestesia local.** Apenas uma pequena porção do corpo do paciente, como as pálpebras ou os lábios, fica adormecida para impedir a sensação de dor.
- **Anestesia regional.** A anestesia é injetada junto a uma terminação nervosa para impedir a sensação de dor, semelhante à anestesia epidural que as mulheres tomam antes de dar à luz e àquelas que você recebe no consultório do dentista.
- **Sedação intravenosa.** Esta é uma anestesia "crepuscular"; outro nome para *sedação consciente*. O paciente não fica nem completamente consciente nem completamente inconsciente, mas em um estado intermediário.
- **Anestesia geral.** O paciente é colocado e mantido sob o efeito de anestesia durante o procedimento inteiro.

O que devo fazer para me preparar para a cirurgia plástica?

Seu médico irá lhe dar uma lista de coisas para você fazer antes da cirurgia. Caso isso não aconteça, peça que ele faça, ou leve um caderno para você mesmo fazer uma lista. Esta anotação incluirá tudo o que você não deve fazer antes do procedimento e quanto tempo antes você deve parar de fazer, como fumar, comer, beber, ou tomar aspirina. Ele irá lhe dizer quando você pode retomar as atividades proibidas, e isso contempla também o que você deve fazer antes, como ter uma boa noite de sono e chegar ao consultório médico com uma hora de antecedência. Cerca de duas semanas antes do procedimento, nós recomendamos a elaboração de uma lista de medicamentos que o seu médico não quer que você tome. Cada médico possui uma filosofia diferente, mas a maioria o aconselharia a seguir estas recomendações:

- Pare de tomar aspirina e produtos que contenham anti-inflamatórios não esteroides, como ibuprofeno (Advil, Motrin) e naproxin (Aleve, Naprosyn).
- Se você usa anticoagulantes como Coumadin, converse com seu médico para determinar uma forma de interromper o uso da medicação de maneira controlada.
- Pare de tomar *todas* as vitaminas (especialmente vitaminas A, C e E) e suplementos herbais (como erva-de-são-joão).
- Pare de fumar, e evite todos os produtos que contenham nicotina (como adesivos, inaladores, pasta ou goma de tabaco).
- Submeta-se a um *checkup* adequado, um eletrocardiograma, um raio-X do peito e um exame físico feito pelo seu médico principal.

Além de não ser saudável e aumentar o risco de envelhecimento da face, foi comprovado que fumar prejudica a quantidade de oxigênio recebida pela pele e o fluxo sanguíneo do corpo. Tanto o sangue como o oxigênio são vitais para o processo de recuperação. Fumar interfere potencialmente no processo de cura e aumenta o risco de infecção e necrose da pele (morte da pele).

O que perguntar antes de ser liberado

Acontece muita coisa no período entre o término do procedimento e antes de você ser liberado. Há bandagens, medicamentos e loções a considerar, enfermeiras a consultar, e o efeito de anestesia por acabar.

Para mergulhar mais profundamente neste tópico, e considerar o fato de que você pode estar tonto após o término da sua cirurgia, nós queremos lhe dar dois conselhos:

1. Você também deve fazer essas perguntas antes do procedimento.
2. Ter um amigo para acompanhá-lo e fazer essas perguntas por você depois do procedimento.

A seguir estão as perguntas com as quais você deve se preocupar depois que o procedimento tiver sido finalizado.

Se eu for para casa depois da cirurgia, posso ir sozinho?

A maioria dos procedimentos cosméticos é feita em ambulatórios, o que significa que você irá para o centro médico e sairá no mesmo dia.

A maioria dos procedimentos cosméticos é feita em ambulatórios, o que significa que você irá para um centro cirúrgico e sairá no mesmo dia. Geralmente o paciente é monitorado depois do procedimento, principalmente no momento em que está voltando do efeito da anestesia. Então, uma vez que seja determinado que você está acordado e consciente, poderá ser liberado do centro cirúrgico ou hospital com instruções para voltar no próximo dia e monitorar o seu progresso.

Isso significa que, embora seja capaz de ir para a cirurgia sozinho, você precisará de alguém que o leve para casa, fique com você durante a noite e o acompanhe no dia seguinte à consulta. Resumindo, você precisará de alguém para estar com você durante 48 a 72 horas depois da cirurgia. Nós recomendamos que a mesma pessoa leve você para casa e o traga no dia seguinte; essa pessoa também pode ser o seu contato com o consultório médico se alguma coisa der errado.

Ocasionalmente, os indivíduos que vivem em uma cidade diferente daquela em que será realizada a cirurgia podem escolher ficar em alguma clínica de recuperação pós-operatória nas redondezas para ficar mais fácil de voltar para a consulta do dia seguinte. Neste caso, uma enfermeira que trabalha no local poderá cuidar de todos os problemas básicos do pós-operatório.

Em quanto tempo poderei retomar a minha atividade física normal?

Dependendo do procedimento, o paciente retoma as atividades físicas normais dentro de três a cinco dias. Para alguns, isso pode incluir afazeres domésticos leves, dirigir, fazer compras e outras atividades sociais. Outros podem trabalhar depois de uma semana. Verifique com o médico primeiro, mas, no geral, todas essas atividades poderão ser cumpridas sem problemas. Para qualquer tipo de exercício, contudo, nós recomendamos esperar ao menos três semanas, pois o aumento da pressão sanguínea, consequente da prática de exercício físico muito cansativo, pode afetar o tempo de recuperação do seu procedimento, portanto, é melhor fazer isso com segurança. Muitos pacientes ficam ansiosos para saber em quanto tempo podem voltar a usar maquiagem. No geral, pode-se voltar a usar maquiagem cerca de uma semana depois do procedimento.

12

A beleza do futuro

"As marcas dos nossos rostos dificilmente são mais do que expressões que se tornaram permanentes."

MARCEL PROUST

O que o futuro reserva para o rejuvenescimento facial? Cirurgiões robóticos? Loções em vez de agulhas? Lasers em vez de bisturis? Uma pergunta melhor seria: "O que o futuro *não* reserva?". Como a tecnologia moderna acompanha a demanda, conseguir uma aparência mais jovem e atraente não apenas será mais fácil, como mais barato e acessível a milhares de pessoas no mundo todo.

Nós tivemos a sorte de assistir ao rápido desenvolvimento dos campos de dermatologia e cirurgia plástica facial ao longo de nossas carreiras e só conseguimos imaginar que o que está por vir nas próximas décadas, em termos de produtos e procedimentos, continuará a nos maravilhar e impressionar com sua engenhosidade e eficiência. O mais inacreditável é a disponibilidade do rejuvenescimento para todas as idades e bolsos. Também é impressionante a quantidade de informação que se pode encontrar hoje, de forma que leitores como você consigam tomar decisões mais sábias, mais esclarecidas e conscientes sobre o futuro da própria face. O médico não é mais o todo-poderoso e onisciente que só fala em vez de ouvir. A nova tendência de médicos e pacientes como parceiros é encorajadora para ambos os lados.

Como você pode ver, o futuro do rejuvenescimento facial nos fascina tanto, quanto o presente ou talvez ainda mais. Neste capítulo, tentaremos apresentar algumas previsões que nós especialistas vemos na *bola de cristal cosmética*.

Mudanças dos ideais estéticos

Atualmente, a maioria dos processos de rejuvenescimento facial é feito a partir da noção de "defeito". Um paciente nota um problema e vai ao médico para consertá-lo, com pouco ou nenhum aconselhamento sobre o que o conserto daquele problema em particular (talvez um nariz, ou sobrancelhas caídas) significará para a aparência do restante da face.

Em nossa opinião, o futuro conduzirá a uma abordagem mais unificada, com um dos dois objetivos possíveis: voltar a ter o mesmo rosto dos trinta anos, ou fazer alguns acertos na face para que ela tenha a aparência mais realista e ideal a que o paciente possa aspirar. Sugestões para o ideal podem surgir de fontes como a máscara de Marquardt (veja o Capítulo 1). Isso soa como ficção científica? Nós achamos que, gradualmente, está se tornando mesmo.

Vai ser na "agulha" ou na "faca"?

Era uma vez um único tipo de *lift* facial. Hoje, como descrevemos, há uma variedade de *lifts* faciais modernos e a maioria deles vem com a recomendação de preenchimentos como procedimentos complementares. Será que o *lift* facial terá o mesmo destino dos dinossauros? Eles não são totalmente iguais, mas o futuro sem dúvida dá maior ênfase à restauração do volume facial e do contorno com preenchimentos (incluindo gordura) e menor para a cirurgia; no entanto, ela ainda será a melhor, e algumas vezes a única, solução para a papada do pescoço (flacidez). A restauração do volume envolverá arte e ciência, com resultados claros.

Nós acreditamos que a restauração de volume se tornará mais que um ideal conforme as pessoas reconhecerem que firmeza e tonicidade, em vez de um aspecto esticado e repuxado, são a nova estética. Isso só pode ser positivo, porque nós veremos menos *lifts* faciais que resultam em "olhares assustados" e mais procedimentos naturais nos quais tanto o médico como o paciente ficam felizes com os resultados. Prevemos o uso de preenchimentos para a produção de vetores que ajustarão a pele de modo a compensar as linhas de flacidez que são consequência do processo de envelhecimento.

Novos níveis de eficiência para os cuidados com a pele

Nossa expectativa é de que os tratamentos para cuidar da pele, em casa, incluam aparelhos capazes de aumentar a penetração de ingredientes bioativos, tornando-os menos dependentes das substâncias condutoras. Procedimentos no consultório farão o mesmo, mas em níveis de penetração muito mais profundos. Um exemplo recente é um estudo não publicado sobre o laser Fraxel, que mostra um aumento de até sete vezes na absorção da vitamina C tópica aplicada após o procedimento à laser.

Qual o significado disso para você? De maneira ideal, você fará menos visitas ao consultório médico e será mais responsável pelo tratamento da própria pele. O que nos anima sobre esta provável tendência é que, com o tempo, as pessoas virão aos nossos consultórios bem informadas sobre os cuidados com a pele, tanto pré como pós-operatórios.

Cosmecêuticos ampliarão sua capacidade antioxidande ao tratar simultaneamente por vários caminhos oxidativos. Uma dosagem específica de produtos para a pele (como aplicação três vezes por semana) pode ser recomendada em alguns casos. Penetração profunda de produtos em combinação com novos antioxidantes poderosos derivados de frutas, talvez constituam um passo mais adiante.

Cirurgia robótica

Chegará o tempo similar ao *Star Trek* com mãos de metal, borracha e plástico cuidando da sua face? Nós não sabemos, mas o precedente certamente existe. A cirurgia robótica já revolucionou as operações de próstata e abdominal.

Nossa previsão é de um futuro no qual a cirurgia facial poderá ser realizada, ao menos em parte, por aparelhos programados que eliminam as variações da habilidade do profissional e a fadiga da operação. Isso significa melhores resultados para você, porque as diferenças da habilidade médica serão reduzidas e, consequentemente, os efeitos negativos da fadiga sobre as operações envolvidas.

Efeitos mais duradouros

No futuro (em um futuro) a relativa curta duração do efeito do Botox será sem dúvida desafiada por paralisantes de músculo mais duradores. Essas toxinas "da próxima geração" aumentarão a duração da pele sem rugas enquanto diminuem o número de vezes que você terá de se submeter a um procedimento.

Antídotos para os preenchimentos

Atualmente, a hialuronidase pode ser usada para reverter os efeitos de preenchimentos com ácidos hialurônicos como Restylane e Juvéderm. Essa tendência permitiu aos médicos utilizar os produtos com mais confiança, porque os eventos adversos podem ser revertidos. Esteroides também têm sido injetados em inchaços alérgicos para reduzir os efeitos colaterais. Nós acreditamos que, no futuro, mais antídotos serão desenvolvidos conforme o mercado continuar a acompanhar esse progresso.

A idade será apenas um número?

Nós prevemos um futuro no qual a idade cronológica não será mais o único critério de juventude. Em vez disso, sua idade biológica será considerada mais importante a longo prazo, e as pessoas perguntarão "Qual seu perfil cromossômico?" em vez de "Quantos anos você tem?". Pessoas diferentes visivelmente envelhecem com velocidades biológicas distintas, dependendo de influências genéticas e ambientais.

Devemos aprender a nos ver em relação ao futuro e não apenas como corpos no vácuo. Em outras palavras, uma vez que pessoas fazem escolhas alimentícias mais sábias, os perigos de fumar e beber se tornam mais divulgados e médicos, dieta, exercício e medicamentos prescritos fazem um trabalho melhor em nos manter vivos por mais tempo. No entanto é imprescindível aprendermos que nossa aparência está relacionada com a maneira como nos sentimos.

Acreditamos que a prática do rejuvenescimento facial se tornará cada vez mais importante para futuras gerações à medida que as pessoas de mais idade desejarem parecer mais jovens, mas não a qualquer custo. Ao exigir e usar produtos e procedimentos melhores, mais duradouros e mais confiáveis, podemos ter uma aparência mais jovem e também nos sentir assim.

Estudos da FDA

O governo norte-americano pode decidir fazer o óbvio: realizar todos os estudos da FDA sobre medicamentos e aparelhos usando um grupo de especialistas com subsídio da empresa que está solicitando a aprovação. O processo será mais eficientemente realizado, terá menor duração e talvez seja menos caro para os E.U.A corporativo.

Atualmente, os estudos da FDA são feitos fora da agência com supervisão da empresa que está solicitando a aprovação; os dados são fornecidos posteriormente à FDA, o que corrompe potencialmente a integridade do processo e, no mínimo, reduz sua eficiência.

No Brasil, a Agência Nacional de Vigilância Sanitária, ANVISA, é a responsável pela aprovação de medicamentos e cosméticos. Similarmente ao que ocorre nos EUA, a empresa entra com uma solicitação de registro e fica a cargo dela preencher os requisitos solicitados para sua concessão. Segundo informações da própria agência, os testes são realizados pelas próprias empresas e caso aja alguma dúvida, a Anvisa envia técnicos para a realização de uma auditoria no local.

Os aparelhos firmadores da próxima geração

Na próxima década, provavelmente veremos aparelhos firmadores que funcionarão em conjunto com a cirurgia facial. A tecnologia se desenvolve rapidamente, e bilhões de dólares são gastos em pesquisa de laboratório para levar a ciência adiante. Na verdade, nós podemos imaginar de forma bastante realista o dia em que a restauração de volume injetável, os lasers de pele e os aparelhos firmadores serão a "pedra de toque" do rejuvenescimento facial.

Implantes faciais personalizados

O Implantech, um dos pioneiros em implantes faciais, desenvolveu implantes faciais personalizados, a partir de tomografias computadorizas, para corrigir defeitos decorrentes de trauma ou deformidades congênitas. Novos desenvolvimentos em simetria levarão a uma era de mudanças a que muitos pacientes darão as boas-vindas.

O Dr. William Binder utilizou essa tecnologia e aplicou-a em indivíduos que desejam procedimentos de rejuvenescimento facial. Esse tipo de tecnologia se tornará uma técnica mais poderosa utilizada no campo de cirurgia estética para tratar a atrofia facial significativa, como ossos salientes, bochechas murchas, e até mesmo pele "de papel". À medida que a tecnologia avança, é como eliminar a adivinhação e transformar os efeitos da atrofia em coisa do passado.

As ramificações farão dos implantes personalizados uma opção nova e viável para aqueles que estão em busca de rejuvenescimento facial para aumentar a tonicidade da pele, destacar a forma e definir os traços de um rosto mais natural ou, no mínimo, mais pessoal do que é hoje.

Um problema atual é a necessidade de entender os pontos-finais que estamos tentando alcançar ao corrigir o processo de envelhecimento.

As células-tronco: a cura mágica de tudo?

Muito tem sido dito sobre as pesquisas recentes de células-tronco, mas o que isso significa? O que são as células-tronco, onde são encontradas, e como podem ser usadas? Trata-se de uma pesquisa com aplicações para a cirurgia plástica, a dermatologia e no campo do rejuvenescimento facial? O Instituto Nacional de Saúde refere-se a elas da seguinte forma:

> *"Células-tronco possuem o potencial impressionante de se diferenciar em muitos outros tipos de células do corpo. Servindo como uma espécie de sistema de reparo para o corpo, teoricamente elas podem se dividir ilimitadamente e replicar outras células à medida que a pessoa ou o animal ainda está vivo. Quando uma célula-tronco se divide, cada nova célula tem o potencial de continuar como célula-tronco ou transformar-se em outro tipo de célula com uma função mais especializada, como uma célula de músculo, de sangue, ou do cérebro."*

Pense nas células-tronco como uma forma que o seu corpo tem de refazer as partes faltantes quando você precisa. Esta é uma simplificação exagerada, mas a esperança prática e oportuna para a pesquisa de células-tronco é que, em vez de usar células sintéticas no futuro, possamos usar aquelas do nosso próprio corpo para regenerar músculos, pele e ossos.

Embora a aplicação prática da pesquisa de células-tronco na cirurgia plástica e na dermatologia ainda esteja a alguns anos de distância, nós vamos um pouco mais além e dizemos que esses procedimentos serão realizados dentro de uma década ao invés de duas ou duas e meia, segundo os prognósticos da maioria dos pesquisadores. O campo de cirurgia plástica está desempenhando um papel central nessa pesquisa.

De fato, a cirurgia plástica se tornou uma ferramenta crítica não apenas na coleta de células-tronco, como também para seu teste e utilização. Células-tronco derivadas de tecido adiposo são basicamente células-tronco derivadas da gordura retirada durante os procedimentos de lipoaspiração.

De acordo com os pesquisadores do Centro de Pesquisa Biomédica de Pennington em Baton Rouge, Louisiana, "o tecido adiposo mostrou servir como uma fonte abundante, acessível e rica de células-tronco adultas com propriedades multipotenciais adequadas para a engenharia de tecidos e aplicações médicas regenerativas". O Dr. Michael Miller, um membro da Fundação Educacional de Cirurgia Plástica, explica o seguinte:

> *"As células-tronco obtidas durante a lipoaspiração têm o potencial de se diferenciar em vários tipos de tecido corporal como ossos, cartilagem, músculos e células nervosas. Enquanto células-tronco semelhantes podem ser obtidas da medula óssea, a lipoaspiração pode fornecer grande quantidade de células-tronco [que são] mais facilmente obtidas. Há grande potencial para novas terapias baseadas em tecnologia de células-tronco, contudo obstáculos significativos ainda existem."*

Embora as células-tronco derivadas de tecido adiposo tenham revolucionado a forma com que a coleta é realizada, isso é apenas metade da história. Coletar é uma coisa, implementar é outra. As pessoas querem saber quais procedimentos cirúrgicos ou não cirúrgicos podem ser aprimorados, ou eventualmente substituídos, pelos benefícios da pesquisa de células-tronco.

O repórter do *HealthDay* Steven Reinberg explica como alguns de nós vemos o uso potencial de células-tronco em nossa profissão: "Ao usar as células-tronco da própria pessoa, os cirurgiões plásticos criariam e dariam forma aos implantes do tecido natural do corpo em vez de alterar os implantes sintéticos usados nas cirurgias plásticas de hoje". O alerta, claro, é que não estamos fazendo clones de nós mesmos ou fazendo crescer partes com as quais não estamos satisfeitos ou que perdemos, como um lagarto que regenera a cauda. No futuro previsível, as células-tronco designadas para um implante ainda precisarão de um meio no qual crescer.

Em um estudo relatado na *HealthDay*, o pesquisador Jeremy J. Mao, diretor do Laboratório de Engenharia de Tecidos da Universidade de Illinois em Chicago, colocou células-tronco no hidrogel, "uma substância aprovada pela FDA que pode ter o tamanho e a forma moldados, imitando o ambiente natural no qual as células de gordura crescem no corpo. Nós descobrimos que o tecido adiposo que criamos mantém a sua forma. Essa abordagem, que está a caminho, será útil para procedimentos de reconstrução do tecido mole".

Um estudo japonês usou as células-tronco derivadas de tecido adiposo para ajudar uma mulher a manter a forma natural do seio depois de uma lumpectomia[1]. De acordo com o relato da repórter Judy Peres no *Chicago Tribune* de 15 de dezembro de 2007, "no novo estudo, os médicos sugam gordura de cada paciente, geralmente do abdome ou dos quadris. Eles extraem células-tronco de metade da gordura, então misturam as células com o restante da gordura e injetam no local da lumpectomia. A esperança é de que as células-tronco e outras 'células auxiliares' mantenham o tecido transplantado vivo".

[1] Lumpectomia: cirurgia de mama que remove apenas o tumor e os tecidos circunvizinhos.

Como as tentativas funcionam? Diz Peres: "O principal pesquisador, Dr. Keizo Sugimachi, relatou no Simpósio de Câncer de Mama, em San Antonio, que o procedimento foi seguro e bem tolerado em todos os 21 indivíduos, sem sinais de rejeição. Houve um avanço importante no volume da mama e, oito meses depois, a maioria das mulheres ficou satisfeita com o resultado".

Banco de células-tronco

Mesmo que as pesquisas sobre células-tronco ainda estejam na fase inicial de testes, muitos médicos que pensam adiante, já estão vendo as aplicações no futuro. Como muitos acreditam que as células-tronco constituem o próprio código-fonte do corpo para a reconstrução genética, isso só faz sentido se pudermos armazená-las para o futuro. Aqui está a última tendência da nossa área: banco de células-tronco.

O banco de células-tronco possui grande potencial e implicações para o futuro. Os indivíduos podem desenvolver uma "poupança" pessoal de tais células para seus procedimentos de lipoaspiração. Além disso, com os avanços da ciência e o acompanhamento da tecnologia, é possível que mais procedimentos de células-tronco se tornem opções formais (nós diríamos que isso começará a surgir em uma década ou um pouco mais), portanto o paciente já terá uma fonte de suas próprias células-tronco estocadas nesse banco.

O papel do médico no futuro

Infelizmente, nem tudo é um mar de rosas na nossa bola de cristal. Haverá, provavelmente, duas tendências divergentes no futuro:

1. **Menos especialização, mais generalização.** As especialidades estéticas principais (cirurgia plástica, cirurgia plástica facial, dermatologia e cirurgia oculoplástica)

continuarão a prover cuidados de primeira linha de acordo com o crescimento do treinamento cruzado entre as áreas e das ferramentas educacionais. Não faz muito tempo que a maioria dos cirurgiões plásticos escondia seus segredos uns dos outros; hoje, em geral, nossas reuniões florescem com discussões de multiespecialidades e debates de assuntos difíceis.

2. **O desqualificado pode ouvir o chamado.** Os incentivos econômicos da medicina estética e os reembolsos cada vez menores, continuarão a forçar os médicos a ir mais longe de sua formação principal, para realizar procedimentos estéticos. Essa tendência provavelmente não atrairá o interesse das pessoas, a menos que uma escola médica com uma base ampla e um treinamento de pós-graduação sejam incorporados à formação médica.

Palavras finais sobre o futuro

Esperamos que você tenha aproveitado nosso *tour* pelo futuro do rejuvenescimento facial. É importante lembrar como essas mudanças o afetarão. Assim como nós temos tentado instruí-lo por meio deste livro, é importante que você continue a busca, à medida que o futuro se torna presente.

Mantenha-se informado. Nós não recomendamos necessariamente que você comece a assinar os mesmos jornais médicos que nós nem a participar de conferências anuais, mas preste atenção quando vir ou ouvir alguma notícia na televisão sobre um produto ou procedimento. Anote o nome ou acesse o site e faça mais pesquisa por conta própria. Descubra o nome do procedimento, sua disponibilidade, seu custo e outras informações pertinentes. Também questione o seu especialista em rejuvenescimento facial a respeito. Ele conhece ou recomenda?

O futuro é brilhante, porém não espere que as tendências se tornem tão comuns que passem sem que você tenha tirado proveito deles. Nós vemos um futuro maravilhoso pela frente para todos os nossos pacientes, e continuamos a pedir que ajam por iniciativa própria, não apenas para cuidar de seu rosto hoje, como igualmente para ficar informados sobre as implicações do futuro e o que isso pode significar para o amanhã do rejuvenescimento facial.

Índice Remissivo

A

B

C

D

E

F

G

N

O

P

Q

R

S

T

V

Z

HR Gráfica e Editora
Rua Serra de Paracaina, 716 – Moóca - São Paulo – SP – CEP 03107-020
Fone/Fax: (11) 3341-6444 - Email: vendas@hrgrafica.com.br
www.hrgrafica.com.br